Klinische Anästhesiologie und Intensivtherapie
Band 21

Herausgeber:
F. W. Ahnefeld   H. Bergmann   C. Burri   W. Dick
M. Halmágyi   G. Hossli   E. Rügheimer
Schriftleiter: J. Kilian

Therapie mit Blutkomponenten

Herausgegeben von

F. W. Ahnefeld H. Bergmann C. Burri W. Dick
M. Halmágyi G. Hossli E. Rügheimer

Unter Mitarbeit von

F. W. Ahnefeld, A. Arndt-Hanser, H. Bergmann, B. Blauhut
H. Borberg, W. Dick, K. H. Duswald, D. Glück, A. Grünert
M. Halmágyi, D. L. Heene, D. Heitmann, W.-K. Hirlinger
G. Hossli, J. Kilian, B. Kubanek, P. Lundsgaard-Hansen
C. Mueller-Eckhardt, H. Rasche, J. Ring, K. Th. Schricker
K. Schütt, D. Stampe, I. Stroehmann, B. Tschirren, K. Weigand

Mit 53 Abbildungen

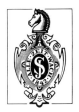

Springer-Verlag Berlin Heidelberg New York 1980

ISBN 3-540-10180-2 Springer-Verlag Berlin · Heidelberg · New York
ISBN 0-387-10180-2 Springer-Verlag New York · Heidelberg · Berlin

Das Werk ist urheberrechtlich geschützt. Die dadurch begründeten Rechte, insbesondere die der Übersetzung, des Nachdruckes, der Entnahme von Abbildungen, der Funksendung, der Wiedergabe auf photomechanischem oder ähnlichem Wege und der Speicherung in Datenverarbeitungsanlagen bleiben, auch bei nur auszugsweiser Verwertung, vorbehalten. Bei Vervielfältigungen für gewerbliche Zwecke ist gemäß § 54 UrhG eine Vergütung an den Verlag zu zahlen, deren Höhe mit dem Verlag zu vereinbaren ist.

© by Springer-Verlag Berlin · Heidelberg 1980.

Printed in Germany.

Die Wiedergabe von Gebrauchsnamen, Warenbezeichnungen usw. in diesem Werk berechtigt auch ohne besondere Kennzeichnung nicht zu der Annahme, daß solche Namen im Sinn der Warenzeichen- und Markenschutzgesetzgebung als frei zu betrachten wären und daher von jedermann benutzt werden dürften.

Druck und Bindearbeiten: Offsetdruckerei Julius Beltz KG, Hemsbach
2119/3140-543210

*Wir widmen diesen Band in Freundschaft und Verehrung
dem 1978 tödlich verunglückten Direktor der Blutspendezentrale Ulm
des DRK-Blutspendedienstes Baden-Württemberg
und Honorarprofessor an der Universität Ulm,
Herrn Prof. Dr. Andreas M. Ganzoni,
mit dem wir die ersten Planungen für dieses Workshop durchführten.*

In memoriam

Prof. Dr. Andreas M. Ganzoni,

*ehem. Direktor der Blutspendezentrale Ulm des DRK-Blutspendedienstes
Baden-Württemberg.*

Vorwort

Über das für dieses Workshop ausgewählte Thema „Therapie mit Blutkomponenten" ist in den zurückliegenden Jahren auf Kongressen und Symposien immer wieder berichtet und diskutiert worden, es entstand eine reichhaltige Literatur. Spezialisten unterschiedlicher Herkunft haben ihre Erkenntnisse dargestellt und Empfehlungen abgegeben. Bei einer kritischen Sichtung der Aussagen beherrschen, wie in der modernen Wissenschaft immer häufiger, Schlagworte die Szene, die zu entsprechenden Polarisierungen der Auffassungen führten. Auch in diesem Bereich erscheint unter anderem die Klärung der Frage notwendig, was bei Abwägung der Kosten in Relation zu den Bedürfnissen und Anforderungen sinnvoll und möglich und aufgrund der Weiterentwicklung der Medizin wünschenswert oder erforderlich ist. Verständlicherweise stehen für die Transfusionsmediziner andere Probleme im Vordergrund als für den Kliniker, ja selbst in diesen beiden Gruppen bewirken unterschiedliche Voraussetzungen, wie sie bei örtlichen und regionalen Blutspendediensten bestehen, oder auch ein unterschiedliches Krankengut Kontroversen oder zumindest andere Bewertungsmaßstäbe. Ohne einen ständigen Erfahrungsaustausch und eine enge Kooperation ist die Lösung der anstehenden Probleme nicht möglich. Experten sind heute nicht nur aufgerufen, die Weiterentwicklung auf allen medizinischen Gebieten voranzutreiben, sie müssen in Zwischenbilanzen auch überprüfen, ob sich ihre Vorstellungen im klinischen Alltag, also an jedem Krankenhaus, realisieren lassen. Ohne eine solche kritische Bestandsaufnahme reden wir eher aneinander vorbei; die von allen gewünschte positive Entwicklung wird durch eine Verunsicherung ersetzt. Wir dürfen insbesondere nicht vergessen, daß sich unsere Aufgaben, z. B. in der operativen Medizin, in den letzten zehn Jahren weiter und wesentlich verändert haben. Der Anteil der Risikopatienten steigt ständig an, 30% der Patienten, die Wahleingriffen entgegensehen, sind über 65 Jahre alt, neue operative Techniken und die verbesserten Möglichkeiten der Anästhesie in der prä-, intra- und postoperativen Phase, insbesondere in der Intensivmedizin, erfordern einen größeren Aufwand und eine differenziertere Therapie.

Die Herausgeber der Schriftenreihe haben es daher für notwendig gehalten, gerade zu diesem Thema ein ausführliches interdisziplinäres Gespräch zu ermöglichen. In den Beiträgen und der Diskussion, so hoffen wir, ist es gelungen, den heutigen Stand darzustellen und die weitere Entwicklung aufzuzeigen. Kein Ergebnis ist endgültig, die hier dargestellten Schlußfolgerungen und Empfehlungen können aber sicher als interdisziplinäre Aussage gewertet werden, darauf kam es uns an.

Unser Dank gilt den Referenten nicht nur für ihre Darstellungen, sondern besonders auch für die engagierte Mitwirkung an der lebhaften, aber fairen Diskussion.

Wir haben der Firma Biotest-Serum-Institut GmbH, und hier besonders den Herren Dr. Schleußner und Bittermann, für die finanzielle Unterstützung, insbesondere die Gastfreundschaft zu danken. Unser Dank gilt aber auch unseren Mitarbeitern und dem Springer-Verlag; eine bewährte Kooperation ermöglichte die kurzfristige Herausgabe dieses Bandes. Wir hoffen schließlich, daß der Leser in der gewählten Aufarbeitung dieser Thematik die gewünschten Antworten und Anregungen findet.

Im Juli 1980   Die Herausgeber

Inhaltsverzeichnis

Physiologie des Blutes (Homöostase zellulärer Blutbestandteile)
(B. Kubanek) *1*

Regulationsvorgänge des Hämostasesystems (D. L. Heene) *16*

Immunologische Grundlagen der Blutkomponententherapie
(I. Stroehmann) *24*

Biochemische Grundlagen der Proteinsynthese (A. Grünert) *37*

Synthese, Verteilung und Bedeutung von Serumalbumin (K. Weigand) *52*

Zusammenfassung der Diskussion zum Thema:
„Grundlagen der Komponententherapie" *65*

Die Bereitstellung von Blut und Blutkomponenten für den Kliniker
(A. Arndt-Hanser und K.-H. Schütt) *80*

Vollblut oder Blutkomponenten? Differentialindikation zur Erythrozytengabe
(H. Bergmann) *94*

Risiken der Transfusionstherapie (K. Th. Schricker) *106*

Die Verwendung von Plasmaersatzmitteln und Albumin im Rahmen der
Komponententherapie
(P. Lundsgaard-Hansen und B. Tschirren) *120*

Richtlinien zur Blutkomponententherapie bei Blutstillungsstörungen
(H. Rasche) *136*

Die Therapie mit Blutkomponenten im Bereich der Intensivmedizin
(B. Blauhut) *152*

Probleme der Massivtransfusion und Bluterwärmung (G. Hossli) *169*

Zusammenfassung der Diskussion zum Thema:
„Die klinische Bedeutung der Komponententherapie" *177*

Die Leukozytentransfusion (H. Borberg) *197*

Therapie mit Immunglobulinen unter besonderer Berücksichtigung der Frage nach
der Wirksamkeit von intravenös appliziertem Gammaglobulin bei bakteriellen Infektionen
(K. H. Duswald und J. Ring) *207*

Zusammenfassung der Diskussion zum Thema:
„Spezielle Probleme der Komponententherapie" *224*

Verzeichnis der Referenten und Diskussionsteilnehmer

Prof. Dr. F. W. Ahnefeld
Zentrum für Anästhesiologie der
Universität Ulm
Steinhövelstraße 9
D-7900 Ulm (Donau)

Dr. A. Arndt-Hanser
Leitende Medizinaldirektorin
Transfusionszentrale
Klinikum der Johannes Gutenberg-
Universität Mainz
Langenbeckstraße 1
D-6500 Mainz (Rhein)

Prof. Dr. H. Bergmann
Vorstand des Instituts für
Anaesthesiologie (Blutzentrale) des
Allg. öffentl. Krankenhauses Linz
A-4020 Linz (Donau)

Dr. B. Blauhut
Institut für Anaesthesiologie
(Blutzentrale) des Allg. öffentl.
Krankenhaus Linz
A-4020 Linz (Donau)

Dr. H. Borberg
Labor für Tumorimmunologie
Medizinische Universitätsklinik Köln
Joseph-Stelzmann-Straße 9
D-5000 Köln-Lindenthal

Prof. Dr. W. Dick
Zentrum für Anästhesiologie
der Universität Ulm
Prittwitzstraße 43
D-7900 Ulm (Donau)

Dr. K. H. Duswald
Chirurgische Klinik
der Universität München
Nußbaumstraße 20
D-8000 München 2

Dr. D. Glück
Zentrum für Anästhesiologie
der Universität Ulm
Prittwitzstraße 43
D-7900 Ulm (Donau)

Prof. Dr. Dr. A. Grünert
Zentrum für Anästhesiologie
der Universität Ulm
Abteilung für Experimentelle
Anästhesiologie
Oberer Eselsberg
D-7900 Ulm (Donau)

Prof. Dr. M. Halmágyi
Institut für Anaesthesiologie des
Klinikums der Johannes Gutenberg-
Universität Mainz
Langenbeckstraße 1
D-6500 Mainz (Rhein)

Prof. Dr. D. L. Heene
Chefarzt der I. Medizinischen Klinik
Klinikum Mannheim
Theodor-Kutzer-Ufer
D-6800 Mannheim

Dr. D. Heitmann
Chefarzt der Abteilung für Anaesthesie
und operative Intensivtherapie
Kreiskrankenhaus Heidenheim
Schloßhausstraße 100
D-7920 Heidenheim (Brenz)

Dr. W.-K. Hirlinger
Zentrum für Anästhesiologie
der Universität Ulm
Prittwitzstraße 43
D-7900 Ulm (Donau)

Prof. Dr. G. Hossli
Universitätsspital Zürich
Institut für Anästhesiologie
Rämistraße 100
CH-8091 Zürich

Prof. Dr. J. Kilian
Zentrum für Anästhesiologie
der Universität Ulm
Steinhövelstraße 9
D-7900 Ulm (Donau)

Prof. Dr. B. Kubanek
Direktor der Blutspendezentrale Ulm
des DRK-Blutspendedienstes
Baden-Württemberg
Oberer Eselsberg 10
D-7900 Ulm (Donau)

Prof. Dr. P. Lundsgaard-Hansen
Abteilung für Experimentelle
Chirurgie der Universität Bern
Inselspital
CH-3010 Bern

Prof. Dr. C. Mueller-Eckhardt
Institut für Klinische Immunologie
und Transfusionsmedizin am
Klinikum der Justus-Liebig-Universität
Langhansstraße 7
D-6300 Gießen (Lahn)

Priv.-Doz. Dr. H. Rasche
Oberarzt am Zentrum für
Innere Medizin der Universität Ulm
Steinhövelstraße 9
D-7900 Ulm (Donau)

Prof. Dr. K. Th. Schricker
Vorsteher der Abteilung für
Transfusionsmedizin in der
Chirurgischen Universitätsklinik
Erlangen-Nürnberg
Maximiliansplatz 1
D-8520 Erlangen

Dr. D. Stampe
Blutspendezentrale Ulm des
DRK-Blutspendedienstes
Baden-Württemberg
Oberer Eselsberg 10
D-7900 Ulm (Donau)

Priv.-Doz. Dr. I. Stroehmann
Immunologischer Arbeitsbereich
Medizinische Universitätsklinik
Venusberg
D-5300 Bonn (Rhein)

Prof. Dr. B. Tschirren
Anaesthesieabteilung der
Universität Bern
Inselspital
CH-3010 Bern

Priv.-Doz. Dr. K. Weigand
Medizinische Universitätsklinik
Luitpoldkrankenhaus
Josef-Schneider-Straße 2
D-8700 Würzburg

Verzeichnis der Herausgeber

Prof. Dr. Friedrich Wilhelm Ahnefeld
Zentrum für Anästhesiologie
der Universität Ulm
Steinhövelstraße 9, D-7900 Ulm (Donau)

Prof. Dr. Hans Bergmann
Vorstand des Instituts für
Anaesthesiologie (Blutzentrale) des
Allgemeinen öffentlichen Krankenhauses Linz
A-4020 Linz (Donau)

Prof. Dr. Caius Burri
Abteilung Chirurgie III
der Universität Ulm
Steinhövelstraße 9, D-7900 Ulm (Donau)

Prof. Dr. Wolfgang Dick
Zentrum für Anästhesiologie
der Universität Ulm
Steinhövelstraße 9, D-7900 Ulm (Donau)

Prof. Dr. Miklos Halmágyi
Institut für Anaesthesiologie des Klinikums
der Johannes Gutenberg-Universität Mainz
Langenbeckstraße 1, D-6500 Mainz (Rhein)

Prof. Dr. Georg Hossli
Universitätsspital Zürich
Institut für Anästhesiologie
Rämistraße 100, CH-8091 Zürich

Prof. Dr. Erich Rügheimer
Direktor des Instituts für Anästhesiologie
der Universität Erlangen-Nürnberg
Maximiliansplatz 1, D-8520 Erlangen

Physiologie des Blutes (Homöostase zellulärer Blutbestandteile)*
Von B. Kubanek

Grundlage einer rationalen Therapie mit "zellulären" Blutkomponenten ist die Kenntnis der Funktion der einzelnen Blutelemente und ein Verständnis der Blutbildung durch das hämopoetische Zellerneuerungssystem. Dieses gewährleistet einerseits die erstaunliche Konstanz der Erythrozyten-, Granulozyten- und Thrombozytenkonzentrationen im peripheren Blut des Gesunden, andererseits hat es eine außerordentliche Fähigkeit zu regenerieren. Ein Verlust oder eine Destruktion von Zellen aus dem peripheren Blut kann durch eine bis zu achtfache Neubildungsrate wieder wettgemacht werden. In Zusammenhang mit der Substitution einzelner Komponenten ist der zeitliche Ablauf der Regeneration der Funktionszellen und ihre Verfügbarkeit im Kreislauf zu bedenken. Um die Homöostase der gesunden und gestörten Blutbildung kurz zu umreißen, soll in diesem Beitrag auf folgende Fragen eingegangen werden:
1. Wie ist das hämopoetische Zellerneuerungssystem organisiert?
2. Welche Kontrollmechanismen regeln die Homöostase der zirkulierenden peripheren Funktionszellen?
3. Welche Kompensationsmechanismen stehen zur Verfügung, den weit schwankenden Bedarf zu decken?
4. Welche Funktion haben die zirkulierenden Zellen?
5. Welche Grenzwerte bedeuten Gefahr für den Patienten?

Die Organisation des hämopoetischen Zellerneuerungssystems ist in der Abb. 1 stark schematisiert dargestellt. Bei funktioneller Betrachtung kann man es in vier Kompartimente gliedern:

1. Die Stammzellen, die eine fast unbegrenzte Potenz zur Selbsterneuerung haben und so programmiert sind, daß sie bei geeigneter Stimulation in Erythro-, Myelo- oder Megakaryopoese differenzieren können. Sie sind mit morphologischen Methoden nicht erkennbar. Ihre Existenz und ihr Verhalten kann nur durch funktionelle indirekte Methoden, wie z. B. Zellkulturen, untersucht werden (8).

2. Das proliferierende und reifende Kompartiment. Reifung bedeutet dabei Synthese und Anhäufung von Zellbausteinen mit spezifischer Funktion, wie z. B. die Synthese von Hämoglobin oder die spezifische Granulation der Granulozyten. Aufgrund dieser spezifischen Bausteine sind diese Zellen als erythropoetische oder granulopoetische Vorläuferzellen mit morphologischen Methoden zu erkennen. Die Proliferation dieser Zellen mit mehrfachen Teilungen bedeutet eine Vervielfachung. Dieses Kompartiment wirkt daher unter normalen Fließgleichgewichtsbedingungen als Verstärkerelement des Systems.

---
*gefördert durch den SFB 112

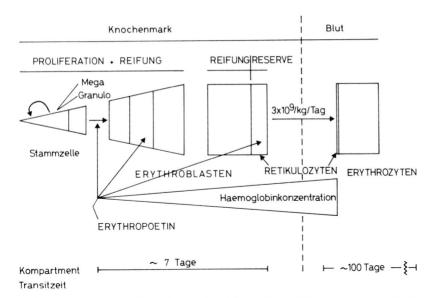

Abb. 1. Schema der Organisation der Hämopoese am Beispiel der Erythropoese. Die Unterteilung der verschiedenen Kompartimente ist durch Striche angezeigt. Bezeichnungen der Unterkompartimente, wie z. B. die verschiedenen Reifungsstufen der Erythroblasten, werden der Einfachheit halber weggelassen

Tabelle 1. Gesamtzahl, Überlebenszeit und Produktionsraten der zirkulierenden Blutzellen

	Erythrozyten	Granulozten	Thrombozyten
Gesamtzahl pro kg Körpergewicht	330×10^9	$0,7 \times 10^9$	28×10^9
Überlebenszeit in Tagen	120	$\sim 0,3$ $(T/2)$	10
Gesamtproduktion pro kg Körpergewicht und Tag	3×10^9	$1,2 \times 10^9$	$2,8 \times 10^9$

3. Nach Beendigung der Proliferation dauert die Reifung der Zellen an, so daß man ein reines Reifungskompartiment abgrenzen kann.

4. Nach einer Reifungszeit, die je nach Bedarf für Funktionszellen in Grenzen variabel ist, treten diese Zellen in das eigentliche Funktionskompartiment, in das periphere Blut, über, in dem sie mit einer begrenzten Verweildauer ihren Funktionen nachgehen. Diese prinzipielle Organisation gilt sowohl für die Erythro- als auch für die Myelo- und Megakaryopoese.

Die Dynamik und Leistungsfähigkeit dieses Systems wird offensichtlich, wenn man die Produktionsrate betrachtet, die in der "steady state"-Situation des Gesunden der Abbaurate entspricht (Tabelle 1). Pro kg KG werden pro Tag 3×10^9 Erythrozyten und etwa ebenso viele Thrombozyten gebildet. Zusätzlich werden noch etwa $1,2 \times 10^9$ Granulozyten pro kg und Tag umgesetzt (1, 11).

Bei einer chronisch-hämolytischen Anämie oder einem lang dauernden Infekt kann diese Produktion um ein Vielfaches gesteigert werden, ohne daß ein Versagen der Hämopoese selbst bei lebenslanger Mehrproduktion eintritt.

Homöostase der Erythropoese

Im folgenden sollen am Beispiel der Erythropoese die prinzipiellen Kompensations- und Regelmechanismen zur Aufrechterhaltung des funktionellen Optimums der Hämopoese erläutert werden, da die Organisation und die Regelmechanismen der Erythropoese besser als die Granulo- und Megakaryopoese verstanden werden. Das Differenzierungsprodukt der Erythropoese, das Hämoglobin, ist sowohl in seiner Struktur als auch von seiner Funktion her weitgehend aufgeklärt. Die Kinetik der Erythrozytenproduktion kann mittels der Radioeisenmarkierung auch bei Patienten untersucht werden. Weiterhin kann die Neubildungsrate aufgrund so einfacher Parameter wie der absoluten Retikulozytenzahl im peripheren Blut geschätzt werden. Die Erythrozyten haben eine relativ lange, definierte Lebenszeit aufgrund eines Alterungsprozesses, die durch mehrere Methoden relativ einfach bestimmt werden kann. Auch die Steuerung der Erythrozytenproduktion ist bekannt, sie erfolgt durch einen chemisch und funktionell definierten humoralen Faktor, das Erythropoetin.

Aufgrund dieser quantitativen und semiquantitativen Meßparameter sind der funktionelle Aufbau des erythrozytären Systems, sein Umsatz und seine Steuerung und damit seine Produktivität unter verschiedenen Bedingungen bekannt. Die Hauptaufgabe des erythrozytären Systems ist es, den Gastransport von Lunge zu Gewebe bedarfsorientiert zu bewerkstelligen. Dies ist unter normalen Fließgleichgewichtsbedingungen durch eine konstante Hämoglobinkonzentration im Blut gewährleistet. Normalerweise werden bei einem 70 kg schweren Menschen ca. 20 ml Erythrozyten (6,7 g Hämoglobin) umgesetzt.

Wird bei einer Normalperson ein Aderlaß von 10 % durchgeführt, erhöht sich der Erythropoetinspiegel im Plasma. Dadurch steigert sich die Erythrozytenproduktion in wenigen Tagen. Die Produktionsrate normalisiert sich dann wieder, sobald nach etwa zehn Tagen eine normale Hämoglobinkonzentration erreicht wird (7).

Aus dieser einfachen Beobachtung läßt sich ableiten, daß die Erythropoese von einem Regelkreis gesteuert wird, in dem das Erythropoetin das Signal und der Sauerstoffbedarf des Gewebes den Soll-Wert darstellt. Jedes Ungleichgewicht zwischen Bedarf und Bereitstellung von Sauerstoff führt zu einer Veränderung

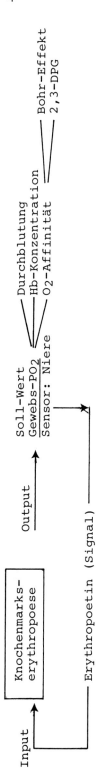

Abb. 2. Regelkreis der Erythropoese

der Stellgrößen im erythropoetischen Regelkreis. In der Abb. 2 ist der Regelkreis und seine einzelnen Stellglieder schematisch dargestellt. In bestimmten, noch nicht definierten Nierengewebsabschnitten befindet sich ein Sensor, der den Gewebs-PO_2 erfaßt und die Fähigkeiten hat, den Meßwert mit dem Soll-Wert zu vergleichen, d. h. eine Differenz zwischen dem Sauerstoffangebot und dem Sauerstoffbedarf des Gewebes kann registriert werden. Der Gewebs-PO_2 am Fühler des Systems wird beeinflußt von der Organdurchblutung, der Hämoglobinkonzentration und der Sauerstoffaffinität des Hämoglobins, die wiederum von dem Bohr-Effekt und dem 2,3-DPG-Gehalt der Erythrozyten abhängig ist. Eine Erniedrigung der Erythrozytenkonzentration führt zu Hypoxie am Sensor, die eine vermehrte Produktion von Erythropoetin bewirkt. Durch dieses Signal wird die Neubildung von Erythrozyten im Knochenmark gesteigert und somit eine Näherung an den Soll-Wert mit einer gewissen Zeitverzögerung erreicht. Eine Verzögerung zum Ausgleich eines veränderten Stellwerts wird durch den Zeitbedarf für die Erythropoetinproduktion und -wirkung, vor allen Dingen aber durch die ca. sieben Tage lange Knochenmarkstransitzeit der Erythroblasten bewirkt. Dadurch kann es zu periodischen Regelvorgängen kommen, die unter bestimmten Bedingungen zu einer Oszillation der Retikulozytenzahlen führen (3).

Das Erythropoetin greift in die Regulation des erythropoetischen Zellerneuerungssystems an verschiedenen Stellen ein. Sein Hauptwirkungsmechanismus ist die Induktion der Hämoglobinsynthese in den erythropoetinsensitiven Stammzellen. Bei einem akuten massiven Bedarf an Erythrozyten beispielsweise durch eine Blutung bewirkt es zusätzlich eine Verkürzung der Reifungszeit der Erythroblasten und eine vermehrte Ausschwemmung der kernlosen Knochenmarksretikulozyten in das periphere Blut. Diese Kürzung der Reifungszeit der Erythroblasten geht mit einer Akzeleration der Hämoglobinsynthese einher. Durch diesen Mechanismus kann eine Teilung in dem Reifungskompartiment ausgelassen werden, und es werden jüngere Retikulozyten in die Zirkulation entlassen. Eine Funktionseinbuße dieser jungen Retikulozyten ist nicht gegeben, da eine kritische Hämoglobinkonzentration im Erythroblasten die Abschaltung der DNS-Synthese und damit die Kernausstoßung regelt (Abb. 1).

Über längere Zeit können diese akuten Bereitstellungsmechanismen natürlich einen Mehrbedarf nicht kompensieren. Der Mehrbedarf wird dann mit einer Verzögerung durch vermehrte Proliferation des Stammzellkompartiments und letztendlich durch eine Ausdehnung der erythropoetischen Matrix erreicht. Bei schweren chronischen hämolytischen Anämien verschwindet zuerst das Fettmark in den platten Knochen, die normalerweise beim Erwachsenen die Matrix der Hämopoese darstellen, später erfolgt eine Ausdehnung des Knochenmarks in die distalen Femur- und proximalen Tibiaanteile, d. h. das "Organ" Knochenmark hypertrophiert.

Die für die Erythropoese beschriebenen Regelmechanismen und Kompensationsmöglichkeiten gelten grundsätzlich, wenn auch mit Einschränkungen, auch für die Granulopoese und Megakaryopoese. Sehr simplifiziert sind folgende generelle Prinzipien und Kompensationsmöglichkeiten für einen Mehrbedarf in den verschiedenen Kompartimenten des erythropoetischen Zellerneuerungssystems vorstellbar:

1. Eine erhöhte Proliferation der normalerweise ruhenden Stammzellen simultan mit einer erhöhten Differenzierungsrate in das Reifungskompartiment.
2. Eine erhöhte Proliferation und Verkürzung der Zellzykluszeit der Reifungszellen und damit eine erhöhte Bereitstellung von Zellen pro Zeiteinheit.
3. Eine vermehrte Ausschwemmung von Knochenmarksreserven weitgehend ausgereifter Zellen.
4. Eine Ausdehnung der blutbildenden Matrix.
5. Eine Verbesserung der Funktion zirkulierender Blutzellen.

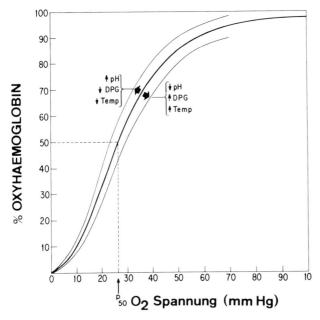

Abb. 3. Sauerstoffdissoziationskurve des Hämoglobins und ihre Veränderung durch Temperatur, Bohr-Effekt (pH) und 2,3-Diphosphoglycerat. P50 bedeutet die 50 % Sättigung des Hämoglobins mit Sauerstoff

Ein Mechanismus, wie der im letzten Punkt angesprochene, ist die Veränderung der Sauerstoffaffinität in den zirkulierenden Erythrozyten bei einer Anämie. Bei einer Erhöhung des intrazellulären 2,3-Diphosphoglycerat (2,3-DPG) nimmt die Sauerstoffaffinität des Hämoglobins ab. Die Sauerstoffdissoziationskurve (Abb. 3) wird nach rechts verschoben, d. h. die in der Lunge maximal mit Sauerstoff beladenen Erythrozyten treten bei einer gleichen Änderung der Sauerstoffspannung mehr Sauerstoff an das

Gewebe ab. Zusätzlich spielt dabei der pH über den Bohr-Effekt eine wichtige Rolle. In den Geweben, in denen durch eine Anreicherung von Stoffwechselprodukten und CO_2 der pH sich erniedrigt, ist die O_2-Affinität vermindert. Dadurch wird die Abgabe von Sauerstoff erleichtert, während in den Lungen durch Abatmung von CO_2 der pH erhöht ist. Letzterer Mechanismus erhöht die Sauerstoffaffinität und die Oxygenierung des Hämoglobins. Die intrazelluläre Erniedrigung des 2,3-DPG in gelagerten Blutkonserven führte nach Entdeckung dieses Mechanismus zu Befürchtungen, daß die Transfusion gelagerten Blutes eine erhebliche Beeinträchtigung des Gastransportes bedingen würde. Diese Gefahren wurden aber sicher überschätzt, da einmal der Funktionsverlust der Erythrozyten durch geeignete Stabilisatoren (CPD anstatt ACD) kleiner gehalten werden kann und zum anderen sich das intrazelluläre 2,3-DPG nach Transfusion relativ rasch normalisiert. Die Angaben verschiedener Autoren bewegen sich zwischen fünf bis 24 Stunden bis zur Normalisierung des 2,3-DPG. Ein ungünstiger Effekt mit gelagerten Blutkonserven ist nur bei großen Transfusionsvolumina, wie bei einer Austauschtransfusion oder Massentransfusion, zu erwarten (9).

Diese Kompensationsmechanismen des Sauerstofftransportes des Hämoglobins machen es schwierig, einen Schwellenwert für die Hämoglobinkonzentration oder den Hämatokrit anzugeben. Die Definition der Lehrbücher, von einer Anämie bei einem Hämoglobin unter 11,5 g/dl für die Frau und unter 13 g/dl für den Mann zu sprechen, ist für die Frage nach der kritischen Sauerstofftransportkapazität irreführend und irrelevant, da in der Situation der chronischen Anämie das Blutvolumen normal ist und die Hämoglobinkonzentration einen falsch niedrigen Parameter darstellt, falls sie mit der Sauerstofftransportkapazität gleichgesetzt wird. Aber auch direkt nach einem akuten Blutverlust ist die Hämoglobinkonzentration ein weitgehend unbrauchbarer Parameter, da der Abfall um viele Stunden nachhinkt. Diese Problematik wird offensichtlich bei der Betrachtung der Schwellenwerte für den Beginn der klinischen Symptomatik einerseits und für die lebensbedrohliche Situation andererseits (Abb. 4), wenn die beiden Größen der Sauerstofftransportkapazität, die Hämoglobinkonzentration und das Blutvolumen, verglichen werden (4). Nach Reduktion des letzteren um 20 % treten klinische Erscheinungen wie Kollapssymptome auf. Geht mehr als die Hälfte verloren, kann es zum tödlichen Schock kommen. Dagegen stellen sich bei einer chronischen Anämie erst bei einem Abfall des Hämoglobins um 50 % Symptome ein. Organgesunde Patienten können gelegentlich selbst bei einer Anämie von 4 g/dl noch ihren täglichen Verrichtungen nachgehen.

Auf die Problematik von Schock und Transfusion wird an dieser Stelle nicht eingegangen.

Die Frage des Schwellenwertes zur Transfusion bei chronischer Anämie in der internistischen Praxis ist einfach und etwas überpointiert so zu beantworten: Transfundiert wird nur dann, wenn eine Anämiesymptomatik auftritt, und es werden immer nur Erythrozytenkonzentrate transfundiert. Schwieriger ist die Frage einer präoperativen Transfusion bei chronisch anämischen Patien-

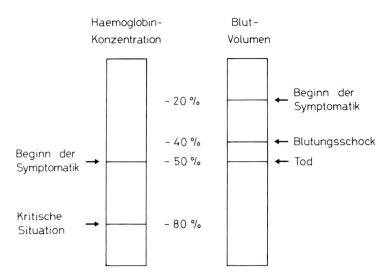

nach Ganzoni 1976

Abb. 4. Vergleich der Schwellenwerte (Symptombeginn, lebensbedrohliche Situation) für Hämoglobinkonzentration und Blutvolumen

ten zu beantworten. Als Grenzwert gilt eine Hämoglobinkonzentration von 10 g/dl oder ein Hämatokrit von 30 %. Andererseits wurde gezeigt, daß die O_2-Ausschöpfung, der zentralvenöse PO_2 und der PO_2 des Koronarsinus bei jungen Patienten mit normalen Organfunktionen selbst bei einem Hämatokrit von 20 % noch im Normbereich liegen. Normale Funktionen bei solchen Minimalwerten sollen nur die Grenzen aufzeigen, nicht aber als Empfehlung für einen präoperativen Ausgangswert gelten. Viele präoperative Transfusionen könnten besonders bei elektiven Operationen bei rechtzeitiger Diagnose einer Anämie und einer gezielten Therapie vermieden werden.

Homöostase der Granulopoese

Die wichtigste Funktion der Granulozyten ist die bakterielle Abwehr. Voraussetzung für diese Notfallfunktion ist eine rasche Mobilisation von Granulozyten aus einem großen Reservekompartiment. Betrachtet man eine schematische Darstellung (Abb. 5) des granulozytären Zellerneuerungssystems, so differenzieren sich auch hier aus einer pluripotenten Stammzelle proliferierende und reifende Vorläuferzellen, welche in einem Reifungsprozeß spezifische granulozytäre Merkmale akkumulieren. Als Endpunkt der Reifung werden stabkernige und segmentkernige Granulozyten produziert, die dann in das periphere Blut eintreten, um von dort aus auf chemotaktische Reize hin aktiv in das Gewebe einzuwandern. Das Zellerneuerungssystem ist dem der Erythropoese grundsätzlich ähnlich, unterscheidet sich aber wesentlich in seiner Speicherkapazität für rasch mobilisierbare Funktions-

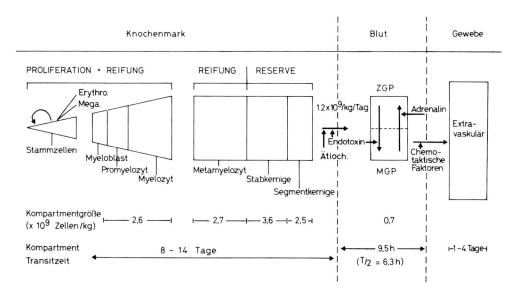

Abb. 5. Schema der Granulopoese (Ätioch. = Ätiocholanolon)

zellen. Der Granulozytenspeicher des Knochenmarks, d. h. Stabkernige und Segmentkernige zusammengenommen, ist etwa 20mal größer als die im peripheren Blut zirkulierenden Granulozyten.

Im Gegensatz zur Erythropoese wird die Granulopoese durch ein komplexes Regelsystem in ihrer Aktivität gesteuert. Stark vereinfacht und für das Verständnis klinischer Belange sind zwei Faktoren wichtig: Das Granulopoetin, ein Glykoprotein, das in seiner chemischen Struktur dem Erythropoetin nahesteht, steuert Differenzierung und Proliferation der granulozytären Vorläuferzellen. Ein zweiter Faktor, der NRA-Faktor (neutrophil releasing activity), regelt die Ausschwemmungsrate aus dem Knochenmark, beispielsweise bei einem schweren Infekt. Die Produktion beider Faktoren kann durch Endotoxin stimuliert werden (5, 7, 8).

Die Kompensationsmechanismen der Granulozytopoese bei chronischem Mehrbedarf sind den für die Erythropoese beschriebenen ähnlich; bestimmend ist eine vermehrte Differenzierung aus dem Stammzellkompartiment und eine Verkürzung der Transitzeit durch das Knochenmark. Unter Normalbedingungen ist die Granulozytenkonzentration im peripheren Blut erstaunlich konstant, abgesehen von diurnalen Schwankungen; ein Indiz für die fein abgestimmten Regelprozesse.

Im Gegensatz zur Erythrozytenkinetik, die einem geradlinigen Durchfluß durch das System mit einer alterungsbedingten Lebenszeit entspricht, ist die Kinetik der reifen neutrophilen Granulozyten aus folgendem Grund kompliziert: Die Lebenszeit der Granulozyten ist nicht durch einen Alterungsprozeß, sondern vorwiegend durch einen "Randomverlust" bedingt. Dieser Zufallsprozeß ist durch die Funktion der Granulozyten bestimmt, welche auf chemotaktische Stimuli altersunabhängig aus dem Blutstrom

aktiv in das Gewebe überwandern, um dort bei Ausübung ihrer
Funktion zugrundezugehen. Transfundierte radioaktiv markierte
autologe Granulozyten verschwinden exponentiell aus der Blutbahn mit einer Halbwertszeit von 4 - 6 h (1; 11). Etwa die
Hälfte der markierten reinfundierten Granulozyten verschwindet
sofort aus dem Blutstrom. Daraus kann geschlossen werden, daß
der Granulozytenspeicher des peripheren Blutes, bezeichnet als
"TBGP" (total blood granulocyte pool), in einen zirkulierenden
und in einen marginalen Granulozytenpool unterteilt ist. Beim
marginalen Pool handelt es sich um Granulozyten, die an den Gefäßwänden, Kapillaren und Venolen adhärent sind. Zwischen marginalem und zirkulierendem Pool besteht durch einen gegenseitigen raschen Austausch von Granulozyten normalerweise ein Äquilibrium.

Das Verständnis der Kinetik der Granulopoese ist für viele klinische Fragen wichtig, zum Beispiel betreffen sie die Indikation zur Granulozytentransfusion bei einer schweren initialen
Neutrozytopenie bei Sepsis oder das Rationale einer optimalen
Granulozytenmobilisation durch Steroide bei Granulozytenspendern.

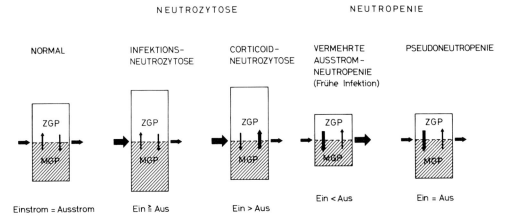

Abb. 6. Stark schematisierte Darstellung von Poolverschiebungen der Granulozyten an ausgewählten Beispielen. ZGP = zirkulierender Granulozytenpool, MGP = marginaler Granulozytenpool

In der Abb. 6 sind die kinetischen Parameter der zirkulierenden Granulozyten stark schematisiert bei verschiedenen Formen
von Neutropenie und Neutrozytose gezeigt. Der Einstrom aus dem
Knochenmark und der Ausstrom in das Gewebe sind durch verschieden dicke Pfeile gekennzeichnet. Im Normalzustand ist der Einstrom gleich dem Ausstrom, d. h. marginaler Pool und zirkulierender Pool befinden sich in einem Gleichgewichtszustand.

Beim manifesten Infekt ist der Einstrom aus dem Knochenmark
vermehrt, der Ausstrom ins Gewebe normal oder vermehrt. Der

marginale und der zirkulierende Granulozytenpool sind vergrößert, d. h. der Granulozytenumsatz ist um ein Vielfaches erhöht. Bei der Kortikoidneutrozytose ist der Einstrom aus dem Knochenmark durch eine Verschiebung der Speichergranulozyten in das periphere Blut erhöht. Die Granulozytose wird noch zusätzlich verstärkt durch einen verminderten Abstrom aus dem zirkulierenden in den marginalen Pool. Dieser Zustand wird bei der Gewinnung von Granulozyten zur Transfusion genutzt. Eine erhöhte Infektabwehr ist von dieser Situation nicht zu erwarten, einmal da der Granulozytenumsatz nicht erhöht ist und zum zweiten, da die Migrationsfähigkeit der Granulozyten durch Kortikoide wahrscheinlich gehemmt wird.

Eine transiente Neutropenie kann in der Frühphase einer schweren bakteriellen Infektion durch einen vermehrten Ausstrom in das Gewebe und in den marginalen Pool entstehen. In dieser Situation, besonders wenn ein vermehrter Abstrom in den marginalen Pool bei einem schon vermehrten Einstrom aus dem Knochenmark einsetzt, ist die niedrig normale bis normale Granulozytenkonzentration nicht die ausschlaggebende Determinante für die Infektabwehr. Wesentlich wichtiger ist die oft um ein Vielfaches erhöhte Umsatzrate der Granulozyten. Die Pseudoneutropenie ist bedingt durch eine Verschiebung von Granulozyten in den marginalen Pool bei einer sonst normalen Granulozytenkinetik. Ihre Ursache kann z. B. eine Virämie sein.

Homöostase der Megakaryopoese

Über die Megakaryozytopoese, ihre Vorläuferzellen und die Regelvorgänge der Thrombozytenbildung ist weit weniger bekannt als über die Erythro- und Granulopoese. Ähnlich wie bei diesen wird auch die reifende Megakaryopoese von einem gemeinsamen pluripotenten Stammzellkompartiment erhalten. Die Thrombozytenproduktion wird wahrscheinlich in Analogie zum Erythropoetin durch eine humorale Substanz, das Thrombopoetin, bedarfsorientiert geregelt. Ob dabei noch zusätzliche Faktoren eine Rolle spielen, ist noch unklar, da keine sehr zuverlässige und empfindliche Nachweismethode für das Thrombopoetin existiert (2, 6, 10).

Im Gegensatz zur Amplifikation in der Erythro- und Granulopoese, bei denen eine Vermehrung durch Zellteilungen stattfindet, erhöhen die Megakaryozyten ihren DNS-Gehalt durch eine Endomitose ohne Zellteilung (Abb. 7). Diese Polyploidisierung geht mit einer Zunahme und einer Reifung des Zytoplasmas parallel. Im Zytoplasma dieser polyploiden Riesenzellen grenzen sich während der Reifung durch Ausbildung von Membranen die einzelnen Plättchen ab, die dann unter einer Desintegration der Megakaryozyten ins Blut abgegeben werden. Auch die Konzentration der zirkulierenden Plättchen wird bei einem Individuum in engen Grenzen konstant gehalten. Es werden ca. $2,8 \times 10^9$ Thrombozyten pro kg pro Tag produziert (2, 6). Bei einer chronischen peripheren Destruktion, z. B. bei der Immunthrombopenie, kann die Produktion von Thrombozyten auf ein Vielfaches (bis zu achtfach) gesteigert werden.

MEGAKARYOZYTOPOESE

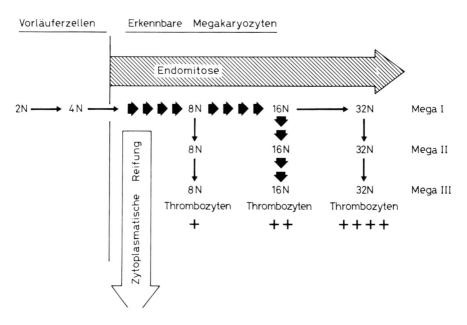

Abb. 7. Schema der Megakaryozytopoese. 2N, 4N usw. gibt die Polyploidie der Megakaryozyten als zwei-, vierfachen Chromosomensatz an. Mega I, II und III ist eine Bezeichnung für die verschiedenen Reifungsstufen der Megakaryozyten. Die Reifung kann (angedeutet durch den senkrechten Pfeil) in 8N-, 16N- oder 32N-Megakaryozyten erfolgen. Der DNS-Gehalt der Megakaryozyten korreliert mit Zytoplasmamasse, d. h. 32N-Zellen produzieren mehr Thrombozyten als 8N-Zellen

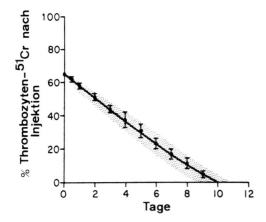

Abb. 8. Überlebenskurve radiochrommarkierter autologer Thrombozyten bei Normalpersonen

Tabelle 2. Thrombozytenbildung und -kinetik bei paradigmatischen Krankheitsbildern. Änderung der Thrombozytenkinetik

	Blut			Knochenmark	
	Thrombozyten-konzentration	Thrombozyten-umsatz	Lebenszeit	Zahl der Megakaryozyten	Zytoplasmatische Masse
Produktions-störung	↓↓	↓↓	→	↓↓	↓
Hypersplenis-mus	↓	↑ (2 x)	(↓)	↑	↑ (2 x)
Chronische Immunthrombo-zytopenie	↓	↑ (7 x)	↓↓	↑ (4 x)	↑↑ (7 x)

13

Die Kinetik der peripheren Thrombozyten kann durch ^{51}Cr-markierte reinfundierte Zellen untersucht werden (Abb. 8). Nur zwei Drittel der transfundierten, radiomarkierten Thrombozyten erscheinen in der Zirkulation, ein Drittel der Plättchen werden in der Milz sequestriert. Normalerweise besteht ein Austausch zwischen zirkulierendem Pool und Milzpool.

Die Überlebenszeit der Plättchen im peripheren Blut ist wahrscheinlich vorwiegend von einem Alterungsprozeß geprägt. Sie beträgt bei jungen Normalpersonen mit einem gesunden Gefäßsystem ca. zehn Tage und ist linear. Mit zunehmendem Alter oder chronischen Gefäßerkrankungen kommt es zu einem vermehrten Verbrauch an den Gefäßwänden. Die Überlebenskurve zeigt dann einen kurvig-linearen Verlauf, d. h. die "random destruction" und der Alterungsprozeß der Plättchen überlappen sich.

In der Tabelle 2 sind die Änderungen der Thrombozyten bei Erkrankungen paradigmatisch dargestellt. Bei einer Produktionsstörung, wie wir sie bei der Panmyelopathie, also einem Versagen des Knochenmarks, sehen, ist die Thrombozytenproduktion stark herabgesetzt, die Lebenszeit verkürzt und die Zahl der Megakaryozyten im Knochenmark deutlich vermindert. Aufschlußreich für das Verständnis der Thrombozytenproduktion ist die regelmäßig zu beobachtende Thrombozytose nach Splenektomie. Wenn bei einer Splenektomie die in der Milz sequestrierten Thrombozyten - beim Normalen etwa ein Drittel der zirkulierenden Gesamtthrombozytenmasse - entfernt werden, wird ein Thrombozytenverlust registriert. Die Masse der sequestrierten Thrombozyten ist beim Patienten mit Hypersplenismus noch wesentlich größer. Daraufhin wird wahrscheinlich über eine Mehrproduktion von Thrombopoetin die Thrombozytopoese stimuliert. Dadurch steigen die Thrombozytenwerte in der ersten Woche nach Splenektomie auf ein Maximum und gehen dann bei den meisten Patienten nach ein bis zwei Monaten wieder auf Normalwerte zurück. Dieses Verhalten würde dafür sprechen, daß nicht die Thrombozytenkonzentration im zirkulierenden Blut, sondern die zirkulierende Gesamtmasse der Thrombozyten einschließlich der in der Milz sequestrierten Thrombozyten den Soll-Wert im Regelkreis der Thrombopoese darstellt.

Die Fortschritte der letzten Jahre mit der Entwicklung neuer Kulturverfahren von hämopoetischen Zellen und empfindlicheren Nachweismethoden der Regelsubstanzen berechtigen zur Hoffnung, daß wir in Zukunft eine rationalere Basis für die Therapie der Bildungs- und Regulationsstörungen der Hämopoese gewinnen werden.

Literatur

1. CRONKITE, E. P.: Kinetics of granulocytopoiesis. Clin. Haemat. **8**, 351 (1979)

2. EBBE, S.: Experimental and clinical megakaryocytopoiesis. Clin. Haemat. **8**, 371 (1979)

3. FLIEDNER, T. M., KUBANEK, B.: Umsatzkinetik und Regulation der Erythropoese bei hämolytischen Syndromen. Hämat. u. Bluttrans. 11, 1 (1973)

4. GANZONI, A.: Therapie der Anämien mit Blutersatzpräparaten - Behandlung der Hämophilie. Ärztliche Praxis 28, 3115 (1976)

5. GORDON, A. S., LOBUE, J., DORNFEST, B. S., COOPER, G. W.: Reticulocyte and leukocyte release from isolated perfused rat legs and femurs. In: Erythropoiesis (ed. L. O. JACOBSON, M. DOYLE), p. 321. New York: Grune & Stratton 1962

6. HARKER, L. A.: The kinetics of platelet production and destruction in man. Clin. Haemat. 6, 671 (1977)

7. KUBANEK, B.: Erythropoietin: The haematologist's hormone. Horm. metab. Res. 1, 151 (1969)

8. KUBANEK, B., HEIT, W.: Die hämopoetischen Stammzellen. In: Das Knochenmark (ed. W. QUEISSER), p. 135. Stuttgart: Thieme 1978

9. MOLLISON, P. L.: Blood transfusion in clinical medicine, 6th ed.. Oxford, London, Edinburgh, Melbourne: Blackwell Scientific Publications 1979

10. QUEISSER, W.: Das thrombozytäre Zellsystem. In: Das Knochenmark (ed. W. QUEISSER), p. 209. Stuttgart: Thieme 1978

11. VINCENT, P. C.: Granulocyte kinetics in health and disease. Clin. Haemat. 6, 695 (1977)

Regulationsvorgänge des Hämostasesystems
Von D. L. Heene

Gerinnungs- und Fibrinolysesystem als Bestandteil des Gefäßinhaltes sorgen physiologischerweise ubiquitär für die Aufrechterhaltung der Fluidität des Blutes und für die Integrität der Gefäßwand. Darüber hinaus garantieren sie über ihre prospektive Potenz einerseits lokal die Blutstillung bei Gefäßverletzungen und anderseits die Lyse intravaskulär lokalisierter Thromben. Die Funktionstüchtigkeit beider Systeme ist an die Verfügbarkeit eines quantitativ ausreichenden und qualitativ intakten jeweiligen Potentials, d. h. an die Bereitstellung aktivierbarer essentieller Komponenten gebunden. Dies wird durch die Synthese von gerinnungsaktiven Plasmaproteinen in der Leber und von Thrombozyten im Knochenmark gewährleistet. Plasminogen, das Proenzym der Fibrinolyse, ist ebenfalls hepatogenen Ursprungs. Der Synthese der einzelnen Komponenten steht der kontinuierliche Umsatz und Abbau im Sinne der latenten Gerinnung und latenten Fibrinolyse gegenüber.

Plasmatische Gerinnungsfaktoren sind ebenfalls, wenn auch in verminderter Konzentration, im Gewebe enthalten. Die Dynamik des physiologischen Umsatzes geht aus der sehr kurzen Halbwertszeit der meisten Gerinnungsproteine hervor, die in der Größenordnung von 3 - 4 h (Faktor VII) bis zwei bis drei Tage (Fibrinogen, fibrinstabilisierender Faktor) liegt. Die Überlebenszeit der Thrombozyten beträgt im Mittel sieben bis 11 Tage.

Der Prozeß der Hämostase dient der Reparation einer Gefäßläsion und der Aufrechterhaltung der Gefäßwandintegrität. Die Verminderung essentieller Hämostasekomponenten unter eine bestimmte Mindestaktivität (plasmatische Faktoren < 20 %, Thrombozytenzahl < 20.000/mm^3) ist von einer klinisch manifesten Blutungsneigung gefolgt, die innerhalb der Mikrozirkulation als Diapedeseblutung zum Ausdruck kommt. Wie von den Blutungen bei angeborenen hämorrhagischen Diathesen bekannt ist, führt das Fehlen eines Gerinnungsfaktors nach größeren Gewebsverletzungen zu einer profusen Blutungsneigung. Auch bei erworbenen Gerinnungsstörungen, wie Thrombozytopenie oder hepatogener Blutungsneigung, ist die Blutstillung infolge der Beeinträchtigung des Hämostasepotentials erheblich gestört. Die genaue Analyse des Defektes ist wesentliche Voraussetzung für die gezielte Substitutionstherapie bei angeborenen und erworbenen hämorrhagischen Diathesen.

Der Vorgang der Hämostase ist im Anschluß an die Gewebs- und Gefäßverletzung durch drei morphologische Phänomene gekennzeichnet:

1. die Adhäsion und Aggregation der Thrombozyten im Bereich der Gewebs- und Gefäßläsion,

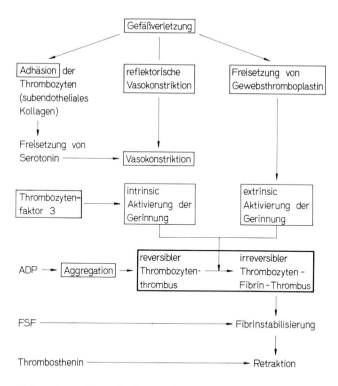

Abb. 1. Ablauf der Hämostase

2. die Ausbildung des Fibrinnetzwerkes als Ausdruck der Einbeziehung des plasmatischen Gerinnungssystems und

3. die Konsolidierung des reparativen Thrombozyten-Fibrin-Thrombus und anschließende Organisation mit Einsprossung von Fibroblasten.

Thrombozyten und Hämostase

Die erste Antwort auf die Gewebsläsion ist die reflektorische Gefäßkonstriktion. Im Anschluß daran steht das Phänomen der Thrombozytenadhäsion und -aggregation im Vordergrund (siehe Abb. 1). Hierbei haften die Thrombozyten nach Endothelverletzung an den subendothelialen Strukturen, vor allem am Kollagen an. Der Vorgang der Aggregation wird darüber hinaus entscheidend durch die Prostaglandine beeinflußt. Letztere spielen in der Wechselbeziehung zwischen Thrombozyt und Gefäßwand eine primäre Rolle.

Die in den Thrombozyten aus der Arachidonsäure entstehenden Endoperoxyde, Prostaglandin G_2 und H_2 (PGH_2), werden durch eine Thromboxansynthetase in Thromboxan A_2 (TXA_2) umgewandelt. Letzteres ist als die stärkste aggregationsfördernde Substanz bekannt und hat darüber hinaus vasokonstriktive Eigenschaften.

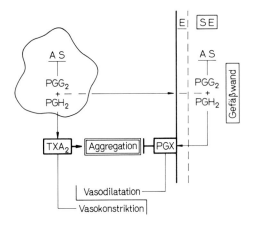

Abb. 2. Plättchen, Gefäßwand und Prostaglandine

Andererseits verfügt die Gefäßwand über einen ähnlichen Mechanismus, indem sie aus den Endoperoxyden über eine Prostazyklinsynthetase das Prostaglandinderivat Prostazyklin (PGX) bzw. Prostaglandin I_2 (PGI_2) zu produzieren vermag. Prostazyklin erweist sich als aktivste antiaggregatorische Substanz und als Gefäßdilatator. Als Substrat für die Prostazyklinbildung in der Gefäßwand können auch die aus den Thrombozyten freigesetzten Endoperoxyde benutzt werden.

Ein weiteres proaggregatorisch wirkendes Prinzip, das für die reparativen Vorgänge innerhalb des Endothels notwendig ist, stellt das Faktor VIII-assoziierte Protein bzw. der von-Willebrand-Faktor dar. Die Bedeutung dieser Substanz für die primäre Hämostase geht aus der schweren Blutungsneigung beim von-Willebrand-Jürgens-Syndrom hervor. Ihre Existenz belegt darüber hinaus die enge Wechselbeziehung zwischen Thrombozyten und Gefäßwand in Abhängigkeit von plasmatischen Gerinnungsfaktoren.

Bei Ausbildung eines Endotheldefektes nimmt das Faktor VIII-assoziierte Protein Kontakt sowohl mit den subendothelialen Strukturen als auch mit der Oberfläche der Thrombozyten auf. Durch die Herstellung der Verbindung der Thrombozyten untereinander, die wahrscheinlich über den Kohlenhydratanteil (CHO) am Trägerprotein des Faktor VIII (gestrichelter Balken) lokalisiert ist, wird sowohl die Aggregation als auch die Adhäsion gefördert und die nachfolgende Freisetzungsreaktion induziert.

Mit der Desintegration der Thrombozyten werden verschiedene Substanzen, wie Serotonin, Adrenalin, ADP, verfügbar. Vor allem der Thrombozytenfaktor 3 ermöglicht die Einbeziehung des plasmatischen Gerinnungssystems über den sogenannten Intrinsic-Aktivierungsmechanismus. Es resultiert hier über die Aggregation zunächst ein reversibler Thrombozytenthrombus, der anschließend durch die Fibrinierung verfestigt und lokal fixiert wird.

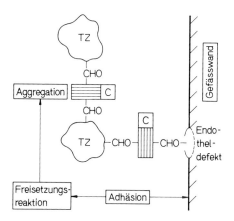

Abb. 3. Plättchen, Faktor VIII und Gefäßwand

Die Vielzahl der an die Thrombozyten gebundenen biochemischen Vorgänge belegt, daß nur qualitativ intakte Thrombozyten ihre eigentliche Hämostasefunktion erfüllen können. Im Rahmen der Substitutionstherapie mit Thrombozytenkonzentraten oder Blutkonserven ist davon auszugehen, daß die Plättchen einen Großteil ihrer funktionellen Aktivität eingebüßt haben und somit nur bedingt zur aktiven Blutstillung herangezogen werden können.

Plasmatisches Gerinnungssystem und Hämostase

Mit der Gefäßverletzung wird lokal Gewebsthromboplastin freigesetzt. Damit ist die Extrinsic-Aktivierung des plasmatischen Gerinnungssystems ermöglicht, an deren Ende die Bildung von Thrombin steht. Als eigentlicher Prothrombinaktivator ist der Faktor X a bekannt. Er kann sowohl über das Intrinsic- als auch über das Extrinsic-System aktiviert werden. Die lokal entstehenden Thrombinspuren begünstigen die Aktivierung von Faktor V und Faktor VIII, aktivieren den fibrinstabilisierenden Faktor und führen durch Abspaltung von Fibrinopeptiden am Fibrinmolekül letzteres in Fibrinmonomer über, das in Anwesenheit von Kalziumionen und aktiviertem fibrinstabilisierendem Faktor zu quervernetztem Fibrin polymerisiert.

Die Retraktion des lokalen Gerinnsels wird dann durch das aus den Thrombozyten freigesetzte Thrombostenin eingeleitet. Die Ausbildung quervernetzter Fibrinstrukturen durch die Wirkung des Faktor XIII ist die Grundlage für die regelrechte Einsprossung von Fibroblasten. In der anschließenden Organisation des Thrombus und der Stimulation der Kollagenbildung spielt das Fibronektin oder das kälteunlösliche Globulin eine wesentliche Rolle. Störungen innerhalb dieser letzten Phase der Thrombuskonsolidierung sind von Wundheilungsstörungen gefolgt.

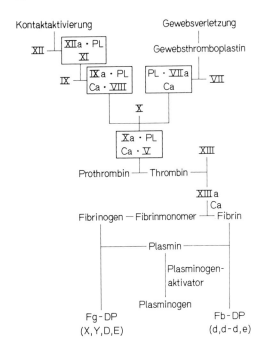

Abb. 4. Aktivierung des Gerinnungs- und Fibrinolysesystems

Begrenzende Vorgänge

Mit der Gewebsverletzung ist die Einschwemmung von thromboplastisch aktiven Material in die Zirkulation gegeben. Auch die lokalen Hämostasevorgänge führen zur Freisetzung von prokoagulatorischer Aktivität, die innerhalb der Zirkulation zur Ausbildung einer Hyperkoagulabilität Anlaß geben kann. Der Organismus verfügt über drei entscheidende Kontrollmechanismen, die einerseits die lokale Begrenzung der Thrombusbildung in dem für die Blutstillung notwendigen Ausmaße gewährleisten und andererseits die systemische Aktivierung des Gerinnungsmechanismus im zirkulierenden Blut verhindern:

1. das Inhibitorpotential der Gerinnung,
2. die sekundäre Aktivierung des Fibrinolysesystems,
3. die Clearance von prokoagulatorischer Aktivität durch das retikuloendotheliale System.

Das Inhibitorpotential wird im wesentlichen durch das Antithrombin III repräsentiert, das in bezug auf seine hohe Affinität gegenüber aktiviertem Faktor X a sowohl als Antithrombokinase als auch als direkter Neutralisator des Thrombins identifiziert ist. Die Aktivierung des Fibrinolysesystems erfolgt über die Freisetzung von endothelständigem Aktivator oder von Lysokinasen aus dem Gewebe oder aus Leukozyten. Das Ausmaß der Aktivierung ist unter anderem abhängig von dem Aktivatorgehalt des geschädigten Organs, der äußerst unterschiedlich sein kann. Als aktivatorreich gelten die Lunge, der Uterus, während die Leber keinen Aktivator enthält. Die Lyse des gebildeten Fibrins wird durch die Aktivierung des kopräzipitierten Plasminogens zu Plasmin erzielt. Dabei entstehen unterschiedliche Spaltprodukte, die sich als Hemmer der Fibrinpolymerisation erweisen und denen damit eine indirekte antikoagulatorische Wirkung zugeschrieben werden kann. Die Aktivierung des Fibrinolysesystems wird lokal wiederum kontrolliert durch entsprechende Hemmstoffe, wie Kinaseinhibitoren und Antiplasmin, außerdem erweisen sich Alpha-1-Antitrypsin, Alpha-2-Makroglobulin und C_1-Inaktivator ebenfalls als wirkungsvolle Inhibitoren fibrinolytischer Vorgänge.

Eine lokale überschießende fibrinolytische Aktivität kann das Produkt des Blutstillungsvorganges, den Fibrin-Plättchen-Thrombus, frühzeitig zur Auflösung bringen und nicht nur zu einer neuen Blutung Anlaß geben, sondern auch die Ursache für Wundheilungsstörungen sein. In Anbetracht der Aufgaben der sekundären Aktivierung des Fibrinolysesystems als Kompensationsmechanismus gegen die Hyperkoagulabilität kann eine systemische Fibrinolysehemmung bei gleichzeitiger Aktivierung des Gerinnungssystems im zirkulierenden Blut zur Ausbildung eines diffusen intravaskulären Gerinnungsprozesses und damit zu einer Verbrauchskoagulopathie führen.

Die <u>Funktion des retikuloendothelialen Systems</u> innerhalb der Regulation des Hämostasepotentials ist in seiner Eigenschaft zu sehen, Endprodukte des Gerinnungs- und Fibrinolysevorganges, die noch aktivierende Eigenschaften haben, aus der Zirkulation zu entfernen. Die Kapazität des RES ist zu 50 % in den Kupfferschen Sternzellen der Leber vertreten. Neben gerinnungsaktivierenden Substanzen, wie Endotoxinen, thromboplastische Aktivität, eliminiert das RES vorwiegend Fibrinmonomer. Änderungen der RES-Funktion können entweder durch inadäquate Perfusion oder durch Verminderung der Phagozytosekapazität bedingt sein. Das kälteunlösliche Globulin besitzt eine phagozytosestimulierende Wirkung, die möglicherweise in der Kompensation von diffusen intravaskulären Gerinnungsprozessen zur Geltung kommen kann.

Hämostase und andere biologische Systeme

Die lokale oder systemische Aktivierung des Gerinnungsvorganges vermag neben dem Fibrinolysesystem auch das Kallikrein-Kinin-System und das Komplementsystem einzubeziehen.

Diese enge Wechselbeziehung läßt erkennen, daß unter Einflüssen von Permeabilitätsfaktoren, chemotaktischen Faktoren, gefäßdilatierenden und -konstringierenden Substanzen ein subtiler Regulationsvorgang besteht, der der Wiederherstellung der biologischen Integrität des Gewebes dient. Die zentrale Stellung des Hageman-Faktors innerhalb der Verbindung zwischen Fibrinolyse, Kallikrein-Kinin-System und Komplementsystem zeigt die zentrale Stellung der Hämostasevorgänge in der Regulation zirkulatorischer, metabolischer und immunologischer Vorgänge im Dienste der Homöostase. Diese Querverbindung innerhalb der genannten Systeme kommt auch in der polyvalenten Wirksamkeit der entspre-

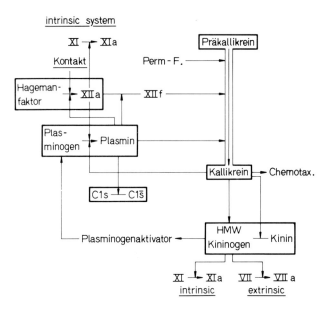

Abb. 5. Gerinnungs-, Fibrinolyse- und Kallikrein-Kinin-System

chenden Inhibitoren, wie Alpha-2-Makroglobulin, Alpha-1-Antitrypsin und C_1-Inaktivator, zum Ausdruck.

Aufrechterhaltung der Gefäßwandintegrität, die Blutstillung und die Vorbereitung der Wundheilung sind die entscheidenden Aufgaben des Hämostasesystems. Die vielschichtigen und vielseitigen Interaktionen des Organismus zur Aufrechterhaltung des hämostatischen Gleichgewichtes und des Hämostasepotentials lassen erkennen, daß gerade Störungen der Regelung von Kompensationsmechanismen in der Pathogenese von Gerinnungsstörungen von Bedeutung sein können. Dies kommt vor allem im Rahmen diffuser intravaskulärer Gerinnungsprozesse beim traumatischen und septischen Schock zum Ausdruck. Hier sind obligate Erhöhungen des Inhibitorpotentials der Fibrinolyse und Verminderung der zirkulatorischen und phagozytären Clearance-Kapazität des RES als Ereignisse zu betrachten, die die Pathophysiologie der Perpetuation diffuser intravaskulärer Gerinnungsprozesse kenntlich machen. Im Hinblick auf therapeutische Maßnahmen, die geeignet sind, ein gestörtes Hämostasepotential wieder zu rekompensieren - wie zum Beispiel im Rahmen der Substitutionstherapie mit hämostatisch aktiven Plasmafraktionen und Thrombozytenkonzentraten -, ist zu betonen, daß jedes Behandlungsschema auf seine mögliche negative Auswirkung auf die Kompensationsmechanismen zu überprüfen ist.

Literatur

1. HEENE, D. L.: Disseminated intravascular coagulation: Evaluation of therapeutic approaches. Semin. Thrombos. Hemostas. $\underline{4}$, 291 (1977)

2. HEENE, D. L., LASCH, H. G.: Klinische Aspekte der Mikrozirkulationsstörungen unter besonderer Berücksichtigung des Schocks. In: Handbuch der allgemeinen Pathologie, III/7 Mikrozirkulation, p. 889. Berlin, Heidelberg, New York: Springer 1977

3. KINGDON, H. S., LUNDBLAD, R. L., VELTKAMP, J. J., ARONSON, D. L.: Potentially thrombogenic materials in factor IX concentrates. Thrombos. Diathes. haemorrh. $\underline{33}$, 617 (1975)

4. OGSTON, D., BENNETT, B.: Biochemistry, physiology and pathology. London: John Wiley & Sons 1977

5. POLLER, L.: Recent advances in blood coagulation, vol. 2. London, New York: Churchill Livingstone 1977

6. SABA, Th.: Physiology and physiopathology of the reticuloendothelial system. Arch. intern. Med. $\underline{126}$, 1031 (1970)

Immunologische Grundlagen der Blutkomponententherapie
Von I. Stroehmann

Bei der Therapie mit Blutkomponenten sind immunologische Gesichtspunkte in zweierlei Richtungen zu berücksichtigen. Einmal bedeutet die Fremdzufuhr von Blutkomponenten auch innerhalb einer Spezies die Möglichkeit der Sensibilisierung gegen Fremdantigene, vor allem Eiweiße, zum anderen sind diese zugeführten Blutkomponenten in der Lage, selbst eine Modulation des Immunsystems zu induzieren, etwa durch zugeführte Antikörper. Wegen der verschiedenen funktionellen Mechanismen der einzelnen Teile des Immunsystems, die in einer solchen Therapie eine Bedeutung erlangen, soll zunächst dieses Immunsystem in Struktur und Funktion dargestellt werden.

Tabelle 1. Entwicklung und Differenzierung der immunkompetenten Zellen und ihrer Produkte

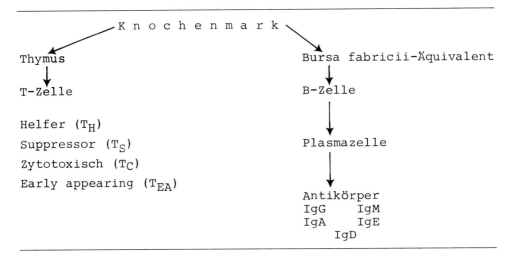

Die Lymphozyten des menschlichen Blutes, der Milz, des Knochenmarks und der Lymphknoten sind die Träger der Immunreaktion. Sie stammen aus dem Knochenmark. Durch Einfluß von Thymus und Bursa fabricii-Äquivalent des Menschen werden sie geprägt zu zwei unterschiedlichen Zelltypen, die wir als T-Zellen und B-Zellen bezeichnen (Tabelle 1). T-Zellen sind Träger der zellulären Immunreaktion, d. h. ihre Wirkung besteht in der Aktion dieser Zellen durch direkten Kontakt mit dem antigenen Substrat. B-Zellen sind Träger der humoralen Immunreaktion, ihr Immunmechanismus ergibt sich aufgrund der Aktivität der von ihnen produzierten löslichen Antikörper im Serum. Die T-Zellen machen während ihrer Reifung noch eine weitere Differenzierung durch,

es entstehen T-Helferzellen, T-Suppressorzellen, zytotoxische
T-Zellen und "early appearing" T-Zellen (Tabelle 1). Diese Differenzierung ist nicht willkürlich, sondern ist Ausdruck der
Funktion dieser unterschiedlichen T-Zellsubpopulationen. Die
Differenzierung der B-Zellen nach antigener Stimulation erfolgt
in Richtung einer Plasmazelle, die dann die fünf verschiedenen
Antikörperklassen sezerniert, von denen jedoch nur vier eine
meßbare immunologische Bedeutung haben (IgG, IgM, IgA und IgE),
während IgD möglicherweise nur als Rezeptor auf der B-Zelle fungiert. Die funktionellen Besonderheiten der T-Zellsubpopulationen und der B-Zelle sowie ihrer Kooperation soll im folgenden
geschildert werden. Wenn wir voraussetzen, daß ein antigenes
Substrat durch seine spezifische Oberflächenkonfiguration T-Zellen und B-Zellen über einen Rezeptormechanismus kontaktieren
muß, so ist zunächst Voraussetzung, daß jede spezifische antigene Oberflächenkonfiguration auch ihren eigenen Rezeptor finden muß (Abb. 1). Das setzt voraus, daß viele T-Zellen - diese
Zahl dürfte in die Millionen gehen - mit unterschiedlichen Rezeptoren jeweils für das spezifische antigene Substrat im Körper vorhanden sind. Diese These ist die Basis der sogenannten
klonalen Selektionstheorie von BURNET (1). Gelangt nun ein bestimmtes Antigen, welches für den Organismus fremd ist, in den
Körper, so wird es entsprechend seiner Konfiguration bestimmte
T-Helferzellen stimulieren. Es wird auch in Verbindung mit dem
B-Zellrezeptor kommen, ohne jedoch damit eine Reaktion auszulösen. Die weitere Reaktionsfolge ist die, daß entweder die jetzt
stimulierte T-Zelle sich in eine T-Effektorzelle umwandelt und
das antigene Substrat direkt vernichtet, z. B. in Form einer
zytotoxischen T-Zelle, oder aber diese T-Helferzelle gibt das
Signal für B-Zellen zur Antikörperproduktion (Abb. 1). Dieses
Signal besteht in Form eines spezifischen T-Zellfaktors, den
wir Helferfaktor nennen, daher besitzt die T-Helferzelle ihren
Namen. Dieser Helferfaktor ist in der Lage, sich in die B-Zellmembran zu integrieren und damit einen zweiten Rezeptor neben
dem eigenen B-Zellrezeptor für die B-Zelle zu liefern. Somit
tritt die B-Zelle mit dem Antigen jetzt über zwei Rezeptoren in
Kontakt (8). Diese beiden Signale bedeuten offensichtlich für
die B-Zelle die Induktion der Differenzierung zur Plasmazelle
und damit die Sezernierung der Antikörper. Da die B-Zelle allein nur in ganz beschränktem Umfang und nur eine bestimmte Klasse (IgM) von Immunglobulinen bilden kann - diese richten sich
im wesentlichen gegen Polysaccharide, z. B. in Form bakterieller Polysaccharide -, ist die T-Zelle also das übergeordnete
Organ, welches mit Hilfe des T-Helferfaktors auch die Antikörperproduktion kontrolliert. Der Antikörper selbst kann nur durch
Bindung an das antigene Substrat und dessen Eliminierung über
Immunkomplexe wirksam werden, aber auch durch Wirkung gegen Partikel in Form der Bindung an die Partikel wirksam sein. Diese
Bindung an die Partikel setzt eine Komplementaktivierung voraus, Komponenten des Komplementsystems binden sich an den Antikörper und rücken dadurch in so große Nähe des entsprechenden
Blutpartikels, daß sie in der Lage sind, diese zu zerstören.
Eine weitere Subpopulation von T-Zellen wird unter bestimmten
antigenen Konditionen stimuliert. Diese Subpopulation nennen
wir T-Suppressorzellen (4), die, wie der Name sagt, supprimierend auf das Immunsystem einwirken. Durch die Stimulation die-

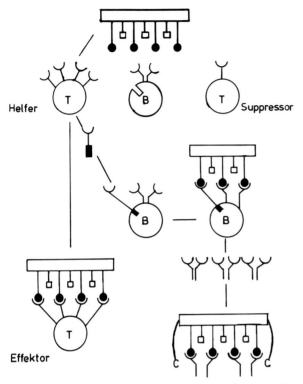

Abb. 1. Kooperation von T- und B-Zellen in der Immunreaktion

ser T-Suppressorzellen und Freisetzung von T-Suppressorfaktoren (11) oder durch direkte Einwirkung der Zellen selbst auf T-Helferzellen und B-Zellen kann eine Hemmung dieser Zellen eintreten (Abb. 2). Wir erklären mit diesem T-Helfer- und T-Suppressormechanismus z. B. die Autotoleranz. Früher war angenommen worden, daß die Autotoleranz durch Auslöschung der gegen körpereigenes Gewebe gerichteten immunkompetenten Zellen verursacht sei (7). Heute sind wir der Auffassung, daß durch die Voraussetzung der embryonalen Entwicklung körpereigene Antigene vor allem T-Suppressorzellen stimulieren. Diese hindern die T-Helferzellen an der Autoaggression. Ist z. B. ein Verlust an T-Suppressorzellen vorhanden, resultiert eine Autoaggression, etwa der Lupus erythematodes (6, 12). Insofern ist die Autotoleranz kein passives Phänomen, sondern ein aktiver Prozeß. "Early appearing" T-Zellen sind als die "Rekrutierungs"-Reserve von T-Helfer- und T-Suppressorzellen aufzufassen, damit bei sehr starker Aktivität genügend Zellen zur Immunantwort zur Verfügung stehen. Nun ist die Voraussetzung einer jeden Immunreaktion, daß sie den Erfordernissen der Natur angepaßt ist. Das bedeutet in unserem Falle, daß nach Eliminierung des antigenen Substrates, also eines Virus oder eines Bakteriums, das Immunsystem in seiner Reaktionsfähigkeit wieder supprimiert werden muß. Ein solcher "turn off"-Mechanismus ist für viele Antigene

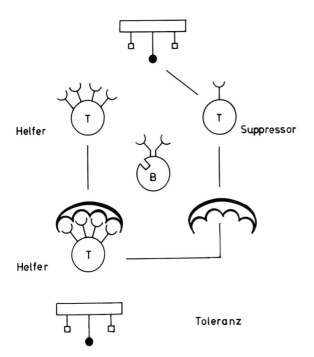

Abb. 2. Wirkung der T-Suppressorzellen

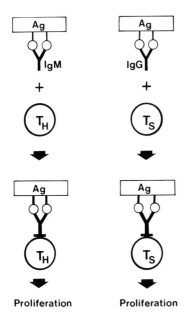

Abb. 3. Immunkomplex-Rückkopplung der T-Helfer- und T-Suppressor-Zell-Aktivität. Ag = Antigen, T_H = T-Helferzelle, T_S = T-Suppressorzelle

in Form einer Immunkomplexsteuerung nachgewiesen worden (MORETTA et al. 1977). Diese Immunkomplexsteuerung setzt voraus, daß

Tabelle 2. Ablauf der Immunkomplexsteuerung einer Immunreaktion nach frischer Sensibilisierung

---

Der Antikörper steuert die T-B-Kooperation

Phase I: Antigener Stimulus
           IgM-Produktion
           IgM-Ag-Komplexe
           Proliferationssignal für T_H

Phase II: IgM-Produktion verringert sich
           IgG-Produktion steigt an
           Ag-Konzentration größer als IgG-Konzentration

Phase III: Kaum IgM-Produktion
           Starke IgG-Produktion
           Ag-Konzentration kleiner als IgG-Konzentration
           IgG-Ag-Komplexe
           Proliferationssignal für T_S
           "turn off" der Immunreaktion

T-Zellen Immunkomplexe binden können. In der ersten Phase führt nach antigener Stimulation die IgM-Produktion zu einer Bindung von IgM an Antigen als Komplexe, die sich lediglich an T-Helferzellen binden und diese stimulieren (Abb. 3). Im weiteren Verlauf der Immunreaktion steigt langsam die IgG-Produktion an, das Antigen ist im Organismus immer noch in ausreichender Menge vorhanden. In der Phase III (Tabelle 2) sistiert zunehmend die IgM-Produktion, die IgG-Produktion wird immer stärker, sie übersteigt die Konzentration des zugeführten Antigens und führt zur Eliminierung des Antigens. Ist die IgG-Konzentration größer als die Antigenkonzentration, so kommt es zur Bildung von IgG-Antigen-Komplexen. Diese bedeuten ein Proliferationssignal für T-Suppressorzellen, da diese einen Rezeptor für IgG-Antigen-Komplexe besitzen (Abb. 3). Sie proliferieren jetzt und erzeugen durch ihre Aktivität eine Reduktion der Immunantwort bzw. ein "turn off"-Signal für das Immunsystem. Auf diese Weise ist das Immunsystem in die Lage versetzt, nach Eliminierung des entsprechenden Fremdmaterials, also des antigenen Substrates, seine eigene spezifische Aktivität gegen dieses Substrat einzustellen. Mit Hilfe dieser Modelle lassen sich im wesentlichen alle Immunreaktionen des Menschen erklären (10), sie bilden auch die Basis für Interventionsmöglichkeiten im Immunsystem, wie sie sich gelegentlich aus klinischen Indikationen ergeben können.

Wenden wir uns nun der möglichen Antigenität der zugeführten Blutkomponenten zu. Die Therapie mit Blutkomponenten ist in jeder Spezies mit dem Risiko der Isoimmunisierung verbunden. Werden Blutbestandteile über Speziesbarrieren hinweg verabreicht, kommt es mit großer Sicherheit zu einer Immunisierung. Je nach Merkmalen von Spender und Empfänger unterscheiden wir folgende Arten einer Immunisierung durch Blutbestandteile, Organe etc. (Tabelle 3):

Tabelle 3. Nomenklatur der antigenen Differenzen

Kombination:	Vorkommen:
Xenogen	Verschiedene Antigene verschiedener Spezies
Allogen	Verschiedene Antigene verschiedener Individuen einer Spezies
Isogen	Gleiche Antigene verschiedener Individuen einer Spezies
Autogen (Syngen)	Gleiche Antigene in gleichen Individuen einer Spezies

Xenogene antigene Differenzen sind durch vielfältige Strukturunterschiede auf den zur Diskussion stehenden Materialien exprimiert. Wenn wir eine nun schon klassische xenogene Blutkomponente, die Immunglobuline, betrachten, so ist eine Vielzahl von antigenen Differenzen der Immunglobuline von Pferd und Mensch etwa (z. B. bei der Diphtherie-Serum-Therapie) zu erwarten. Allogene Differenzen, also Differenzen innerhalb einer Spezies, können ebenfalls zu Sensibilisierungen bei einer Komponententherapie führen. So sind die einzelnen Immunglobulinklassen des Menschen verschieden in einzelnen Individuen ausgedrückt: Vereinzelte Aminosäuren sind auf genetischem Hintergrund ausgetauscht, wir nennen diese Marker Gm für die schwere Kette der Immunglobuline und Inv für die leichte Kette. So ist z. B. der Unterschied von Inv 2 und Inv 3 bedingt durch den Austausch von Leucin gegen Valin auf Position 193 der leichten Kette des menschlichen Immunglobulinmoleküls (Abb. 4). Solche individuellen Marker nennen wir allogene Marker. Viele Globuline, Albumin, Enzymsysteme, Gerinnungsfaktoren etc. haben solche allogenen Unterschiede, die aber nur selten zu einer Immunisierung führen, wahrscheinlich bedingt durch die Löslichkeit der Trägersubstanzen.

Anders sieht die Situation bei korpuskulären Blutbestandteilen aus. Jedem experimentell tätigen Immunologen ist bekannt, daß er mit korpuskulären Elementen eine deutlich bessere Immunantwort erzeugen kann, wobei im Wirtsorganismus Partikel zu einer Aktivierung der Makrophagen führen, die ihrerseits die Stärke der Immunantwort potenzieren. Nur so ist es verständlich, daß Differenzen von einer Aminosäure und nur eines Zuckers (man bedenke die Blutgruppenantigene) zu starken Immunantworten führen können. Diese antigene Verschiedenheit im Sinne eines allogenen Systems von korpuskulären Bestandteilen gibt es aber nicht nur für das ABO- und andere Blutgruppensysteme, sondern auch für Thrombozyten und Leukozyten. Auf beiden sind Antigensysteme exprimiert, die vom menschlichen Chromosom Nr. 6 codiert werden, die Human-Leukozyten-Antigene (HLA-Antigene). Dieses stark polymere System (Abb. 5) muß verstanden werden als das entscheidende individualspezifische Differenzierungssystem, welches nahezu

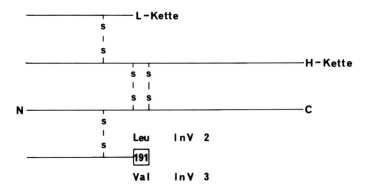

Abb. 4. Die Inv-Marker 2 und 3 des menschlichen Immunglobulinmoleküls. N = aminoterminales Ende, C = Carboxylende der Kette, S-S = Disulfidbrücke, Leu = Leucin, Val = Valin

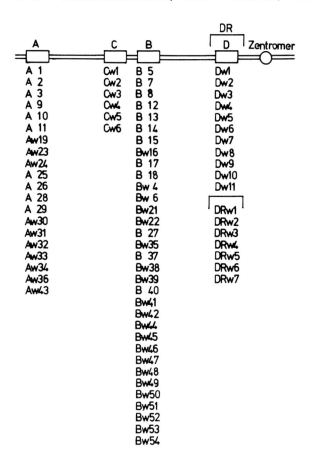

Abb. 5. Das HLA-System des Menschen

jeden Menschen vom Nachbarn, aber auch von Fremdinvasoren wie
Viren unterscheidet (13). Nun sind leider diese HLA-Substanzen
auf allen Körperzellen außer auf Erythrozyten vorhanden. Vor
dem Zeitalter der klinischen Organtransplantation besaßen diese HLA-Antigene wenig klinische Bedeutung. Sensibilisierung gegen diese Substanzen führte zwar zur Eliminierung von in der
Blutkonserve vorhandenen Thrombozyten und Leukozyten, aber der
behandelnde Arzt interessierte sich nur für die Substitution
der Erythrozyten, die toleriert wurden, wenn Blutgruppengleichheit bestand, da diese ja keine HLA-Antigene an ihrer Oberfläche tragen. Wenn aber nun ein HLA-sensibilisierter Organismus
ein Transplantat erhielt, etwa ein polytransfundierter Patient
aus dem chronischen Dialyseprogramm, war die akute Abstoßung
häufig Folge der Präimmunisierung. Aus diesen Gründen ist auch
die alleinige Applikation von Erythrozytenkonzentraten noch empfehlenswert, falls unbedingt erforderlich.

Blutpartikel tragen aber noch weitere Marker auf ihrer Oberfläche, die jeweils für eine bestimmte Zellart eine einheitliche
Form besitzen: die organspezifischen Antigensysteme von Erythrozyten, Thrombozyten und Leukozyten. Immunisierung gegen diese
Antigensysteme bedeutet Autoantikörperbildung, da ja alle Individuen einer Spezies dieses Merkmal tragen. Hier sind als Ursache auch nicht eine Blutkomponententherapie, sondern andere
Mechanismen zu diskutieren. Immerhin ist eine solche Immunisierung dann auch ein limitierender Faktor für eine Komponententherapie. Organspezifische Autoantikörper gegen Erythrozyten
produzieren das Krankheitsbild der Coombs-positiven hämolytischen Anämie, gegen Thrombozyten das Krankheitsbild der idiopathisch-thrombozytopenischen Purpura, und Antikörper gegen
weiße Zellen, etwa Lymphozyten, finden wir beim systemischen
Lupus erythematodes (Tabelle 4).

Tabelle 4. Organspezifische Antikörper gegen Blutpartikel, die
menschliche Erkrankungen induzieren können

Blutkomponente	Krankheit
Erythrozyten	Coombs-positive autoimmunhämolytische Anämie
Granulozyten	Immungranulozytopenie
Lymphozyten	Systemischer Lupus erythematodes
Thrombozyten	Idiopathisch-thrombozytopenische Purpura (ITP)

Sensibilisierung gegen die oben genannten verschiedenen Antigensysteme müssen bei der Therapie mit Blutkomponenten immer
beachtet werden, denn die erneute Zufuhr des gleichen antigenen Materials muß zu verstärkten Immunreaktionen führen. Leider
ist es nicht nur mit einer Eliminierung des zugeführten Fremdmaterials im Wirtsorganismus getan, da das Immunsystem funktio-

nelle Besonderheiten hat, die im Empfängerorganismus teils tödliche Komplikationen verursachen können. Vor allem die Freisetzung von vasoaktiv wirksamen Komplementkomponenten bewirkt den anaphylaktischen Schock, der der besonderen Aufmerksamkeit des behandelnden Intensivarztes bedarf. Es muß also bei der Therapie mit Blutkomponenten konsequenterweise viel mehr auf präformierte Antikörper geachtet und untersucht werden, als es vielerorts noch geschieht. Neben einer genauen prätherapeutischen immunologischen Testung sind optimale Löslichkeitsvoraussetzungen für Proteinlösungen in der Therapie eine Conditio sine qua non. So konnte am Beispiel der Therapie mit Immunglobulinen und gerinnungsaktiven Serumkomponenten gezeigt werden, daß durch optimale Vorbehandlung der Therapeutika die Rate an Nebenwirkungen immunologischer Art gegen Null reduziert werden konnte, wie es später noch demonstriert werden wird (2). Weitaus schwieriger sind die Voraussetzungen in der Therapie mit korpuskulären Blutbestandteilen. Während die Substitution von Erythrozyten durch die Bestimmung der Blutgruppensysteme und der darauf basierenden Auswahl der Spenderkonserven weitgehend gelöst ist, erscheint die Substitution mit Thrombozyten und Leukozyten zunehmend schwieriger zu werden. Zunächst ist der Polymorphismus des HLA-Systems weit ausgeprägter als etwa der des AB0-Systems, so daß ein kompatibler Spender nicht so ohne weiteres gefunden werden kann. Die Überlebenszeit dieser Zellen in einer bereits entnommenen Konserve ist zudem so gering, daß etwa die Lagerung im großen Stil, die eine kompatible Kombination für einen entsprechenden Empfänger wahrscheinlicher macht, kaum möglich ist. Man wird also, ähnlich wie für transplantierbare Organe, eine Art Datenbank (wie z. B. Eurotransplant) einrichten müssen. Diese sollte alle Spender registrieren, die rasch erreichbar sind, so daß im Notfall der geeignete Spender doch noch gefunden werden kann. Zum anderen ist die Überwindung der HLA-Inkompatibilität durch die Dauer der Bestimmung der einzelnen Antigene im Test erschwert. Die HLA-D-Antigene müssen nämlich teilweise noch in Fünftageskulturen bestimmt werden (9). Es ist daher für den behandelnden Arzt zwingende Notwendigkeit, für seinen Patienten, also den Empfänger von Thrombozyten und Leukozyten, rechtzeitig das technisch durchführbare antigene Spektrum des HLA-Systems im vorhinein zu bestimmen, um nicht in Zeitdruck zu geraten. Das ist für den Kreis der Patienten mit Blutkrankheiten und auch für die Patienten mit chronischer Niereninsuffizienz mit drohender Dialyse durchaus machbar. Diese beiden Patientengruppen sind sicherlich diejenigen, die unter der Therapie mit Bluttransfusionen die häufigsten Komplikationen entwickeln. Zudem ergibt sich aus dem oben Gesagten, daß eine stärkere restriktive Haltung in der Transfusionstherapie oberstes Ziel in der Verhinderung von Sensibilisierungen und den daraus resultierenden Komplikationen sein muß. Es ist aus den gleichen Gründen nicht mehr vertretbar, jede Verminderung der peripheren Blutzellen kritiklos mit der Zufuhr von Blutkonserven zu therapieren. Dialysestationen scheinen diese Maxime am raschesten verwirklicht zu haben.

Was bleibt dem behandelnden Arzt nun zu tun, wenn eine Sensibilisierung trotz aller Vorsichtsmaßnahmen erfolgt ist? Wir kommen jetzt wieder zu unserem anfangs vorgestellten Modell

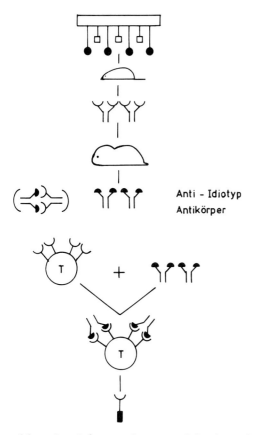

Abb. 6. Schema der Produktion des antiidiotypischen Antikörpers: Mittels Immunisierung einer Maus mit Antigen wird ein Antikörper erzeugt. Meerschweinchen werden mit diesem Antikörper immunisiert, es entsteht der antiidiotypische Antikörper. Dieser Antikörper, der an seinem Bindungsende genau der Konfiguration des Antigens selbst entspricht, bindet sich an die T-Zellklone, die für das ursprünglich benutzte Antigen zuständig sind. Diese T-Zellen können nun ihre Wirkung etwa über freigesetzte Faktoren entfalten

des Immunsystems zurück und fragen uns, welcher Zelltyp muß vordringlich beeinflußt werden, aber auch welche technologisch-therapeutischen Möglichkeiten besitzen wir überhaupt für eine solche Beeinflussung? Vom theoretischen Standpunkt stellt eine Aktivierung der T-Suppressor-Zell-Population in spezifischer Form sicherlich die eleganteste Manipulation des Immunsystems bei vorhandener Sensibilisierung dar (10). Eine eher futurologische Möglichkeit hierzu ist die Beeinflussung durch spezifische Anti-Idiotyp-Seren, wie sie von der Gruppe um EICHMANN (3) für ein Streptokokkenantigen im Tierversuch demonstriert worden ist. Anti-Idiotyp-Antiseren scheinen eine spezifische Bindung mit den Rezeptoren der mit dem gleichen Antigen sensibilisierten T-Zellklone einzugehen und je nach Immunglobulinkette

des verwandten Anti-Idiotyp-Antikörpers eine Proliferation der
T-Helfer- oder aber der T-Suppressorzellen zu induzieren, die
sich im Wirtsorganismus als verstärkte Immunreaktion oder verstärkte
Toleranz bemerkbar machen würde (Abb. 6). Das Problem
dieser Art der Therapie ist weitgehend ein technologisches, es
setzt zur Induktion des Anti-Idiotyp-Antikörpers die Verwendung
des reinen Antigens voraus, welches teilweise schwierig zu gewinnen
ist. Mit Hilfe von sogenannten Hybridoma-Zellkulturen
(5) ist die Produktion des Antikörpers gegen dieses Antigen,
also des Idiotypen und des antiidiotypischen Antikörpers, schon
eher gelöst. Diese Möglichkeiten sind jedoch für den Kliniker
vorerst nicht erhältlich, so daß er zum Repertoire seiner klassischen
Immuntherapie, also der Immunsuppression, zurückgreifen
muß. Gleichzeitige Gabe des Antigens und hohe Dosen immunosuppressiv
wirksamer Therapeutika in Form von Kortikosteroiden
und Zytostatika bringen den Organismus in vielen Fällen wenigstens
in den Zustand der "Nicht-Antwort", wobei die Frage bleibt,
inwieweit hier eine spezifische Toleranz erreicht wurde oder
doch nicht eher das Bild einer zudem polyklonalen Paralyse. Damit
ist auch schon die Hauptnebenwirkung einer solchen Therapie
genannt, die allgemeine Abwehrschwäche, die bis hin zu schwersten,
ja tödlichen Infekten führen kann. Ist in einem Immunprozeß
lediglich der im Wirtsorganismus produzierte Antikörper tragender
Teil der Immunreaktion, so kann mittels Plasmapherese
etwa mit modernen Diafiltrationstechniken dieser stark in seiner
Konzentration reduziert werden und durch Kombination mit
oben genannter Therapie der Immunosuppression eine de-novo-
Synthese weitgehend unterdrückt werden (Tabelle 5).

Tabelle 5. Therapeutische Ansatzpunkte bei vorhandener Sensibilisierung und zwingender Indikation zur Blutkomponententherapie

Therapeutikum	Wirkung
Kortikosteroide	Immunosuppressiv
Zytostatika	Immunosuppressiv
Plasmapherese (Diafiltration)	Reduktion der Antikörperkonzentration
Antigen (löslich) und Immunosuppression	Induktion einer spezifischen Toleranz?
Anti-Idiotyp-Antiseren (technisch noch nicht in der Medizin möglich)	Induktion von spezifischen T-Suppressorzellen = Toleranz

Wie man sieht, ist durch die Beschränkung der therapeutischen
Möglichkeiten einerseits und durch ihre teils erheblichen Nebenwirkungen
andererseits wichtigste Maxime in der Therapie mit
Blutkomponenten die Vermeidung einer Sensibilisierung des Wirtsorganismus
durch die zugeführten antigenaktiven Substanzen. Diese
wird durch möglichst genaue Vortestung der verschiedensten
alloantigen wirksamen Strukturen noch am ehesten vermieden wer-

den können. Das muß Grundsatz bleiben, bis bessere therapeutische Möglichkeiten der Beeinflussung einer solchen Präsensibilisierung kliniknahe angewandt werden können.

Literatur

1. BURNET, F. M.: The clonal selection theory of aquired immunity. Cambridge: Cambridge University Press 1959

2. DUSWALD, K. H., RING, J.: Therapie mit Immunglobulinen unter besonderer Berücksichtigung der Frage nach der Wirksamkeit von intravenös appliziertem Gammaglobulin bei bakteriellen Infektionen. In: Therapie mit Blutkomponenten. Klinische Anästhesiologie und Intensivtherapie (eds. F. W. AHNEFELD, H. BERGMANN, C. BURRI, W. DICK, M. HALMAGYI, G. HOSSLI, E. RÜGHEIMER), Bd. 21. Berlin, Heidelberg, New York: Springer 1980

3. EICHMANN, K., RAJEWSKY, K.: Induction of T and B cell immunity by antiidiotypic antibody. Europ. J. Immunol. 5, 661 (1975)

4. GERSHON, R. K.: A disquisition on suppressor T cells. Transplant. Rev. 26, 170 (1975)

5. HÄMMERLING, G. J., RETH, M., LEMKE, H., HEWITT, J., MELCHERS, I., RAJEWSKY, K.: Fusions of myelomas and T lymphomas with immunocytes. In: Protides of the biological fluids, XXV, p. 321, 1978

6. HOROWITZ, Sh., BORCHERDING, W., MOORTHY, A. V., CHESNEY, R., SCHULTE-WISSERMANN, H., HONG, R.: Induction of suppressor T cells in systemic lupus erythematosus by thymosin and cultured thymic epithelium. Science 197, 999 (1977)

7. JERNE, N. K.: Towards a network theory of the immune system. Ann. Immunol. (Inst. Pasteur) 125, 373 (1971)

8. MUNROE, A. J., TAUSSIG, M. J.: Two genes in the major histocompatibility complex control immune response. Nature 256, 103 (1975)

9. NIESE, D., GROSSE-WILDE, H., DUPONT, B., Du TOIT, E., JOHANNSEN, R., SUCIU-FOCA, N., STROEHMANN, I., RITTNER, Ch.: Evidence for subtypic determinants in the HLA-DW3 cluster. Hum. Genet. 43, 23 (1978)

10. STROEHMANN, I.: Grundlagen der Therapie von Immunopathien. Med. Welt 29, 1601 (1978)

11. TADA, T., TANIGUCHI, M., DAVID, C. S.: Suppressive and enhancing T-cell factors and I-region gene products: properties and the subregion assignement. In: Cold Spring Harbor Symposia on Quantitative Biology XLI, p. 119, 1977

12. WALDMANN, T. A., BRODER, S.: Suppressor cells in the regulation of the immune response. Prog. clin. Immunol. $\underline{3}$, 155 (1977)

13. ZINKERNAGEL, R. M.: Association of disease susceptibility to major histocompatibility antigens. Transplant. Proc. XI, 624 (1979)

Biochemische Grundlagen der Proteinsynthese

Von A. Grünert

Die Beschäftigung mit Proteinen bedeutet die Erforschung der eigentlichen materiellen Realisierung des Phänomens Leben. Führt man die Erscheinung des Lebens unter dem materiellen Aspekt auf das Kernproblem zurück, so zeigt sich, daß lebende Substanz immer gleichbedeutend ist mit Protein.

Die Kontinuität des Phänomens Leben basiert dabei auf einigen Grundreaktionen, die allen lebenden Systemen gemeinsam sind.

Der vorliegende Beitrag betrifft einige für das Phänomen Leben zentrale Probleme, welche wohl zu den faszinierendsten und beachtenswertesten Erscheinungen unserer Welt gehören, nämlich die Reproduktion einer Information, d. h. deren fehlerfreien Verdoppelung und Weitergabe in der Replikation, sowie die Übertragung dieser Information in eine reale materielle Struktur, also Transskription der Information und Translation in der Proteinsynthese. Die Proteinsynthese stellt die eigentliche Voraussetzung unseres Lebens dar.

Nachdem es in den 50er Jahren gelungen war, eindeutige Beweise für den Ort und die chemische Natur der genetischen Informationen zu erarbeiten, haben die Kenntnisse und detaillierten Vorstellungen über die an der Proteinsynthese beteiligten Faktoren und ihr Zusammenwirken lawinenartige Ausmaße angenommen (1 - 10).

Der vorliegende Beitrag unternimmt den Versuch, die heute gültigen Erkenntnisse und Vorstellungen über die Proteinsynthese darzustellen unter gleichzeitiger Beachtung einer erforderlichen Übersetzungsarbeit, die nicht zuletzt aufgrund der Verschiedenartigkeit der Terminologie verschiedener Fachspezies erforderlich ist.

Die eigentliche Aufgabe dieses Beitrages ist die Beschreibung und Diskussion der Mechanismen und Reaktionen der Proteinsynthese. Diese Prozesse werden unter dem Oberbegriff der Translation zusammengefaßt, also einer Übersetzung der Arbeitsvorschrift, die als Information in den Chromosomen niedergelegt ist. Die Translationsschritte stellen den eigentlichen Mechanismus der Proteinsynthese dar und können als Übersetzung der Information oder der Betriebsvorschrift für die Herstellung oder Fabrikation der Proteinmoleküle bezeichnet werden.

Nach einigen Angaben zu Fragen der Proteinsynthesegeschwindigkeit und -kapazität sowie energetischer Voraussetzungen werden wir einige Fakten über Veränderungen an Proteinen aufführen, die nach der Proteinsynthese, also posttranslational, eintreten. Diese Reaktionen sind deshalb bemerkenswert, weil sie etwas tiefere Einblicke und detailliertere Erkenntnisse über die Wirkung von Proteinen und deren Synthese vermitteln.

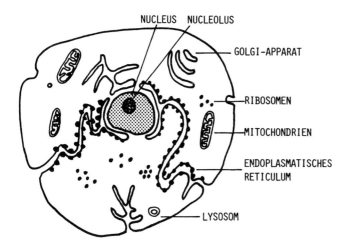

Abb. 1. Schematische Darstellung einer Eukaryontenzelle mit den intrazellulären Substrukturen

Der Schluß des Beitrages wird der Frage der Proteinsyntheseregulation gewidmet sein, wobei besonders der Mechanismus der Rückwirkung der Aminosäurenversorgung auf die Proteinsynthese, soweit er heute bekannt ist, näher erläutert werden soll.

Die vorzutragenden Vorstellungen über die Proteinsynthese beziehen sich nur auf die Vorgänge der Eukaryontenzelle, also der kernhaltigen Zelle, wobei die Prozesse der Proteinsynthese etwas anders ablaufen als in Prokaryonten, also Bakterienzellen. In Abb. 1 ist eine solche Eukaryontenzelle schematisiert dargestellt, um zu zeigen, von welchen Strukturen und welchen zellulären Lokalisationen zu reden sein wird. Hauptaugenmerk ist auf den Kern und den im Kern befindlichen Nucleolus als Informationsspeicher zu richten sowie auf die frei im Zytoplasma sich befindenden Ribosomen, kleine, etwa 22 µm messende Partikel, die die eigentliche Proteinfabrik darstellen. Außerdem interessieren die an membranösen Systemen angelagerten Partikel, die auch als Ribosomen erkannt wurden und die ebenso für die Proteinsynthese eine strukturelle Voraussetzung sind. Die beiden verschiedenen Ribosomenarten haben verschiedene Funktionen. Die im Zytoplasma frei befindlichen Ribosomen produzieren Proteine für die sogenannte zytoplasmatische Proteinsynthese, d. h. die im wesentlichen für den intrazellulären Betrieb erforderlich sind. Die an das endoplasmatische Retikulum, also das innerzelluläre membranöse Schlauchsystem gebundenen Ribosomen synthetisieren Proteine, die sezerniert werden, im wesentlichen also eine extrazelluläre Funktion haben.

Hauptvertreter dieser zweiten Art Proteine ist das Albumin, ein klassischer Vertreter der von der Zelle abgegebenen Proteine neben vielen anderen, vor allem aus dem Hormonproteinbereich.

Die an diesen Ribosomen ablaufenden Proteinsynthesereaktionen haben als Voraussetzung die Mobilisierung einer Arbeitsvorschrift,

Tabelle 1. Informationsfluß in der Proteinsynthese

I.	Replikation	Informationskopie	Vererbung
II.	Transskription	Informationsabruf	mRNS
III.	Translation	Übersetzung der Information Anwendung der Betriebsanleitung	

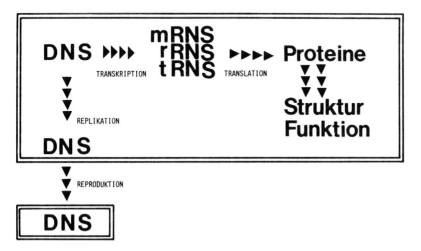

Abb. 2. Informationsfluß in der Zelle

die den Aufbau des spezifischen Proteins nicht nur in seinen Einzelheiten vorschreibt, sondern auch die Gewähr dafür liefert, daß das richtige Enzym mit der richtigen Menge zum richtigen Zeitpunkt fertiggestellt wird. Einen Überblick über den Informationsfluß (Tabelle 1) vor der materiellen Realisierung gibt die Abb. 2, welche die Mobilisierung der in den Chromosomen gespeicherten Informationen beschreibt. Der Begriff der Transskription bedeutet die Übertragung, Abschrift oder Kopierung der in der Desoxyribonukleinsäure abgespeicherten Information. Diese Informationen sind in den Chromosomen zusammengefaßt, die im wesentlichen aus den DNS-Molekülen aufgebaut sind und sich in Verbindung mit Histonen und sauren Proteinen als sogenanntes Hetero- oder Euchromatin im Kern befinden. Man weiß heute, daß die DNS-begleitenden Proteine ganz entscheidend für die Regulation der Transskription, also des Abschreibens der Information, sind (4).

Die Transskription der Information beruht wie die Replikation, also die Verdoppelung der in den Chromosomen deponierten Information, auf einer komplementären Basenpaarung. In Abb. 3 ist ein solcher Vorgang schematisiert dargestellt. Die eigentliche Information ist darin zu suchen, daß jeweils eine Folge dreier chemisch definierter Substanzen der sogenannten Basen, von de-

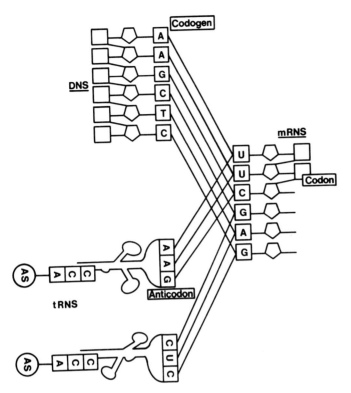

Abb. 3. Informationsübertragung durch komplementäre Basenpaarung

nen vier verschiedene Basen vorkommen, als Dreierkombination jeweils das Codewort für eine spezifische Aminosäure darstellen.

In Tabelle 2 ist das Lexikon dieser Codewörter zusammengefaßt, was nur einen Eindruck davon geben soll, mit welch geringen Mitteln welche ungeheure Vielfalt an Informationen verschlüsselbar ist. Die Kombination von Adenin und Thymin sowie Guanin und Zytosin stellt die eigentliche Voraussetzung für die Verdoppelung von Informationen dar. Für diesen Vorgang der Transskription wird ein beachtenswertes Enzymsystem wirksam, die Polymerasen, die eine so hohe Spezifität aufweisen, daß Irrtümer im Kopierprozeß eigentlich nie auftreten. Dabei besteht noch eine Korrekturmöglichkeit über sogenannte Exonukleasen, die für den Fall, daß doch ein Triplett, also die Aneinanderreihung von drei Basen als Informationseinheit, falsch abgeschrieben wird, diesen Fehler gewissermaßen wieder herausschneiden.

Die Vorgänge bei der Transskription sind im einzelnen sehr genau untersucht. Wie die Abb. 4. zeigt, werden die drei verschiedenen Kopien der DNS in Form der mRNS, tRNS und rRNS von drei differenten Enzymen, den Polymerasen I, II, III, synthetisiert, die nach mehreren Zwischenreaktionen für den Proteinsyntheseapparat zur Verfügung stehen.

Tabelle 2. Genetisches Codelexikon

	U	C	A	G
U	UUU PHE UUC PHE UUA LEU UUG LEU	UCU SER UCC SER UCA SER UCG SER	UAU TYR UAC TYR UAA – UAG –	UGU CYS UGC CYS UGA – UGC TRP
C	CUU LEU CUC LEU CUA LEU CUG LEU	CCU PRO CCC PRO CCA PRO CCG PRO	CAU HIS CAC HIS CAA GLN CAG GLN	CGU ARG CGC ARG CGA ARG CGG ARG
A	AUU ILE AUC ILE AUA ILE AUG MET	ACU THR ACC THR ACA THR ACG THR	AAU ASN AAC ASN AAA LYS AAG LYS	AGU SER AGC SER AGA ARG AGG ARG
G	GUU VAL GUC VAL GUA VAL GUG VAL	GCU ALA GCC ALA GCG ALA GCA ALA	GAU ASP GAC ASP GAA GLU GAG GLU	GGU GLY GGC GLY GGA GLY GGG GLY

Zur Beurteilung der Regulationsebene für die Proteinsynthese sind diese Teilreaktionen deshalb aufschlußreich, weil sie über verschiedene Wirkstoffe, z. B. Actinomycin D oder Chloramphenicol, selektiv beeinflußbar sind. So ist es z. B. möglich zu demonstrieren, daß der synthesestimulierende Effekt der Aminosäuren auch bei einer Blockade der Transskription anhält, was für die Annahme spricht, daß der eigentliche Angriffspunkt nicht bei der Transskription, sondern in der Beladung der tRNS zu suchen ist.

Die eigentliche Proteinsynthese findet an den Ribosomen in der Translation statt. Translation beinhaltet dabei alle Synthesevorgänge bei der Realisierung der Information an den Ribosomen in der Proteinsynthese. Ribosomen sind komplexe Gebilde, die aufgrund ihres Molekulargewichts in der Ultrazentrifuge differenziert werden können und auch mit Hilfe ihrer Kenndaten aus der Ultrazentrifugation gekennzeichnet werden. Die eigentlichen Ribosomen haben eine Sedimentationskonstante von 80 S und dissoziieren unter Mitwirkung eines Dissoziationsfaktors in zwei Untereinheiten, die die ersten Komponenten für die Proteinsynthese darstellen (Abb. 5).

Der schwierigste Punkt in der Proteinsynthese, auch der empfindlichste und störanfälligste, ist zweifelsfrei die Bildung des Startkomplexes in der sogenannten Initiation, also des Beginns der Proteinsynthese. Man erkennt eine bestaunenswerte Super-

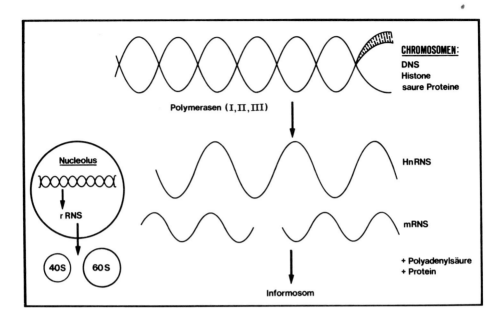

Abb. 4. Transskriptionsvorgänge bei der intranukleären Mobilisierung der Information

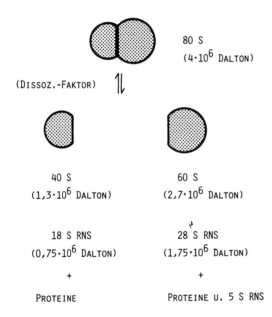

Abb. 5. Ribosomenbeschreibung und Ribosomendissoziation

leistung, wenn man sich vergegenwärtigt, welch verschiedene Komponenten zu einer Zeit am selben Platz in der richtigen Rei-

Tabelle 3. Die Translationsschritte in der Proteinsynthese

I. Aktivierung der Aminosäuren
II. Initiation: Startkomplex der Proteinsynthese
III. Elongation: Peptidkettenverlängerung
IV. Termination: Beendigung des Proteinmoleküls

---

henfolge zusammentreffen müssen. Im folgenden möchte ich quasi linear hintereinander die einzelnen Schritte dieser Reaktionen darstellen, wobei man davon ausgehen kann, daß der gesamte Translationsvorgang als Zyklus abläuft, in dem vier Reaktionen sich immer wiederkehrend wiederholen.

Die Translation selbst läuft in vier Stufen ab. Sie umfaßt nach einer Aktivierung der als Baustoff dienenden, im Zytoplasma vorhandenen Aminosäuren die Ausbildung des eben erwähnten Startkomplexes, die eigentliche Peptidbindung in der Proteinkette, die sogenannte Elongation oder Kettenverlängerung, und schließlich die Beendigung der Peptidsynthese in der Termination mit Ablösung des fertigen Polypeptidmoleküls (Tabelle 3). Der Startkomplex läuft in sehr komplizierten Stufen ab, wobei zunächst die 40 S Untereinheit der Ribosomen sich mit Proteinfaktoren, den sogenannten Initiatorfaktoren, und der mRNS verbindet und dann gleichzeitig mit einer Startaminosäure einen Ausgangskomplex bildet, der nach der Vereinigung mit dem größeren Bruchstück der Ribosomen, dem 60 S Unterteil, schließlich den fertigen, funktionsfähigen Polypeptidsyntheseapparat bildet.

Man unterscheidet im fertigen Ribosomen-mRNS-Komplex drei Bindungsstellen, wie in Abb. 6 dargestellt. Die eine Stelle ist der Bindung der Startaminosäure vorbehalten, die zweite Stelle wird mit Aminoacyl für die Bindung der jeweils hinzutretenden Aminosäuren besetzt und die dritte Stelle, Peptidylstelle genannt, wird nach Knüpfung einer neuen Peptidbindung in der sogenannten Translokation durch das Peptid eingenommen.

Die vier Stufen der Peptidsynthese, deren Einzelreaktionen in Abb. 7 skizziert sind, werden als sogenannter Ribosomenzyklus zusammengefaßt. In Abb. 8 sind auch die komplizierten Wechselwirkungen zwischen den einzelnen Proteinfaktoren im Startkomplex und den erforderlichen Elongationsfaktoren und der Bereitstellung von Energie in Form von GTP aufgezeigt. Es muß hervorgehoben werden, daß die gesamten Reaktionen selbstverständlich ein präzise eingestelltes Reaktionsmedium voraussetzen, wobei einen wesentlichen Faktor die Bereitstellung von Magnesiumionen darstellt, welche nicht nur für die Komplexbildung der Energieträger, also des GTP und ATP, sondern auch für die intakte Struktur der Ribosomen selbst erforderlich sind. In Abwesenheit von Magnesium zerfallen die Ribosomen in einzelne Bruchstücke, die für sich eine Proteinsynthese nicht durchführen können. Auch für den Schritt der Termination, also der Beendigung der Peptidkettenbildung, sind spezifische Proteinfaktoren, die sogenannten Protein-Release-Faktoren erforderlich.

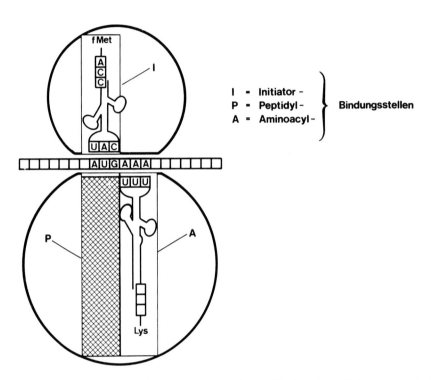

Abb. 6. Initiatorkomplex mit den diskreten Bindungsstellen

Kurze Bemerkungen sollen zu den Ribosomen selbst noch gemacht werden: Läuft die Proteinsynthese ungestört ab, kann die Kapazität der Syntheseleistung dadurch extrem gesteigert werden, daß der Messenger-RNS-Faden jeweils gleichzeitig von mehreren hintereinander gereihten Ribosomen abgelesen wird (Abb. 9). Die Peptidketten des Hämoglobins zum Beispiel, die aus etwa 150 Aminosäuren aufgebaut sind, werden von einer mRNS kodiert, die aus rund 3 x 150 = 450 Mononukleotideinheiten besteht, was einer Kettenlänge von etwa 150 nm entspricht. Da jedes 80 S Ribosom der Retikulozyten einen Durchmesser von etwa 22 nm hat, steht entlang der Nukleinsäure für mehrere Ribosomen reichlich Platz zum gleichzeitigen Ablesen der Messenger-RNS zur Verfügung. Untersucht man solche aus Retikulozyten isolierte Polyribosomen, sieht man, daß jeweils fünf oder sechs Ribosomen pro mRNS-Strang vorhanden sind. Bei einer maximalen Anzahl von sechs würde der durchschnitt-

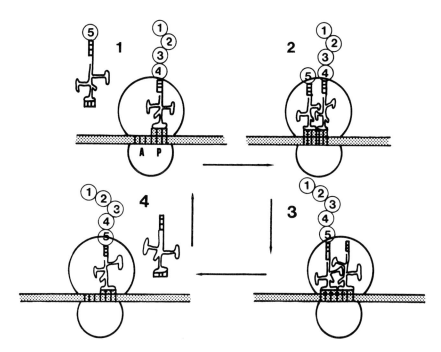

Abb. 7. Schematische Skizzierung der vier Reaktionsschritte eines Ribosomenzyklus

liche Abstand zwischen den entlang der mRNS aufgereihten Ribosomen etwa 3 nm betragen, was bedeutet, daß diese Ribosomen nicht besonders viel Freiraum benötigen. Zu den größten Polyribosomenkomplexen gehören die Komplexe der Biosynthese der Hauptketten des Myosins mit etwa 1.800 Aminosäurenresten, die etwa 60 - 100 Ribosomen pro Ribonukleinsäurestrang enthalten. Diese Strukturen können elektronenmikroskopisch dargestellt werden.

Die wichtigste Voraussetzung der Proteinsynthese ist die Aktivierungsreaktion der Aminosäuren, die in Abb. 10 und Tabelle 4 dargestellt ist. Man sieht, daß die Komplexbildung zwischen Aminosäure und der für sie spezifischen tRNS eine bemerkenswerte Eigenschaft hat. Man muß feststellen, daß die Individualität der Aminosäuren nach der Bindung an die jeweilige tRNS keine Rolle mehr spielt und auch von dem synthetisierenden Apparat nicht mehr als solche erkannt wird. Die Spezifität der jeweiligen Aminosäuren wird dann nur noch durch das sogenannte Antikodon, eine für die jeweilige Aminosäure spezifische Basen-Dreier-Sequenz, bestimmt, die ihrerseits komplementär nur an die jeweils für sie gültige Stelle in der mRNS angelagert werden kann.

Einige Bemerkungen sollen zur Kapazität und Aktivität der Proteinsynthese gemacht werden, da sich auch hier ganz überraschende und beeindruckende Verhältnisse aufzeigen lassen. So benötigt ein Kaninchenretikulozyt für die Synthese einer a-Hämoglobin-

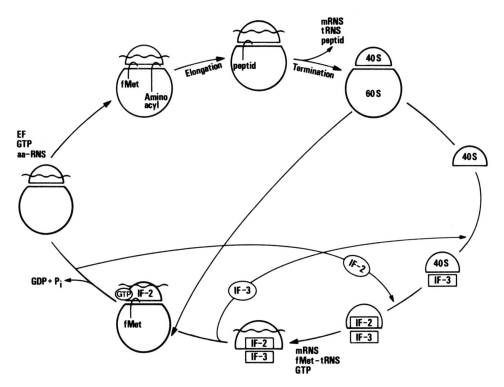

Abb. 8. Proteinfaktoren und Wechselbeziehungen im Ribosomenzyklus

kette für die Verknüpfung der etwa 150 verschiedenen Aminosäuren bei 37°C nur 3 min. Die Proteinsynthese in Bakterien verläuft noch um ein Vielfaches schneller; für die Synthese von Ketten ähnlicher Länge werden nur 15 - 20 s benötigt.

Auch für die Albuminsynthese sind solche Synthesezeiten experimentell erforscht worden, und man muß schon mit Erstaunen feststellen, daß für die Produktion der doch ziemlich langen Kette mit 582 Aminosäuren im Albumin nur Minuten benötigt werden. Die Sekretionszeit wird mit 15 - 20 min angegeben. Auf dieser Basis sind auch Kapazitätsberechnungen für die Leber vorgenommen worden, wobei man mit einiger Sicherheit davon ausgehen kann, daß die sich daraus errechnende maximale Leistung von etwa 43 g Albumin pro Tag überschätzt ist, da sicher nicht alle Leberzellen gleichzeitig volle Proteinsyntheseaktivitäten hinsichtlich Albumin entfalten. Normalerweise liegt die Synthesetagesleistung bei 12 g.

Unter dem Gesichtspunkt der posttranslationalen Veränderungen seien einige Reaktionen erwähnt, die für die Fertigstellung der aktiven Proteinmoleküle notwendig sind und auch Einblicke in die Wirkungsweise und den turnover dieser Proteine erlauben (Tabelle 5).

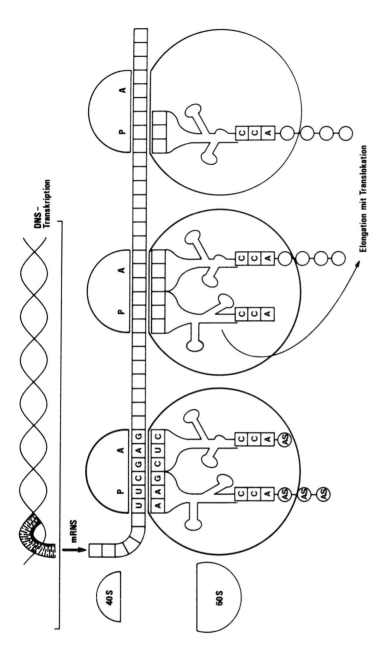

Abb. 9. Komponenten der Proteinsynthese und die Ausbildung der Polyribosomen

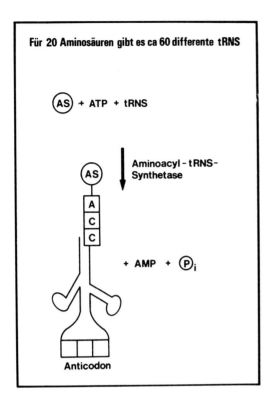

Abb. 10. Die Aktivierung der Aminosäuren und Ausbildung der Aminoacyl-tRNS

Tabelle 4. Aktivierungsreaktion der Aminosäuren an der Aminoacyl-tRNS-Synthetase

---

Aminosäure + tRNS + ATP

$\Updownarrow$ Magnesiumionen
Aminoacyl-tRNS-Synthetase

Aminoacyl-tRNS + AMP + 2 P_I

$\Delta G^{o'}$ = - 29 kJ = - 7,0 kcal

Die Hydroxylierung von Prolin im Kollagen ist eine solche posttranslationale Veränderung wie auch die Methylierung in den Actin- und Myosin-Molekülen, wo das Histidin nach der Fertigstellung der Proteinkette methyliert wird. Diese Aminosäure kann dann im Rahmen des intrazellulären turnover nicht mehr reutilisiert werden und wird quantitativ ausgeschieden. Die im Urin erscheinende Menge kann daher als Maß des Muskelproteinumsatzes dienen.

Tabelle 5. Posttranslationale Proteinveränderungen

Hydroxylierungen von Prolin beim Kollagen
Methylierung von Histidin im Actomyosin
Komplexierung mit Kohlenhydraten (Glykoproteine)
Vitamin K und Prothrombin:
Inaktives Prothrombin bindet kein Kalzium

Wichtige Prozesse sind die nach der Fertigstellung der Proteinketten eintretenden Abspaltungen von Peptiden, die bei vielen Proteinen aus einer inaktiven Form erst aktives Protein machen. Auch beim Albumin wird nach Beendigung der Peptidsynthese die Abspaltung verschieden langer Peptide diskutiert. Diese Abspaltung erfolgt erst bei der Sekretion aus dem endoplasmatischen Retikulum in den perizellulären Raum.

Neben Anlagerungen, wie die Glykoproteinbildung und Komplexierung der Proteine, bilden zusätzliche Aktivierungsreaktionen eine wichtige Variante. So wurde der Prozeß der Aktivierung von Prothrombin durch Vitamin K eingehend untersucht. Vitamin K führt nicht zu einer Synthesesteigerung des Prothrombins, sondern bewirkt eine nach Beendigung der Proteinsynthese eintretende Veränderung, die aus dem inaktiven ein aktives Prothrombin macht; der eigentliche Grund ist die Bindungsfähigkeit des aktiven Prothrombins für Kalzium, welche erst unter der Mitwirkung von Vitamin K über eine Carboxylierung zustande kommt. Bei Vitamin K-Mangel ist die Prothrombinsynthese nicht eingeschränkt, nur die Menge des gerinnungsaktiven Prothrombins ist durch die ausbleibende Kalziumbindungsfähigkeit eingeschränkt.

Energetische Betrachtungen zur Proteinsynthese: Der Energiebedarf der Proteinsynthese ist relativ hoch, wobei die Energieverhältnisse so gelagert sind, daß die Proteinkettenbildung letzten Endes einen irreversiblen Prozeß darstellt. Der Energiebedarf ist pro Aminosäure mit drei energiereichen Bindungen abgedeckt. Für die Proteinsynthese ist allerdings weitere Energie erforderlich; der größte und beachtenswerteste Anteil fließt in den Prozeß der Translokation der neu gebildeten Peptidkette innerhalb des Ribosomenkomplexes ein. So gesehen stellen die Ribosomen übrigens ebensolche mechanisch-chemische Systeme dar, wie etwa das Actomyosin oder die Mikrotubuli der eukaryonten Geißeln.

Am Schluß des Beitrages sollen noch einige Bemerkungen zur Regulation der Proteinsynthese gemacht werden: Diese Prozesse sind eingehend untersucht worden. Alle Ergebnisse verstärken die Erkenntnis, daß nicht so sehr die Prozesse der Transskription betroffen sind, sondern die Regulationsebene in den Prozessen der Translation zu finden ist, also in der Übertragung der in den Tripletts der mRNS verschlüsselten Information in die spezifische Aminosäurensequenz der Proteine. Der wesentlichste Einfluß, den Aminosäuren auf die Proteinsynthese haben, scheint

Tabelle 6. Phasen der Eukaryonten-Translation: Initiation, Elongation und Termination

---

Drei Phasen

1. Initation:

Ribosomale Untereinheiten, mRNS-Initiationsfaktoren
Initiator (fMet-tRNS)
(drei Proteininitiationsfaktoren)

2. Elongation:

a) Peptidkettenverlängerung
   ca. 60 Aminoacyl-tRNS, beladen mit den 20 Aminosäuren, machen Komplexbildung mit Elongationsfaktor EF-1 und GTP
b) Translokation nach Bindung von Aminoacyl-tRNS und Elongationsfaktor EF-2 unter Verbrauch von GTP

3. Termination:

Mit zwei zusätzlichen Proteinfaktoren.
Sie führt zu run off-Ribosomen, die in zwei Untereinheiten dissoziieren,
dazu ist ein Dissoziationsfaktor (Protein) erforderlich.

Verhältnis von Ribosomen und run off-Untereinheiten abhängig vom Gleichgewicht zwischen Initiation, Kettenverlängerung und Dissoziationsfaktor.

---

darin zu liegen, daß das Ausmaß der Beladung der tRNS mit Aminosäuren ganz wesentlich die Aktivität der Proteinsynthese bestimmt. So weiß man seit einiger Zeit, daß die freie tRNS, die bei mangelnder Aminosäurenbereitstellung in ihrer Konzentration ansteigt, einen starken Inhibitor des Startkomplexes der Proteinsynthese darstellt. Viele Ergebnisse belegen die positive Auswirkung der Aminosäuren auf die Proteinsynthese. So führt die Verfütterung proteinhaltiger Nahrungsmittel oder von Aminosäuren bei Hungertieren zu einer starken Zunahme der Polyribosomen in der Zelle; andererseits führt ein Mangel an Aminosäuren zu einer drastischen Verminderung der Ribosomen, was von einer drastischen Einschränkung der Proteinsynthese begleitet wird. Der eigentliche Regulationsmechanismus scheint darin zu liegen, daß die Menge an beladener tRNS entscheidend dafür ist, in welchem Ausmaß die für die Proteinsynthese nötigen Voraussetzungen erfüllt werden können. Besondere Einflüsse bestehen auf hormonaler Ebene, wobei vor allem dem intakten aktiven Insulin gegenüber der Synthesesteigerung durch Aminosäuren ein additiver Effekt zukommt.

Abschließend möchten wir noch einmal die bei der Proteinsynthese auf zellulärer Ebene ablaufenden Prozesse zusammenfassen (Tabelle 6):

Nach der grundsätzlich fehlerfrei notwendigen Transskription der Information im Kern kommt es über die Ausbildung eines proteinsynthetisierenden Komplexes, einer Fabrik gewissermaßen, zu einer Umschreibung dieser Information in die richtige Aminosäurensequenz, so daß in den Ribosomen das der Vorschrift entsprechende Protein synthetisiert werden kann. Da die Aminosäuren Substrate dieser Reaktionsfolge sind, ist nicht verwunderlich, daß das Ausmaß der Verfügbarkeit von Aminosäuren ganz entscheidend für das Ausmaß der Proteinsynthese ist. Die Regulation der Proteinsynthese erfolgt dabei auf diesem Translationsniveau. Sie unterliegt aber ganz gewiß sehr viel komplizierteren Einflußgrößen und Wechselbeziehungen, die für die zytoplasmatische und retikulumgebundene Proteinsynthese unterschiedlich sind und im Detail noch nicht umfassend bekannt sind.

Literatur

1. CRICK, F. H. C.: The origin of the genetic code. J. Mol. Biol. 38, 367 (1968)

2. GODDARD, J. P.: The structures and functions of transfer RNA. Prog. Biophys. Mol. Biol. 32, 233 (1977)

3. KORNBERG, A.: Enzymatic synthesis of DNA. New York: Wiley & Sons 1961

4. MUNRO, H. N.: Eukaryote protein synthesis and its control. In: Protein metabolism and nutrition (eds. D. J. A. COLE, K. N. BOORMAN, P. J. BUTTERY, D. LEWIS, R. J. NEALE, H. SWAN). London: Butterworths 1976

5. OCHOA, S.: Initiation of protein synthesis. Naturwiss. 63, 347 (1976)

6. RICHTER, D., ISONO, K.: The mechanism of protein synthesis-initiation, elongation and termination in translation of genetic messages. Curr. Top. Microbiol. Immunol. 76, 83 (1977)

7. SPIEGELMAN, S., PACE, N. R., MILLS, D. R., LEVISOHN, R., EIKHOM, T. S., TAYLOR, M. M., PETERSON, R. L., BISHOP, D. H. L.: The mechanism of RNA replication. Cold Spring Harbor Symposia. Quant. Biol. 34, 101 (1968)

8. WATSON, J. D.: Molecular biology of the gene. New York: Benjamin 1965

9. WATSON, J. D.: Die Doppel-Helix. Hamburg: Rowohlt 1969

10. ZAMECNIK, P. C.: Protein synthesis. Harvey Lectures 54, 256 (1960)

Synthese, Verteilung und Bedeutung von Serumalbumin[*]
Von K. Weigand

Mit einer Serumkonzentration von 4,2 ± 0,35 g/100 ml ist Albumin das quantitativ wichtigste Serumprotein. Es hat ein Molekulargewicht von 66.268 und besteht aus einer linearen Kette von 584 Aminosäuren, deren Sequenz vollständig aufgeklärt ist (1). Durch Disulfidbrücken ist die Kette gefaltet in neun Doppelschleifen, die jeweils durch Einzelstränge miteinander verbunden sind (Abb. 1). Im Gegensatz zu den übrigen Serumproteinen hat Albumin keinen Kohlenhydratanteil, es kann jedoch nichtenzymatisch glykosiliert werden. Es wurde berichtet, daß 6 - 15 % des Serumalbumins in glykosilierter Form vorliegen (4). Bei physiologischem pH hat Albumin eine ellipsoide Form mit Durchmessern von 140 x 40 Å (Ausführliche Literatur siehe frühere Übersichtsarbeiten: 11, 13, 17).

Physiologische und klinische Bedeutung des Albumins

Für Albumin konnte keine enzymatische Funktion nachgewiesen werden, es dient als Transportvehikel für viele physiologische und pharmakologische Substanzen. Durch Bindungsstudien mit Albuminbruchstücken konnten viele Bindungsstellen näher charakterisiert werden. Cu (II) und Ni (II) werden am N-terminalen Ende in einem Chelatkomplex gebunden, wobei dem Histidin an Position 3 eine Schlüsselstellung zukommt. Cystin und Glutathion werden an Schleife 1 kovalent an die Thiolgruppe des Cystins 34 gebunden. Freies Tryptophan wird an Schleife 3, wahrscheinlich an Histidin 146, und Acetylsalicylsäure an Lysin 189 - wo auch die Glykosilierung erfolgt - gebunden. Die Hauptbindungsstelle für unkonjugiertes Bilirubin und für Pyridoxalphosphat ist an Schleife 4. Für Bilirubin gibt es noch zwei weitere Bindungsstellen mit niedrigerer Affinität. Die Hauptbindungsstelle für langkettige Fettsäuren ist an Schleife 7, zwei weitere Bindungsstellen finden sich an den Schleifen 4 - 6. Auch Kortison und Thyreoideahormon werden an Albumin gebunden (3, 5, 11).

Verschiedene Substanzen können ihre Bindung an Albumin gegenseitig beeinflussen, einmal durch kompetitive Verdrängung, zum anderen durch Änderungen in der Tertiärstruktur des Albuminmoleküls. Über die Bedeutung der unterschiedlichen Bindung verschiedener physiologischer Substanzen an Albumin und deren gegenseitige Beeinflussung für den Stoffwechsel wissen wir noch wenig. Besser untersucht ist die gegenseitige Verdrängung von Medikamenten aus der Albuminbindung. Zweifelsohne hat die Bindungsaffinität Einfluß auf die Freisetzung von physiologischen

---

[*] Herrn Prof. Dr. H. A. Kühn zum 65. Geburtstag gewidmet.

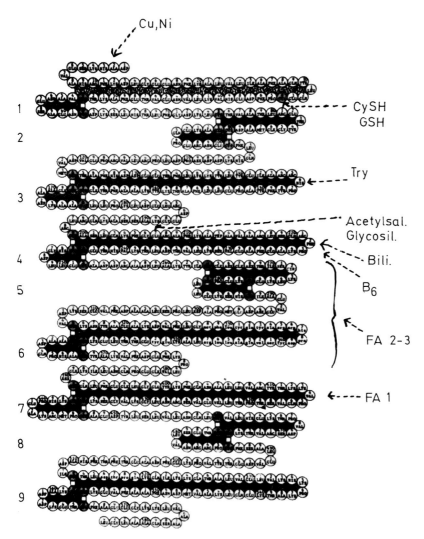

Abb. 1. Struktur von menschlichem Serumalbumin, wie vorgeschlagen von BEHRENS et al. (1), mit bereits bekannten Bindungsstellen

Substanzen und von Arzneimitteln an dem Ort der pharmakologischen Wirkung bzw. am Ort des Katabolismus. Pyridoxalphosphat hat keinen Einfluß auf die Bindung von Bilirubin. Fettsäuren verdrängen Bilirubin nur, wenn sie in hoher Konzentration vorliegen. Manche Medikamente, z. B. Benzodiazepin (Diazepam), werden auch unabhängig von Bilirubin an Albumin gebunden. Andere Medikamente, wie Salizylat und einige Antibiotika, verdrängen Bilirubin aus der Albuminbindung. Ein bekanntes Beispiel der Verdrängung eines Medikamentes aus der Albuminbindung durch ein anderes ist die Verdrängung von Kumarinen durch Clofibrat oder Phenylbutazon. Substanzen können ihre Bindung gegenseitig nicht nur negativ, sondern auch positiv beeinflussen.

So erhöhen Fettsäuren die Bindung von Dinitrobenzol an Albumin
um 80 % (14). Für die pharmakologische Wirkung von Medikamenten ist die nicht an Albumin gebundene Fraktion verantwortlich.
Diese hängt nicht nur von der applizierten Dosis und der Affinität an Albumin, sondern auch von der Albuminkonzentration ab.
Dies wird bei Blutverlust und bei Albuminsubstitution noch nicht
genügend berücksichtigt. Auch toxische Stoffwechselabbauproduk-
te werden an Albumin gebunden und abtransportiert.

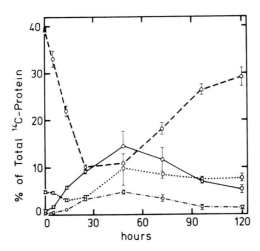

Abb. 2. Einbau von ^{14}C-Leu-
cin in Serumalbumin (0----0),
alpha-1-Antitrypsin (0——0),
Transferrin (0-.-.0) und alpha-
1-saures Glykoprotein (0...0)
in Prozent des Einbaues in Ge-
samtserumprotein bei Ratten
mit akuter Entzündung (SCHREI-
BER (13)). Abszisse: Stunden
nach subkutaner Injektion von
Terpentin (Mit freundlicher
Genehmigung des Autors)

Eine weitere wichtige Aufgabe des Albumins ist die Aufrechterhaltung des kolloidosmotischen Druckes des Blutes. Auch eine
Bedeutung als Reservepool für Aminosäuren wurde ihm zugeschrieben. Wegen der langen Halbwertszeit und der ungünstigen Amino-
säurenzusammensetzung scheint es für diese Funktion jedoch nicht
sehr geeignet zu sein. Möglicherweise kommt dem Albumin eine
Adaptorfunktion bei Kurzzeitveränderungen der Proteinsynthese
zu. Da der Albuminpool groß und der Albumin-turnover niedrig
ist, haben kurzzeitige Veränderungen der Albuminsynthese keinen
Einfluß auf den Serumalbuminspiegel. Durch Einschränkung der
Albuminsynthese kann deshalb gut eine gesteigerte Synthese anderer Serumproteine kompensiert werden, wie z. B. die gesteigerte Synthese von Akutphasenproteinen. Bei der Ratte findet
sich nach Terpentininjektion eine gesteigerte Synthese von alpha-
1-Antitrypsin und alpha-1-saurem Glykoprotein, wohingegen die
Synthese von Albumin erniedrigt ist (13) (Abb. 2). Albumin ist
nicht lebensnotwendig, wie Patienten mit angeborener Analbuminämie beweisen.

Diagnostisch dient Albumin als Maß der Funktionsreserve der Leber, es spiegelt den Ernährungsstatus wider und ist ein Indika-
tor der Gefäßpermeabilität.

Mechanismus der Albuminsynthese

Albumin kann nur in der Parenchymzelle der Leber synthetisiert werden. Etwa 10 % der Gesamtproteinsynthese der menschlichen Leber entfallen auf Albumin, was etwa 12 g täglich entspricht. Albumin wird an den membrangebundenen Polyribosomen synthetisiert und gelangt so in das Schlauchsystem des endoplasmatischen Retikulums hinein. Die Synthesezeit beträgt etwa 2 min. Durch Translation von Ratten-messenger-RNS im zell- und membranfrei proteinsynthetisierenden System konnte gezeigt werden, daß die Synthese von Albumin beginnt mit einem zusätzlichen Peptid am N-terminalen Ende, das 18 Aminosäuren lang ist (15) (Tabelle 1). Dieses Signalpeptid, das viele hydrophobe Aminosäuren enthält, ist nach der Hypothese von BLOBEL verantwortlich für die Anheftung der die Sekretionsproteine synthetisierenden Polysomen an die Membran des endoplasmatischen Retikulums. Derartige Proteinvorstufen, die als Präproproteine bezeichnet werden, wurden mit Hilfe der zellfreien Synthese auch für einige andere Sekretionsproteine nachgewiesen. Während der Synthese wird das Präpeptid von einem Enzym in der Membran des endoplasmatischen Retikulums abgespalten, man kann das Präproalbumin deshalb nicht aus der Leber isolieren.

Tabelle 1. Aminosäurensequenz von Rattenpräproalbumin (STRAUSS et al. (15))

NH_2 - Met - Lys - Trp - Val - Thre - Phe - Leu - Leu - Leu -
       1   2   3   4   5   6   7   8   9

Leu - Phe - Ile - Ser - Gly - Ser - Ala - Phe - Ser -
10   11   12   13   14   15   16   17   18

Arg - Gly - Val - Phe - Arg - Arg ──────
19   20   21   22   23   24

Albumin, das aus der Leber isoliert wird, ist nicht identisch mit Albumin, das aus dem Serum isoliert wird. Sowohl aus der Leber von Menschenaffen als auch aus Schnitten menschlicher Leber konnte nach Gabe von radioaktiven Aminosäuren eine intrazelluläre Albuminvorstufe, das Proalbumin, isoliert und dessen Transformation in Serumalbumin gezeigt werden (19, 20). Für Rattenproalbumin ist die Struktur aufgeklärt, es unterscheidet sich von Albumin durch eine Extension am N-terminalen Ende von fünf bis sechs Aminosäuren. In der Rattenleber liegen 80 % mit der Hexapeptidverlängerung und 20 % mit der Pentapeptidverlängerung vor (Übersicht siehe 13). Dieses Propeptid ist stark basisch; Proalbumin kann von Albumin durch Ionenaustauschchromatographie oder Isoelektrofokusierung abgetrennt werden. Immunologisch unterscheiden sich die beiden Proteine nicht. Über das glatte endoplasmatische Retikulum wird Proalbumin in den Golgi-Apparat transportiert, wo es kurz vor der Sekretion durch proteolytische Spaltung in Serumalbumin überführt wird (13). Erst nach etwa 25 min erscheint radioaktives Albumin im Blut (17).

Da das synthetisierte Albumin kontinuierlich innerhalb eines Schlauchsystems an die Zellmembran transportiert und in das Blut abgegeben wird, findet sich nur wenig Albumin in der Zelle. Albumin wird nicht in der Leber gespeichert.

Regulation der Albuminsynthese

Die Höhe der Albuminsynthese ist stark von dem Ernährungszustand und der Zufuhr von Aminosäuren abhängig. Nach zehntägiger proteinfreier Ernährung ist die Albuminsyntheserate auf 40 % abgefallen, ist jedoch reversibel und steigt bereits 30 min nach Zufuhr von Aminosäuren auf normale Werte an. An isolierten Hepatozyten konnte die Abhängigkeit der Albuminsynthese von der Aminosäurenkonzentration genauer untersucht werden (18). In einem aminosäurenfreien Medium beträgt die Syntheserate von Albumin nur 40 %, verglichen mit Zellen, die in einem Medium mit Aminosäuren in Serumkonzentration inkubiert werden (Abb. 3).

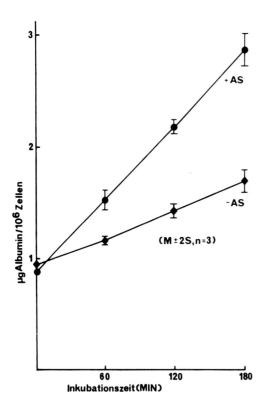

Abb. 3. Albuminsynthese isolierter Rattenhepatozyten ($\mu g/10^6$ Zellen) mit Aminosäuren in Serumkonzentrationen (+AS) oder ohne Aminosäuren (-AS) (Siehe 18). Albumin wurde im Gesamthomogenat gemessen

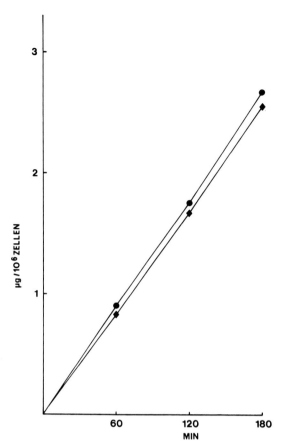

Abb. 4. Albuminsynthese isolierter Rattenhepatozyten (µg/10^6 Zellen) mit einfacher (●——●) und dreifacher (■——■) Aminosäurenkonzentration. 2 x 10^6 Zellen pro ml wurden in Krebs-Ringer-Karbonat-Puffer bei 37°C mit Aminosäuren inkubiert. Albumin wurde im Medium nach Abzentrifugation der Zellen gemessen

Aminosäuren in Serumkonzentration sind ausreichend für eine optimale Synthese, eine Erhöhung der Aminosäurenkonzentration im Medium führt nicht zu einer weiteren Steigerung der Albuminsynthese (Abb. 4). Änderungen im Hormonspiegel können ebenfalls die Albuminsynthese verändern. Kortison führt bei isolierten Leberzellen ab der zweiten Stunde zu einer Steigerung der Albuminsynthese, die nach 5 h 43 % über der Kontrolle liegt (18). Erhöhung der Albuminkonzentration des Perfusates führt bei der perfundierten Kaninchenleber zu einer verminderten Albuminsynthese und umgekehrt. Das Albuminmolekül selbst ist für diese Regulation - im Sinne eines negativen feedback-Mechanismus - jedoch nicht verantwortlich. Die Albuminsynthese wird auch gehemmt bei Zufuhr von Dextran (10). Diese Untersuchungen führten zu der Annahme, daß der onkotische Druck im interstitiellen Raum der Leber für die Syntheserate des Albumins verantwortlich ist. Bei hohem Gammaglobulingehalt des Plasmas wird die Albuminsynthese ebenfalls gehemmt. Der molekulare Mechanismus der Regulation der Albuminsynthese ist noch nicht aufgeklärt.

Verteilung von Albumin im Körper

Albumin wird direkt in das Blut sezerniert, nur unwesentliche Mengen gelangen direkt in die Lymphe. Mit ^{131}J-Albumin wurde gezeigt, daß Albumin durch die Kapillarmembran in den extrazellulären Raum gelangt. Dieses Gleichgewicht zwischen Plasma und interstitiellem Raum des Gewebes erfolgt wahrscheinlich mit zwei verschiedenen Geschwindigkeiten. Etwa 5 % des intravaskulären Albumins passieren innerhalb der ersten Stunde die Kapillare. Vollständiges Gleichgewicht zwischen intra- und extrazellulärem Raum stellt sich jedoch erst innerhalb von etwa sieben Tagen ein. Die transkapilläre Verschwinderate von Albumin ist erhöht bei arterieller Hypertonie, Myxödem, Verbrennungen und diabetischer Mikroangiopathie. Nur 40 % des Gesamtkörperalbumins befinden sich im Plasma, was etwa 120 g entspricht. Ein Großteil des extravaskulären Albumins, 18 % des Gesamtkörperalbumins, sind in der Haut lokalisiert, wo dem Albumin vielleicht eine Bedeutung bei der Aufrechterhaltung des osmotischen Gleichgewichts während des Wasseraustausches zukommt. 15 % des Gesamtkörperalbumins befinden sich im Muskel. Das extravaskuläre Albumin gelangt direkt über die Kapillaren und über den Ductus thoracicus zurück in den Blutstrom (2).

Abbau des Albumins

Beim Abbau des Albumins unterscheidet der Körper nicht zwischen alten und neu synthetisierten Molekülen. Sobald ein Albuminmolekül die Zelle verlassen hat, kann es bereits abgebaut werden. Der Hauptort des Katabolismus, der im raschen Austausch mit dem Plasmakompartiment stehen muß, ist nicht bekannt. Etwa 10 % des Albumins werden in der Leber selbst abgebaut, wahrscheinlich von den Zellen des retikuloendothelialen Systems. Weitere 10 % werden über den Magen-Darm-Trakt ausgeschieden. In den Nieren kann Albumin durch glomeruläre Filtration und anschließende Rückresorption und Spaltung in den Tubuluszellen abgebaut werden. Beim Gesunden beträgt dieser Abbau 10 % des täglich katabolisierten Albumins. Bei Streß und bei Hypertonie ist die transglomeruläre Albuminsekretion jedoch erhöht (9). Beim Gesunden beträgt die Halbwertszeit des Albumins 17 bis 21 Tage (2). Im Gegensatz zum Transferrin und zum Haptoglobin, die eine absolut konstante Abbaurate haben, hat Albumin eine relativ konstante Abbaurate. Die Albuminmenge, die täglich abgebaut wird, ist der Plasmakonzentration direkt proportional, d. h. es wird täglich ein fester Prozentsatz, etwa 10 % des Plasmaalbumingehaltes, abgebaut. Die absolute Abbaurate, die man auch als turnover bezeichnet, variiert in Abhängigkeit vom Plasmaalbumingehalt (16).

Durch die Einrichtung der konstanten prozentualen Abbaurate können Veränderungen im Albuminspiegel wirkungsvoll korrigiert werden. Dieser Mechanismus spielt bei der Konstanthaltung des Serumalbuminspiegels eine größere Rolle als der nur kurzfristige

Nachschub aus dem extravaskulären Raum und auch als Änderungen der Synthesegeschwindigkeit. Die prozentuale Abbaurate ist jedoch nicht völlig starr fixiert. Bei stark verminderter Albuminsynthese und bei ausgeprägtem Albuminverlust kann die prozentuale Abbaurate an die extremen Bedingungen angepaßt werden.

Erkrankungen mit vermindertem Albuminspiegel

Die Menge zirkulierenden Albumins ist das Endergebnis von Synthese, Abbau und Verteilung innerhalb des Körpers. Eine echte Hyperalbuminämie ist nicht bekannt. Im Gefolge vieler Erkrankungen kann es jedoch zu einer Hypoalbuminämie kommen, entweder durch eine verminderte Synthese, einen verstärkten Abbau, einen abnormen Verlust oder durch Verschiebungen vom intra- zum extravaskulären Kompartiment (Tabelle 2). Von klinischer Bedeutung sind hauptsächlich die verminderte Synthese und der abnorme Verlust. Bei Verbrennungen kommt es zu einer ausgeprägten Verschiebung vom intra- zum extravaskulären Kompartiment, ebenso bei Zirrhose und schwerem Aszites. Beim nephrotischen Syndrom hingegen ist der extravaskuläre Albumingehalt zugunsten des intravaskulären Albumingehaltes verschoben. Eine Kombination von verminderter Synthese und verstärktem Abbau ist wahrscheinlich die Ursache des niedrigen Serumalbuminspiegels bei malignen Tumoren.

Tabelle 2. Ursachen eines erniedrigten Serumalbuminspiegels

1. Verminderte Synthese
2. Verstärkter Abbau
3. Abnormer Verlust
4. Verschiebung vom intra- zum extravaskulären Kompartiment
5. Kombinationen von 1 - 4

Bei Erkrankungen mit verminderter Albuminsynthese ist zunächst die seltene Analbuminämie zu nennen (Tabelle 3). Zugrunde liegt der Erkrankung ein genetischer Defekt der Albuminsynthese. Die Erkrankung bietet einen interessanten Einblick in die Regulation des Albuminkatabolismus. Bei diesen Patienten ist die Halbwertszeit des Albumins im analbuminämischen Zustand verlängert und kann bis zu 115 Tage betragen. Nach Gabe von Albumin bis zu einem physiologischen Serumspiegel normalisiert sich die Halbwertszeit auf 17,5 Tage.

Bei Hunger, Eiweißmangelernährung, Malabsorption und dem Syndrom der blinden Schlinge ist die Albuminsynthese vermindert. Ursächlich liegt bei allen diesen Erkrankungen der verminderten Albuminsynthese ein Aminosäurenmangel zugrunde (Ausführliche Literatur siehe 17).

Auch bei Leberschäden kann die Albuminsynthese vermindert sein. Bei der akuten Hepatitis wurde mit der ^{14}C-Carbonatmethode gezeigt, daß die Albuminsynthese bis auf 40 % erniedrigt sein kann. Bei der Leberzirrhose kann die Albuminsynthese erniedrigt

Tabelle 3. Erkrankungen mit verminderter Albuminsynthese

1. Analbuminämie
2. Hunger
3. Eiweißmangelernährung
4. Malabsorption
5. Syndrom der blinden Schlinge
6. Hepatitis
7. Leberzirrhose
8. Alkoholismus
9. Urämie
10. Hepatozelluläres Karzinom

sein, sie muß dies jedoch keineswegs immer, wie ROTHSCHILD (12) zeigen konnte. Bei der Leberzirrhose kann nicht nur die Albuminsynthese, sondern auch die Sekretion und die Verteilung von Albumin gestört sein. Bei Leberzirrhose mit Aszites gelangen bis zu 10 % des synthetisierten Albumins direkt unter Umgehung der systemischen Zirkulation in die Aszitesflüssigkeit, wahrscheinlich über die Leberkapsel, und der prozentuale extravaskuläre Albumingehalt ist erhöht.

Alkoholiker haben ebenfalls einen niedrigen Albuminspiegel. Die Ursache kann einmal in einem Aminosäurenmangel liegen. Zum anderen konnte aber gezeigt werden, daß Alkohol die Polyribosomenformation hemmt (Literatur siehe 17). Die Ursachen der verminderten Albuminsynthese bei der Urämie sind nicht vollständig aufgeklärt. Ein möglicher Mechanismus wurde von SHAFRITZ und Mitarbeitern aufgezeigt, die fanden, daß bei der Urämie Albumin an freien Polyribosomen synthetisiert wird, das dann keinen Anschluß an das endoplasmatische Retikulum findet und somit nicht sezerniert werden kann (6).

Aus welchem Grund die Albuminsynthese auch vermindert sein mag, die dadurch ausgelöste Reaktionsfolge ist praktisch immer die gleiche (Abb. 5). Bei einer verminderten Albuminsynthese bleibt zunächst die prozentuale Abbaurate konstant. Infolgedessen kommt es zu einer Schrumpfung des Plasmaalbumingehaltes. Der verminderte Plasmaalbumingehalt ruft dann zwei Reaktionen hervor: Einmal wird aus dem extravaskulären Raum Albumin in den intravaskulären Raum nachgeliefert. Zum anderen wird die prozentuale Abbaurate langsam im Laufe von Tagen oder Wochen herabgesetzt. Dieser Kompensationsmechanismus reicht häufig nicht aus, so daß es zu einem verminderten extra- und intravaskulären Albumingehalt kommt, trotz verminderter Abbaurate und verlängerter Überlebenszeit des Albumins.

Zustände, bei denen primär der Albuminabbau verstärkt ist, sind selten (Tabelle 4). Der Albuminabbau kann verstärkt sein bei Hyperthyreose, bei Fieber und bei Patienten mit idiopathischem Ödem. Auch beim Wiskott-Aldrich-Syndrom findet sich ein verstärkter endogener Abbau des Albumins, wahrscheinlich bedingt durch die bei dieser Erkrankung vorliegende Hyperplasie des retikuloendothelialen Systems.

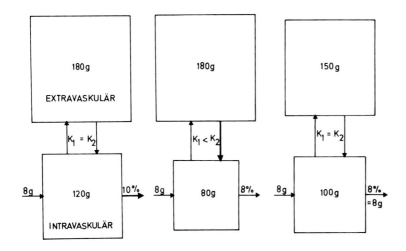

Abb. 5. Regulation des Serumalbumingehaltes bei verminderter Albuminsynthese. Erklärung des Blockdiagrammes im Text

Tabelle 4. Erkrankungen mit verstärktem Albuminabbau

1. Hyperthyreose
2. Fieber
3. Idiopathisches Ödem
4. Wiskott-Aldrich-Syndrom

Tabelle 5. Erkrankungen mit pathologischem Albuminverlust

1. Blutverlust
2. Nephrotisches Syndrom
3. Erkrankungen des Gastrointestinaltraktes
   Morbus Ménétrier
   Intestinale Lymphangiektasie
   Morbus Crohn
   Colitis ulcerosa
4. Verbrennungen
5. Röntgenbestrahlung

Von größerer Bedeutung sind Erkrankungen mit einem pathologischen Albuminverlust (Tabelle 5). Nach der Blutung ist die häufigste Ursache eines hohen Albuminverlustes das nephrotische Syndrom. Der Albuminverlust über den Urin kann bis zu 20 g täglich betragen. Zu dem Albuminverlust über den Urin kann noch ein vermehrter Abbau des filtrierten Albumins in den Tubuluszellen hinzukommen. Wahrscheinlich wird bei ausgeprägtem Albuminverlust der Albuminkatabolismus im übrigen Körper eingeschränkt.

Manche Erkrankungen des Magen-Darm-Traktes gehen mit einem ausgeprägten Albuminverlust einher, so der Morbus Ménétrier, die intestinale Lymphangiektasie, der Morbus Crohn und die Colitis ulcerosa. Als Folge des vermehrten Albuminverlustes schrumpft der Plasmaalbumingehalt, es kommt zu einer Verschiebung aus dem extravaskulären Raum in den intravaskulären Raum, in welchem der Albumingehalt dann 50 - 60 % des gesamten Körperalbumins betragen kann. Die Albuminsynthese steigt dann an bis auf maximal das Doppelte. Liegt gleichzeitig eine Aminosäurenmalabsorption vor, ist die Steigerung der Albuminsyntheserate nur sehr begrenzt möglich. Schwerwiegend ist der Albuminverlust bei ausgeprägten Verbrennungen, wo infolge einer erhöhten Kapillarpermeabilität und durch direkten Verlust in die Wunde bis zur Hälfte des intravaskulären Albumingehaltes täglich verlorengehen kann.

Therapie mit Albumin

Die absolute und die prozentuale Abbaurate von Albumin steigen bei Zufuhr von Albumin an. Nach Albumininfusion fand HOFFENBERG beim Menschen eine Steigerung der prozentualen Abbaurate um 50 % (7). Alleinige Albumininfusion ohne gleichzeitige diuretische Therapie verstärkt die Flüssigkeitsansammlung im Aszites. Intravenös verabreichtes Albumin tritt innerhalb weniger Tage mit dem Aszitesalbumin in ein Gleichgewicht. Wird jedoch radioaktives Albumin in den Aszites gespritzt, stellt sich das Gleichgewicht erst im Laufe von etwa 30 Tagen ein. Diese Befunde zeigen deutlich, daß eine Albuminsubstitution bei chronischen Erkrankungen wenig sinnvoll ist. Angezeigt ist eine Albuminsubstitution nur bei akutem Verlust.

Literatur

1. BEHRENS, P. Q., SPIEKERMAN, A. M., BROWN, J. R.: Structure of human serum albumin. Fed. Proc. 34, 591 (1975)

2. BERSON, S. A., YALOW, R. S.: The distribution of ^{131}J-labeled human serum albumin introduced into ascitic fluid. J. clin. Invest. 33, 377 (1954)

3. BRODERSEN, R., FUNDING, L.: Binding of bilirubin and longchain fatty acids to human serum albumin with general remarks on displacement of firmly bound ligands. Scand. J. clin. Lab. Invest. 37, 257 (1977)

4. DAY, J. F., THORPE, S. R., BAYNES, J. W.: Nonenzymatically glycosylated albumin. J. biol. Chem. 254, 595 (1979)

5. GEISOW, M. J., BEAVEN, G. H.: Physical and binding properties of large fragments of human serum albumin. Biochem. J. 163, 477 (1977)

6. GROSSMAN, S. B., YAP, S. H., SHAFRITZ, D. A.: Influence of chronic renal failure on protein synthesis and albumin metabolism in rat liver. J. clin. Invest. 59, 869 (1977)

7. HOFFENBERG, R.: Control of albumin degradation in vivo and in the perfused liver. In: Plasma protein metabolism (eds. M. A. ROTHSCHILD, T. WALDMANN), p. 239. New York: Academic Press 1970

8. KIRSCH, R., FRITH, L., BLACK, E., HOFFENBERG, R.: Regulation of albumin synthesis and catabolism by alteration of dietary protein. Nature 217, 578 (1968)

9. MOGENSEN, C. E., GJØDE, P., CHRISTENSEN, C. K.: Albumin excretion in operating surgeons and in hypertension. Lancet 1979 I, 774

10. ORATZ, M., ROTHSCHILD, M. A., SCHREIBER, S. S.: Effect of dextran infusions on protein synthesis by hepatic microsomes. Amer. J. Physiol. 218, 1108 (1970)

11. PETERS, J. jr.: Serum albumin. In: The plasma proteins (ed. F. W. PUTNAM), vol. I, 2nd ed., p. 133. New York: Academic Press 1975

12. ROTHSCHILD, M. A., ORATZ, M., ZIMMON, D., SCHREIBER, S. S., WEINER, I., CANEGHEN, A. van: Albumin synthesis in cirrhotic subjects with ascites studied with ^{14}C-carbonate. J. clin. Invest. 48, 344 (1969)

13. SCHREIBER, G.: The processing of plasma proteins in the liver. 30. Kolloquium der Gesellschaft für Biologische Chemie, Mosbach 1979. Berlin, Heidelberg, New York: Springer (Im Druck)

14. SOLTYS, B. J., HSIA, J. C.: Fatty acid enhencement of human serum albumin binding. J. biol. Chem. 252, 4043 (1977)

15. STRAUSS, A. W., BENNETT, C. D., DONOHUE, A. M., RODKEY, J. A., ALBERTS, A. W.: Rat liver preproalbumin: Complete amino acid sequence of the prepiece. J. biol. Chem. 252, 6846 (1977)

16. TAVILL, A. S.: The synthesis and degradation of liver-produced proteins. Gut 13, 225 (1972)

17. WEIGAND, K.: Die Regulation des Serumalbuminspiegels unter physiologischen und pathologischen Bedingungen. Klin. Wschr. 55, 295 (1977)

18. WEIGAND, K., WERNZE, H., FALGE, C.: Synthesis of angiotensinogen by isolated rat liver cells and its regulation in comparison to serum albumin. Biochem. biophys. Res. Commun. 75, 102 (1977)

19. WEIGAND, K., ALPERT, E., ISSELBACHER, K. J.: Human albumin synthesis in liver slices and hepatocellular carcinoma cells in culture. Hoppe-Seylers Z. physiol. Chem. 359, 1295 (1977)

20. WEIGAND, K., ALPERT, E., ISSELBACHER, K. J.: Biosynthesis of proalbumin in monkey liver. FEBS-Abstracts 12, 3157 (1978)

Zusammenfassung der Diskussion zum Thema: „Grundlagen der Komponententherapie"

FRAGE:
Die Kenntnis der Regelung des erythrozytären Systems ist auch für den Kliniker von großem Nutzen. Daher die Frage: Ist der Kliniker imstande, auf den Erythropoetinstoffwechsel Einfluß zu nehmen? Kann man mit Erythropoetin in eine Erkrankung eingreifen?

ANTWORT:
Erythropoetinmangelzustände sind bekannt. An erster Stelle ist die nephrogene Anämie zu nennen, bei der ein echter Erythropoetinmangel vorliegt. Die bisherigen Erfahrungen bei der Substitution von Erythropoetin bei Einzelfällen von anephrischen Patienten haben aber gezeigt, daß es neben einem quantitativen Problem auch ein immunologisches gibt. Es macht Schwierigkeiten, das Erythropoetin in der nötigen Reinheit zu erhalten. Es steht jedoch fest, daß durch die Gabe von Erythropoetin auch beim Menschen die Erythropoese gesteigert werden kann (16). Es scheint noch zu früh, hier von einer echten therapeutischen Möglichkeit zu sprechen. Zur Zeit ist die Gabe von Erythrozytenkonzentraten sicherlich das einfachere und zu empfehlende Verfahren.

FRAGE:
Welche Methode empfiehlt sich für die Messung des Erythropoetingehaltes?

ANTWORT:
Zur Zeit wird überwiegend mit einem Bioassay an der polyglobulen Maus gemessen. Diese Methode ist jedoch sehr unempfindlich und mißt gerade noch Normalwerte. Erst mit der jüngsten Entwicklung eines Radioimmunoassay scheint eine exakte Bestimmung möglich zu werden. Noch ist ungelöst, inwieweit ein Bioassay in Form von Leberzellkulturen eine alternative Methode dazu darstellt (11).

FRAGE:
Im Beitrag KUBANEK ist von einer Steigerung der Erythropoese um das Achtfache die Rede. Ist diese Möglichkeit der Steigerung bei der Therapie akuter Blutverluste von klinischer Relevanz? Wie lange dauert die Regeneration nach einem akuten Blutverlust über diesen Kompensationsmechanismus?

ANTWORT:
Diese Steigerung wurde nur bei chronisch-hämolytischen Anämien gemessen. Es handelt sich also um einen chronischen Adaptationsvorgang, d. h. das System muß sich einmal in seiner Matrix (z. B. in den langen Röhrenknochen) ausbreiten, zum zweiten muß das Stammzellkompartiment sich vergrößern. Bei einer akuten Blutung sind diese Mechanismen relativ limitiert. Zum einen besteht die Möglichkeit der Verkürzung der Transitzeit der Erythroblasten durch das Knochenmark und die rasche Ausschüttung von Retikulozyten. Zum anderen kommt es über eine Stimulierung der Erythropoese zu einer gesteigerten Neubildung; dieser Vorgang dauert jedoch durchschnittlich sieben Tage. Die Kapazität dieses Systems hängt von limitierenden Randbedingungen ab, so z. B. von den Eisenspeichern des Organismus. Die Hämoglobinbildung kann unter optimalen Eisenvorräten kurzfristig auf das Drei- bis Vierfache gesteigert werden (Einzelheiten siehe Beitrag KUBANEK).

FRAGE:
Wie lange dauert es, bis bei entsprechend erniedrigten Hb-Werten das 2,3-DPG ansteigt und sich damit die Sauerstofftransportkapazität normalisiert hat?

ANTWORT:
Diese Adaptation erfolgt relativ rasch. Nach Transfusion von Blutkonserven dauert die Regeneration des 2,3-DPG-Gehaltes in den transfundierten Erythrozyten zwischen 4 und 24 h. Die Schnelligkeit des Anstieges wird einmal von der Menge des transfundierten Blutes, zum anderen von der Lagerdauer der Konserven und vom verwendeten Stabilisator abhängen. Klinisch kann das bedeuten, daß ein Patient sich nach einer Massentransfusion trotz einer Normalisierung des Hb-Gehaltes oder des Hämatokritwertes hinsichtlich seiner Sauerstofftransportkapazität in einem Zeitraum bis 24 h durchaus in einer kritischen Situation befinden kann. Es gibt allerdings Untersuchungen, wonach die Relevanz der Linksverschiebung der Sauerstoffdissoziationskurve nach Massivtransfusion - maximal bis auf einen P_{50} von etwa 17 mm gegenüber normal 26 mm Hg - stark überbewertet worden ist. Damit sie bedeutungsvoll wird, braucht es im Prinzip eine zusätzliche Limitierung der kapillären Sauerstoffabgabe, z. B. durch eine gleichzeitige Anämie, ein ungenügendes Herzzeitvolumen oder eine stark eingeschränkte Koronarreserve (9).

FRAGE:
Sind die im Rahmen einer Kompensation "überstürzt" gebildeten oder freigesetzten Erythrozyten funktionell gleichwertig mit normalen Erythrozyten?

ANTWORT:
Prinzipiell sind diese Erythrozyten als gleichwertig anzusehen. Entscheidend für ihre Funktionsfähigkeit ist ihr Hämoglobingehalt. Es werden nur Retikulozyten in den Kreislauf freigesetzt, die einen ausreichenden Hämoglobingehalt besitzen.

FRAGE:
Gibt es Beobachtungen, wonach durch eine zu frühe oder mengenmäßig zu große Transfusion die physiologische Regeneration gehemmt wird?

ANTWORT:
Dies kann durchaus sein. Sie wurde früher bei den nephrogenen Anämien diskutiert. Sie kann von Bedeutung sein bei einer "Borderline-Produktion" bei onkologischen Patienten. Hier wird sicherlich der Stimulus der Eigenproduktion unterdrückt. Ein anderer Aspekt ergibt sich bei Patienten unter zytostatischer Therapie. Es gibt Berichte, wonach diese Therapie besser vertragen wird, wenn der Patient voll auftransfundiert wurde. In diesen Fällen wird die Granulopoese auf Kosten der Erythropoese gesteigert.

FRAGE:
Welche Faktoren beeinflussen neben dem 2,3-DPG-Gehalt des Erythrozyten noch die Sauerstoffversorgung der Peripherie?

ANTWORT:
Neben dem intraerythrozytären 2,3-DPG-Gehalt wird die Sauerstoffdissoziationskurve von Temperatur und pH, d. h. dem Bohr-Effekt, bestimmt. Letztere sind wesentlich raschere Adaptationsmechanismen als der Anstieg des 2,3-DPG-Gehaltes. Gerade bei Schwerkranken ist die "rechtsverschiebende" Kombination von Temperaturerhöhung und Azidose häufig. Die anhand von P_{50}-Messungen publizierten Daten über Linksverschiebungen wurden praktisch ausnahmslos durch in vitro-Messungen unter standardisierten Temperatur- und pH-Bedingungen gewonnen. So fand sich in einer arbeitsphysiologischen Studie von THOMSON und Mitarbeitern (25) in vitro eine Zunahme des P_{50} (= Rechtsverschiebung) um 1 mm Hg; bei Umrechnung auf die aktuellen Temperatur- und pH-Werte im Blut des Probanden aber eine Rechtsverschiebung um 12 mm Hg.

FRAGE:
Welche Grenzwerte für Hb oder Hk gelten bei der Frage, ob transfundiert werden muß oder nicht?

ANTWORT:
Die Grenzwerte von 10 g% Hämoglobin oder 30 % Hämatokrit können auch weiterhin als gültig bezeichnet werden. Sie müssen jedoch als kleinster akzeptabler, sicher nicht als anzustrebender Wert gelten. Das Postulat eines optimalen Sauerstofftransportes bei 30 % Hämatokrit ist widerlegt worden (17). DUVELLEROY und Mitarbeiter (10) und MEHMEL und Mitarbeiter (19) untersuchten die P_{50}-Veränderungen, wie sie nach Transfusion von drei bis vier Konserven bzw. Massivtransfusionen mitgeteilt wurden. Sie fanden eine Linksverschiebung der O_2-Dissoziationskurve und eine erzwungene Zunahme der Koronarperfusion um 20 - 30 %. Bei Massivtransfusionen lag sie in der Größenordnung um 50 %. Unter-

suchungen von CASE und Mitarbeitern (8) zeigten, daß bei einer
Anämie um 10 g% Hämoglobin oder 30 % Hämatokrit die erzwungene
Zunahme der Koronarperfusion bei 100 % lag, d. h. die Perfusion
hatte sich gegenüber der Norm verdoppelt. Aus diesen Ergebnissen ist zu schließen, daß bei nur beschränkt reaktionsfähigen
Koronargefäßen (Koronarsklerose) eine Anämie von 10 g% viel
kritischer zu bewerten ist als die Linksverschiebung der Sauerstoffdissoziationskurve durch eine Transfusion. In jedem Falle
ist es daher bei Polytraumatisierten wichtig, über die angegebenen Grenzwerte hinaus zu transfundieren. Einen weiteren kritischen Bereich stellt die Gehirnperfusion dar. ARTZ et al. berichteten Ende der 50er Jahre über Erfahrungen aus dem Korea-Krieg (3). Sie sahen bei Verwundeten mit einem Hämatokrit von
25 % vor Narkoseeinleitung häufig eine Cheyne-Stokes-Atmung,
was sie als kritische Verminderung der zerebralen Sauerstoffversorgung deuteten.

Zusammenfassend wurde festgestellt, daß bei unbekannter Ausgangslage Kompensationsmechanismen möglichst nicht in Anspruch
genommen werden sollten, bei Grenzwerten des Hämatokrits oder
des Hämoglobins also eher transfundiert werden sollte als sich
auf Kompensationsmöglichkeiten zu verlassen, die eingeschränkt
sein können.

FRAGE:
Im Beitrag KUBANEK wurde ausgeführt, daß die Granulozytopoese
im akuten Fall durch Endotoxine gesteuert werden kann. Es gibt
jedoch auch die Ansicht, daß es nicht das Endotoxin direkt sei,
sondern ein humoraler Faktor, der durch die Endotoxinwirkung
vom Organismus gebildet wird.

ANTWORT:
Die Untersuchungen aus der Arbeitsgruppe um GORDON (zitiert
nach KUBANEK und HEIT (15)) postulieren einen Faktor, den NRA-Faktor (neutrocyte releasing activity), der am Speicherkompartiment der stabkernigen und segmentkernigen Granulozyten angreift und diese rasch ausschwemmt. Es ist also kein direkter
Endotoxineffekt. Ein zweiter Faktor, das Neutropoetin, wird diskutiert, er ist in vivo jedoch noch nicht bestätigt.

FRAGE:
Gibt es eine Meßmethode, um den marginalen Pool zu messen? Diese Frage erscheint zur Klärung wichtig, ob es sich im Einzelfall um einen absoluten oder relativen Granulozytenmangel handelt.

ANTWORT:
Bisher erscheint eine echte Aussage darüber noch nicht möglich,
da es sehr schwierig ist, zwischen marginalem Pool und Ausstromrate zu unterscheiden (siehe auch Beitrag KUBANEK).

FRAGE:
Ist vom Prostazyklin eine klinisch relevante Wirkung in Richtung auf die Thrombozytenaggregation und Vasodilatation zu erwarten?

ANTWORT:
Dieser Effekt ist durchaus zu erwarten aufgrund des physiologischen Mechanismus der Wechselwirkung zwischen Gefäßwand und Thrombozyten. Ein Einsatz dieser Substanz kann diskutiert werden bei dem sogenannten Mikroemboliesyndrom z. B. nach Bypass-Operationen, eventuell auch bei Operationen mit der Herz-Lungen-Maschine. ADDONIZIO und Mitarbeiter (1) haben bei der extrakorporalen Perfusion durch Prostaglandin $\overline{E}$ 1 den normalerweise beobachteten Thrombozytensturz verhindern können.

FRAGE:
Ist zu erwarten, daß auch beim Gesunden Thrombozyten in der Peripherie über Mikrothromben abgebaut werden?

ANTWORT:
Wenn man dies annehmen würde, wäre das ein Beweis für eine Art latente Gerinnung. Es ist bisher jedoch nicht gelungen - weder über das Fibrinogen noch über die Thrombozyten -, die These der latenten Gerinnung eindeutig zu belegen. Der Abbau der Thrombozyten geht über die Sequestration, über die Milz und die anderen Stellen, wo sie haften bleiben. Es ist natürlich nicht ausgeschlossen, daß bei kleinen Gefäßläsionen Thrombozyten "verheizt" werden. Dies kommt zum Ausdruck bei sogenannter erhöhter Plättchenreaktivität. Diese besitzen eine erhöhte Affinität gegenüber Kollagen oder gegenüber dem von-Willebrand-Faktor. Sie sind nachweisbar bei Hyperlipidämien und bei Patienten mit Gefäßprozessen. Diese aktivierten Plättchen sind im Rahmen des Krankheitsprozesses einem vermehrten Umsatz unterworfen (HEENE).

Bisher gibt es keinen Hinweis darauf, daß die Plättchen bei Gesunden zur Gefäßabdichtung im Sinne einer latenten Gerinnung eingesetzt werden.

FRAGE:
Ist bei Albumininfusionen der Ersatz von Gerinnungsfaktoren und von Gammaglobulinen notwendig? BOUWMAN und Mitarbeiter (6) und JOHNSON und Mitarbeiter (14) fanden nach Albumininfusionen ein Absinken des Fibrinogenspiegels und eine Verlängerung der Prothrombinzeit.

ANTWORT:
Natürlich wird es aufgrund des Fehlens von Gerinnungsfaktoren und Gammaglobulinen bei Infusion von Albumin zu einem Abfall dieser Faktoren durch Verdünnung kommen (Einzelheiten über kritische Grenzwerte siehe Beitrag RASCHE). Es ist jedoch nicht zu erwarten, daß der Abfall so ausgeprägt ist, daß eine Substitution notwendig wird.

FRAGE:
Was bedeutet die im Beitrag von HEENE erwähnte RES-"Stimulationsmessung"?

ANTWORT:
Es ist bekannt, daß das CIG (cold insoluble globulin) eine besondere Auswirkung auf die RES-Stimulation hat. Die Phagozytosefähigkeit von Phagozytenkulturen ist damit bis auf das Zehnfache gegenüber Lipidsubstanzen zu steigern. Der gleiche Effekt wird in vivo erreicht, wenn Endotoxin gegeben wird. SABA (24) fand, daß zirkulierende gerinnungsaktive Substanzen, wie z. B. Fibrinmonomer und aktivierte Thrombozyten, über die Stimulation mit einem unspezifischen Endotoxin oder durch Applikation des kälteunlöslichen Globulins in einem vermehrten Maße aus der Zirkulation herausgezogen werden. Er schlägt daher vor, z. B. bei Patienten mit Endotoxinschock Fraktionen zu verabreichen, die einen hohen CIG-Gehalt haben, um damit eventuell noch eine RES-Stimulation zu erreichen.

FRAGE:
Kann man mit einfachen Worten den Begriff des Responder bzw. Nonresponder im Sinne des immunantwortgenetischen Substrates erklären?

ANTWORT:
Responder bzw. Nonresponder sind im Tierversuch genetisch fixierte Fähigkeiten von bestimmten Inzuchtstämmen, auf Antigenzufuhr hin Antikörper zu produzieren. Interpretiert werden müssen diese Phänomene im Sinne der Nichtantwort oder aber Antwort gegenüber einem Fremdantigen auf der Basis des genetischen Hintergrundes. Diese Tiere wurden mit einfachen Polypeptiden immunisiert und die Antikörperproduktion gemessen. Es stellte sich sehr rasch heraus, daß der genetische Hintergrund auf dem Chromosom 17 der Maus nahe dem H2-Locus lag; dieser neue Locus wurde als IR-Locus (immune response) bezeichnet. In der Folgezeit sind solche Immunantwortloci auch für andere Tierspezies, für die Inzuchtstämme vorhanden waren, nachgewiesen worden. Bei Menschen ist das Problem insofern schwieriger, als der Mensch bekanntlicherweise nicht ingezüchtet ist und eine Untersuchung in Form von Immunisierungen mit Polypeptiden grundsätzlich aus juristischen Gründen nicht möglich ist. Man ist beim Menschen daher davon ausgegangen, daß das Korrelat des H2-Locus im Menschen, das HLA-System, ebenfalls Nachbar dieses hypothetischen Immunantwortlocus sein könnte. Wenn also bestimmte Erkrankungen möglicherweise durch diese fehlkodierte Immunantwort produziert worden sind, so müßten diese Krankheitsbilder letztlich durch bestimmte genetische Merkmale im IR-Locus festgestellt werden können. Da nun bei den Tieren eine Koppelung von H-Locus und Immunantwortlocus vorlag, wurde dies auch für den Menschen postuliert. Bei bestimmten Krankheitsbildern wurden die Nachbarn des IR-Locus, also die HLA-Antigene, untersucht. War bei einem bestimmten Krankheitsbild ein sogenanntes Koppelungsungleichgewicht zwischen dem Vorkommen dieses HLA-Antigens bei der Erkran-

kung im Verhältnis zur gesamten Population vorhanden, so konnte von der Idee ausgegangen werden, daß dieses Ungleichgewicht verursacht war durch das Vorkommen eines bestimmten IR-Gens. Auf diese Weise sind für eine Reihe von menschlichen Erkrankungen Koppelungsungleichgewichte von bestimmten HLA-Antigenen gefunden worden. Damit fand sich eine Basis, daß bei menschlichen Autoaggressionskrankheiten neben bisher noch hypothetischen Umweltfaktoren auch genetisch determinierte Fehlfunktionen in der Pathogenese bestimmter Krankheitsbilder diskutiert werden müssen (STROEHMANN). Die Immunantwort ist für uns ein Hinweis darauf, daß die Basis der Immunpathogenese von vielen Erkrankungen auf drei Faktoren beruht:

1. Bestimmte Patienten besitzen tatsächlich genetisch determiniert eine Fehlantwort.

2. Diese Patienten brauchen ein Antigen, gegen das sie falsch reagieren, um die Krankheit auszulösen.

3. Durch Einflüsse von außen (Röntgenstrahlen, UV-Strahlen) kann bei diesen Patienten ein gerade noch kompensiertes Immunsystem akut dekompensieren.

FRAGE:
Kann man die Phagozytose messen?

ANTWORT:
Dies ist zwar möglich, es gibt jedoch keinen Standardassay, der allen Anforderungen besonders artifizieller und pathologischer Situationen gerecht würde. Alle bisher ermittelten Phagozytoseindizes haben immer 20 - 30 % Ausfälle, wo sie nicht funktionieren. Makrophagen spielen dabei eine große Rolle. Der Makrophage ist ein absolut unspezifisch wirkender Abwehrfaktor. Er kann zwar mit einem Antikörper beladen werden, dann hat er eine Möglichkeit, das spezifische Substrat zu erkennen, er selbst hat aber keine spezifische Aktion.

FRAGE:
Worauf stützt sich die Aussage, wonach es bei HLA-Sensibilisierungen während der Schwangerschaft zu Aborten kommt?

ANTWORT:
Als Schlagwort formuliert kann man den Fötus als Transplantat bezeichnen. Bei einem bestimmten Prozentsatz, der nicht allzu hoch liegen dürfte, finden sich Mütter mit einem sehr hohen HLA-Antikörperspiegel. Diese Mütter haben häufig habituelle Aborte.

In Tierversuchen konnte gezeigt werden, daß bei einer Immunisierung der weiblichen Mäuse gegen den Haplo-Typus des Vaters eine gehäufte Abortrate bei den immunisierten Tieren auftritt.

FRAGE:
Gilt die Regel noch, potentielle Nierenempfänger zurückhaltend
und wenn, dann mit HLA-antigenarmem Blut zu transfundieren? Die
Arbeiten von OPITZ und TERASAKI sprechen dafür, gerade Blut mit
HLA-Antigen zu transfundieren, da hierdurch die Rate der Ab-
stoßungsreaktionen herabgesetzt zu werden scheint.

ANTWORT:
Viele Dialysepatienten, die als Nierenempfänger diskutiert werden, weisen ein positives cross match auf, d. h. daß ihre eigenen Lymphozyten die Spenderlymphozyten attackieren. Es gibt zwei
Wege, um mit diesem Problem fertig zu werden. Entweder man ver-
meidet jede Transfusion, um eine Sensibilisierung zu verhindern,
oder man transfundiert regelmäßig, um einen möglichst hohen Antikörpertiter zu erzielen. Eine größere Toleranz gegenüber einem Empfängerorgan scheint die Folge zu sein.

FRAGE:
Welche Therapie ist zu empfehlen, wenn bei einer Coombs-positi-
ven autohämolytischen Anämie durch eine hämolytische Krise die
Erythrozyten stark abfallen und eine Transfusion notwendig wird?

ANTWORT:
Es ist im Prinzip egal, welche blutgruppenkompatiblen Erythrozyten in diesem Falle gegeben werden, da alle den organspezifischen Antikörper tragen, der die hämolytische Krise auslöst.
In diesen Fällen ist eine zusätzliche hoch dosierte Immunsuppression unumgänglich.

FRAGE:
Im Beitrag STROEHMANN wird die HLA-identische Bluttransfusion
angesprochen. Dies würde jede Transfusion nahezu unmöglich machen, da geeignete Spender praktisch nicht mehr zu finden sein
würden. Ist eine solche Forderung überhaupt realisierbar?

ANTWORT:
Diese Aussage gilt vor allem für Dialysepatienten. Es ist zu
überlegen, ob bei potentiellen Nierenempfängern, d. h. bei allen Dialysepatienten, eine Vortypisierung und Registrierung,
z. B. bei Eurotransplant in Leiden, erfolgen sollte. Die Forderung zur Transfusion von HLA-identischen Blutes kann sich zumindest zur Zeit nur auf diese Personengruppe beziehen. HLA-
typisierte Spender sind in Deutschland bei Prof. Schneider,
Universitäts-Bluttransfusionsdienst Tübingen, erfaßt und können von dort vermittelt werden.

ALBUMINSUBSTITUTION

FRAGE:
Die Alterschirurgie spielt eine zunehmend große Rolle. Sind Untersuchungen bekannt, inwieweit der Verteilungsraum für Albumin sich im Alter ändert bzw. der extravasale Anteil vermindert ist?

ANTWORT:
Gezielte Untersuchungen über diese Fragestellungen liegen nicht vor. Von der Klinik her ist jedoch bekannt, daß bei älteren Patienten (etwa ab 60 Jahren) sehr häufig eine Hypalbuminämie vorliegt. Die Wahrscheinlichkeit, daß dieses Defizit auch den extravasalen Raum umfaßt, ist hoch. Ganz allgemein muß davon ausgegangen werden, daß nicht nur der extra- und intravasale Gehalt vermindert ist, sondern auch die Syntheseleistung reduziert ist. Der Verteilungsraum insgesamt bleibt sicherlich unverändert, es muß jedoch diskutiert werden, ob es durch die Abnahme der Muskelmasse und die Zunahme der Hautoberfläche zu einer Umverteilung kommt. Schließlich mag noch eine Rolle spielen, daß das Flüssigkeitsvolumen beim alten Menschen sicherlich eingeschränkt ist und damit die absolute Menge des extravasalen Albumins ebenfalls vermindert sein wird.

Kommt es nun zu einem intravasalen Albuminverlust, meist durch eine Kombination von verminderter Synthese und erhöhtem Abbau, tritt eine Verschiebung des Albumins aus dem extra- in den intravasalen Raum ein. JAMES und HAY (12) haben gezeigt, daß ein intravasales Albumindefizit bis zu etwa 50 % eines normalen zirkulierenden Pools von etwa 2 g/kg Körpergewicht innerhalb von etwa zwei Wochen durch Verschiebung aus dem extravasalen Raum ausgeglichen wird. Erfolgte in dieser Zeit keine ausreichende Neubildung, ist dieses Reservoir offensichtlich erschöpft. Die entscheidende Frage ist, ob der Patient zum Zeitpunkt des intravasalen Verlustes einen normalen extravasalen Albumingehalt hatte. Beim jugendlichen Patienten ist dies normalerweise zu erwarten, bei älteren Patienten mit einer vorbestehenden Albuminverarmung (besonders ausgeprägt bei Erkrankungen des Magen-Darm-Traktes) ist dies jedoch meist nicht der Fall.

Dieses Phänomen der Kompensation ist auch von Verbrennungspatienten bekannt. Ihr Albuminspiegel bleibt innerhalb der ersten Tage eventuell noch am Rande der Norm; kommt nun die mehr oder weniger ausgedehnte Nekroseabtragung hinzu, tritt in vielen Fällen ein ausgeprägter Abfall im Albuminspiegel ein. Es ist zu vermuten, daß dies einmal durch den bereits erfolgten Ausgleich zwischen extra- und intravasalem Albumingehalt zu erklären ist, zum anderen jedoch auch durch eine eingeschränkte Albuminsynthese (5). Diese unterschiedlichen Voraussetzungen sind also bei der prä-, intra- und postoperativen Indikationsstellung für eine Albuminsubstitution zu berücksichtigen.

FRAGE:
Wenn der onkotische Druck im Gewebe die Stellgröße für die Al-

buminsynthese ist, muß dann nicht damit gerechnet werden, daß
durch die Gabe onkotisch wirksamer Substanzen, z. B. Volumenersatzmittel, die ja auch in den interstitiellen Raum abwandern,
die Albuminsynthese gehemmt wird?

ANTWORT:
Es ist noch offen, ob der kolloidosmotische Druck des Gewebes
der alleinige Faktor für die Regulierung der Albuminsynthese
ist. Experimentelle Untersuchungen zeigen, daß durch die Zugabe von Dextran zur isoliert perfundierten Leber oder zu isolierten Hepatozyten die Albuminproduktion gehemmt werden kann
(20, 27). Denselben Effekt bekommt man mit einer durch Hyperimmunisierung erzeugten Hypergammaglobulinämie (23). Darüber
hinaus müssen auch humorale Faktoren diskutiert werden. Es handelt sich hier um in vitro-Messungen, deren Übertragung auf den
Gesamtorganismus in Frage gestellt werden kann. Eine Messung
des KOD im interstitiellen Gewebe der Leber gelang zumindest
bisher nicht.

FRAGE:
Welche Faktoren fördern die Proteinsynthese?

ANTWORT:
Unter der Voraussetzung eines Mangels an Eiweißgrundsubstanz
ist als größter Stimulator einer Proteinsynthese die Zufuhr von
Aminosäuren anzusehen. Die eigentliche Regulation der Albuminsynthese erfolgt durch die in der Zelle vorliegende Menge von
an das richtige Vehikel gebundenen Aminosäuren. Durch eine Aminosäurenzufuhr ist die Proteinsynthese eindeutig zu steigern.
Darüber hinaus wurde festgestellt, daß auch humorale Einflüsse
von Bedeutung sind. So fand die Arbeitsgruppe von MUNRO (siehe
Beitrag GRÜNERT), daß die gleichzeitige Zufuhr von Aminosäuren
und Insulin die Proteinsynthese additiv steigert. Die alleinige Gabe von Kortisol steigert die Synthese zwar auch, im Gegensatz zum Insulin findet durch eine gleichzeitige Aminosäurengabe eine weitere Zunahme der Synthese jedoch nicht statt. Diese additiv steigernde Wirkung des Insulins ist daraus zu erklären, daß die Einschleusung der Aminosäuren in die Zelle insulinabhängig ist. Darüber hinaus hat Insulin eine stimulierende
Wirkung auf die intrazellulären Enzyme, z. B. die Synthetase.

Diese Möglichkeit der Steigerung der Proteinsynthese durch Aminosäurenzufuhr wird in der Klinik sicherlich zu wenig eingesetzt, so z. B. in der präoperativen Phase bei Patienten in reduziertem Allgemeinzustand. Dieses therapeutische Konzept muß
noch weiter abgeklärt werden, stellt aber ohne Zweifel einen
gangbaren Weg dar. Auf eine gleichzeitige Energieversorgung ist
zu achten, da die Aminosäuren sonst zur Deckung des Energiebedarfs herangezogen würden. Daraus ist zu folgern, daß bei Wahleingriffen intra- und postoperativ Albumin dann eingesetzt werden kann, wenn in einer ausreichend langen Vorperiode eine adäquate Aminosäurenzufuhr erfolgte.

Verschiedene Autoren fanden, daß die Albuminsynthese durch bakterielle, aber auch virale Infektionen gehemmt wird (2, 13, 18, 28). Dagegen fand ROSSING (22), daß bei einer Virushepatitis die Albuminsynthese nicht reduziert zu sein scheint.

FRAGE:
Wie wirkt sich ein Sauerstoffmangel der Leber auf die Proteinsynthese aus?

ANTWORT:
Nach ROBIN (21) entfallen 80 % des Gesamtsauerstoffverbrauches auf intramitochondriale Prozesse, die noch bei sehr niedrigem PO_2 ablaufen können, also erst bei extremem O_2-Mangel gestört werden. Die restlichen 20 % werden extramitochondrial verbraucht, beispielsweise für die Synthese von Katecholaminen. Die daran beteiligten Enzyme haben ein hohes K_m (Michaelis-Konstante) für Sauerstoff, weshalb ihre Aktivität schon bei geringgradigen Einschränkungen der Sauerstoffzufuhr gehemmt wird.

Bei der Proteinsynthese handelt es sich um extrem energieabhängige Prozesse. Jeder Prozeß, der die Regeneration von GPD und ATP reduziert, wird auch die Proteinsynthese hemmen. Eine Hypoxie wird sich also sehr rasch auf die Proteinsynthese auswirken. Die Untersuchungen von BENEDICT (4) zeigen, daß bei einer verminderten Sauerstoffverfügbarkeit die Proteinsynthese um 20 % gesenkt wird.

FRAGE:
Das Problem des interstitiellen Ödems der Lunge stellt sich in der Intensivtherapie relativ häufig. Immer wieder wird diskutiert, ob in dieser Situation die Gabe von Albumin die pulmonale Situation nicht noch weiter verschlechtert, da mit einer erhöhten Permeabilität zu rechnen sei. Ist diese Befürchtung gerechtfertigt oder müssen andere Faktoren berücksichtigt werden, die die Albumingabe auch in diesen Situationen angezeigt sein lassen?

ANTWORT:
Es gibt Untersuchungen von BRIGHAM und STAUB (7), wonach Albumin nach kurzer Zeit in den interstitiellen Raum der Lunge abwandert und ein Gleichgewicht bereits nach 3 h erreicht ist. Sie fanden weiter, daß bei zunehmendem intravaskulärem Druck die Äquilibrationszeit auf 2 h abnimmt. Ihre Befunde beziehen sich auf physiologische Verhältnisse.

Bisher fehlen nach Ansicht der Diskussionsteilnehmer exakte Befunde, die eine "schädliche" Wirkung einer Albumininfusion bei Vorliegen eines akuten Lungenversagens beweisen. Die Untersuchungen der Arbeitsgruppe von STAUB (26) zeigen, daß der onkotische Gradient zwischen intravasalem und Lymphraum auch bei geschädigter Lunge konstant bleibt. Daraus ist zumindest zu folgern, daß der Gesamteiweißwert nicht unter einen bestimmten kritischen Wert abfallen sollte.

BLUTTRANSFUSION

FRAGE:
Die in Deutschland kürzlich publizierten Richtlinien zur Blutgruppenbestimmung und Bluttransfusion legen die Voraussetzungen zur Transfusion exakt fest. Kann die Gefahr der Verwechslung von Konserven durch eine Verbesserung der organisatorischen Sicherheitskette vermindert werden?

ANTWORT:
Auf dem Weg zwischen Herstellung einer Konserve und der Verwendung in der Klinik sollte eine wiederholte Sicherung eingebaut sein. In jedem Fall muß die Blutzentrale für die Richtigkeit des schriftlich fixierten serologischen Befundes auf der Konserve geradestehen. Der transfundierende Arzt muß sicherstellen, daß die AB0-Blutgruppe des Empfängers mit der der zu transfundierenden Konserve übereinstimmt. Dieses bedside-Monitoring ist heute in Deutschland als obligat zu fordern. Darüber hinaus ist es notwendig, daß jede Transfusion vom Arzt selbst eingeleitet wird.

FRAGE:
Wie lange müssen die Karten mit der AB0-Blutgruppenbestimmung des Empfängers aufbewahrt werden?

ANTWORT:
Die Archivierung dieser Scheine erscheint nicht notwendig. Sichergestellt muß jedoch sein, daß das Ergebnis der Untersuchung immer auf der Kurve des Patienten oder anderweitig fixiert wird. Als praktikabler Vorschlag kann gelten: Das Blatt mit der Bestimmung der AB0-Gruppe soll genauso lang aufgehoben werden wie der leere Transfusionsbeutel, d. h. 24 h.

FRAGE:
Wie oft muß die Kontrolle bei Mehrfachtransfusionen durchgeführt werden?

ANTWORT:
Die AB0-Blutgruppe des Empfängers sollte bei jeder Transfusion, die von der vorherigen zeitlich abgesetzt ist, bestimmt werden.

FRAGE:
Muß ein Blutkonservendepot, das von einer zentralen Blutbank versorgt wird, vor Ausgabe der Konserven die Richtigkeit der auf der Konserve angegebenen Daten überprüfen?

ANTWORT:
Bei der Verwendung von Transfusionsbeuteln ist eine erneute Be-

stimmung der AB0-Blutgruppe des Spenders ohne Öffnung des Systems ohne weiteres möglich, bei Verwendung von Flaschen ist dazu aber ein Anstechen der Konserve erforderlich. Daraus resultiert immer die Gefahr einer bakteriellen Kontamination.

Grundsätzlich kann davon ausgegangen werden, daß die ausgebende Blutbank für die Richtigkeit der auf der Konserve angegebenen Befunde geradesteht, auch wenn die Konserve erst über ein Depot an den Verbraucher gelangt.

Literatur

1. ADDONIZIO, V. P., STRAUSS, J. F., MACARAK, E. J., COLMAN, R. W., EDMUNDS, H.: Preservation of platelet number and function with prostaglandin E 1 during total cardiopulmonary bypass in Rhesus monkeys. Surgery 83, 619 (1978)

2. ALEXANDER, J. W., BROWN, W., MASON, A. D.: The influence of infection upon serum protein changes in severe burns. J. Trauma 6, 780 (1966)

3. ARTZ, C. P., HOWARD, J. M., FRAWLEY, J. P.: Clinical observations on use of dextran and modified fluid gelatin in combat casualties. Surgery 37, 612 (1955)

4. BENEDICT, F. G.: Study of prolonged fasting. Carnegie Inst. Wash. Publ. 203 (1915)

5. BIRKE, G. et al.: Regulation of protein metabolism in burns. In: Plasma protein metabolism. Regulation of synthesis, distribution, and degradation (eds. M. A. ROTHSCHILD, Th. WALDMANN), p. 415. New York: Academic Press 1970

6. BOUWMAN, D. L., WEAVER, D. W., VEGA, J., LEDGERWOOD, A. M., HIGGINS, R., LUCAS, C. E.: Effects of albumin on serum protein homeostasis after hypovolemic shock. J. Surg. Res. 24, 229 (1978)

7. BRIGHAM, K. L., STAUB, N. C.: Lung interstitial protein: studies of lung lymph. In: Proc. Workshop on Albumin (NIH) (eds. J. T. SGOURIS, A. RENE), p. 126. Government printing 1975

8. CASE, R. B., BERGLUND, E., SARNOFF, S. J.: Ventricular function; changes in coronary resistance and ventricular function resulting from acutely induced anemia and effect thereon of coronary stenosis. Amer. J. Med. 18, 397 (1955)

9. COLLINS, J. A.: Abnormal hemoglobin-oxygen affinity and surgical hemotherapy. In: Surgical hemotherapy (eds. J. A. COLLINS, P. LUNDSGAARD-HANSEN). Bibliotheca Haematologica, vol. 46, p. 59. Basel: Karger 1980

10. DUVELLEROY, M. A., MEHMEL, H., LAVER, M. B.: Hemoglobin-oxygen equilibrium and coronary blood flow: an analog model. J. appl. Physiol. 35, 480 (1973)

11. HAGA, P., FALKANGER, B.: In vitro assay for erythropoietin: Erythroid colony formation in methyl cellulose used for the measurement of erythropoietin in plasma. Blood 53, 1172 (1979)

12. JAMES, W. P. T., HAY, A. M.: Albumin metabolism: effect of the nutritional state and the dietary protein intake. J. clin. Invest. 47, 1958 (1968)

13. JARNUM, S., LASSEN, N. A.: Albumin and transferrin metabolism in infections and toxic diseases. Scand. J. clin. Lab. Invest. 13, 357 (1961)

14. JOHNSON, S. D., LUCAS, C. E., GERRICK, S. J., LEDGERWOOD, A. M., HIGGINS, R. F.: Altered coagulation after albumin supplements for treatment of oligemic shock. Arch. Surg. 114, 379 (1979)

15. KUBANEK, B., HEIT, H.: Die haemopoetischen Stammzellen. In: Das Knochenmark (ed. W. QUEISSER). Stuttgart: Thieme 1978

16. LARSEN, O. A., JOSEPHSEN, P., LASSEN, N. A.: Nephrogenous anemia treated with erythropoietin. Ugeskr. Laeg. 125, 435 (1963)

17. LUNDSGAARD-HANSEN, P.: Hemodilution - new clothes for an anemic emperor. Vox. Sang. 36, 321 (1979)

18. MAYER, G., SCHOMERUS, H.: Synthesis rates of albumin and fibrinogen during and after acute hepatitis. Digestion 13, 261 (1975)

19. MEHMEL, H. C., DUVELLEROY, M. A., LAVER, M. B.: Response of coronary blood flow to pH-induced changes in hemoglobin-O_2 affinity. J. appl. Physiol. 35, 485 (1973)

20. ORATZ, M.: Oncotic pressure and albumin synthesis. In: Plasma protein metabolism. Regulation of synthesis, distribution and degradation (eds. M. A. ROTHSCHILD, Th. WALDMANN), p. 223. New York: Academic Press 1970

21. ROBIN, E. D.: Dysoxia and the general problem of O_2 delivery by the blood. In: Surgical hemotherapy (eds. J. A. COLLINS, P. LUNDSGAARD-HANSEN). Bibliotheca Haematologica, vol. 46, p. 96. Basel: Karger 1980

22. ROSSING, N.: Metabolism of 131-I-labelled albumin in patients with acute infectious liver diseases. Scand. clin. Lab. Invest. 21, 26 (1968)

23. ROTHSCHILD, M. A., ORATZ, M., FRANKLIN, E. C., SCHREIBER, S. S.: The effect of hypergammaglobulinemia on albumin me-

tabolism in hyperimmunized rabbits studied with albumin-I-131. J. clin. Invest. 41, 1564 (1962)

24. SABA, Th.: Physiology and pathophysiology of the reticuloendothelial system. Arch. intern. Med. 126, 1031 (1970)

25. THOMSON, J. M., DEMPSEY, J. A., CHOSY, L. W.: Oxygen transport and oxyhemoglobin dissociation during prolonged muscular work. J. appl. Physiol. 37, 658 (1974)

26. VAUGHAN, Th. R., ERDMANN, A. J., BRIGHAM, K. L., WOOLVERTON, W. C., WEIDNER, W. J., STAUB, N. C.: Equilibration of intravascular albumin with lung lymph in unanesthetized sheep. Lymphology 12, 217 (1979)

27. WEIGAND, K., SCHOPF, R., SCHINDLER, K.: Unveröffentlichte Befunde

28. WILLIAMS, C. A.: Analysis of "acute phase" protein synthesis in mouse by immunoelectrophoresis. In: Plasma protein metabolism. Regulation of synthesis, distribution and degradation (eds. M. A. ROTHSCHILD, Th. WALDMANN). New York: Academic Press 1970

Die Bereitstellung von Blut und Blutkomponenten für den Kliniker

Von A. Arndt-Hanser und K.-H. Schütt

Die problemlose Indikationsstellung zur Transfusion aus der Anfangsära - man transfundierte Vollblut, wenn Blutverluste auftraten oder wenn es galt, durch Transfusion den Allgemeinzustand beim anämischen oder kachektischen Karzinompatienten zu verbessern -, diese Zeit ist vorbei. Im Laufe einiger Jahrzehnte ist es gelungen, Blut in seine Bestandteile zu zerlegen und mit einzelnen Blutbestandteilen gezielt und gegebenenfalls konzentriert zu therapieren. Diese Möglichkeiten sollten aber nicht dazu verleiten, generell Blut in seine Bestandteile zu zerlegen, um es dann, wo es in seiner Gesamtzusammensetzung benötigt wird, kosten- und zeitaufwendig wieder zusammenzufügen.

Geschichtliche Entwicklung des Blutspende- und Transfusionswesens

Es sei an dieser Stelle gestattet, einen kurzen Überblick über die geschichtliche Entwicklung des Blutspende- und Transfusionswesens in der Bundesrepublik zu geben, um von daher die verschiedenen Systeme der Bereitstellung von Blut- und Blutkomponenten für den Kliniker zu beleuchten.

Bis zum Ende des zweiten Weltkrieges entwickelten sich innerhalb der Krankenanstalten sogenannte "Blutspenderzentralen", deren Aufgabe es war, Spender zu der ausschließlich geübten Frischbluttransfusion (Direkttransfusion) innerhalb des Krankenhauses zu vermitteln. Selbst kleine Krankenhäuser hatten einen Stamm von Blutspendern, die sie nach Bedarf zur Blutspende einbestellten. Als Gegenleistung wurde der Spender gesundheitlich überwacht, er erhielt zusätzlich Lebensmittelkarten und eine finanzielle Zuwendung. Geregelt war diese Vergütung durch einen Erlaß des Reichsministers des Innern vom 5.3.1940 in den "Richtlinien für die Einrichtung des Blutspendewesens im Deutschen Reich". In diesen Richtlinien wurde das Schwergewicht zur Einrichtung von Blutbanken und Blutzentralen auf die Krankenhäuser gelegt.

Bald nach dem zweiten Weltkrieg stieg der Blutbedarf mit der Entwicklung der Blutkonservierung sprunghaft an und aus den Blutspenderzentralen entwickelten sich die sogenannten "Blutbanken", die sich vorwiegend in größeren Krankenhäusern etablierten. Der enorme Nachholbedarf brachte es mit sich, daß nicht in allen Bereichen dem Bedarf entsprechende Einrichtungen geschaffen werden konnten. Besonders in ländlichen Gebieten traten Versorgungslücken auf, zumal Blutbanken in kleineren Krankenhäusern, die nicht mehr Schritt halten konnten, leider ihre Pforten schlossen. Es entstanden nach und nach, oft weitab vom Krankenhaus, überregionale Blutspendedienste, die Blutspenderwerbung betrieben, Blutkonserven herstellten und diese in Krankenhausdepots verteilten.

In die Versorgung der Bevölkerung mit Blutkomponenten, durch Plasmafraktionierung gewonnen, trat ferner die Pharmaindustrie ein, die auf dem Sektor der Plasmafraktionierung Grundlagenforschung betrieb und sehr bald den Anschluß an die Eiweißforschung des Auslandes schaffte.

So wird die Bevölkerung der Bundesrepublik von drei Gruppen mit Blut und Blutkomponenten versorgt:

1. Staatliche und kommunale Bluttransfusionsdienste, die in unmittelbarer Nähe des Krankenbettes spezielle diagnostische und klinisch-therapeutische Aufgaben der Transfusionsmedizin erfüllen.

2. Überregionale Blutspendedienste, die in großen Mengen Blutspenden entgegennehmen, an kleinere und größere Krankenhäuser in Depots liefern und mittlerweile industriegleich Plasmafraktionierung betreiben.

3. Die Pharmaindustrie, die zum Teil in Plasmapheresestationen Plasma gewinnt und Plasmafraktionierungsprodukte herstellt und vertreibt.

Hier zunächst ein Überblick von dem, was ein Transfusionsdienst für die Therapie anzubieten hat (Abb. 1). Es ist ein Schema von BRÜSTER, mit einer guten Übersicht über das, was aus einer Blutspende frisch oder fraktioniert gewonnen werden kann.

Die Möglichkeiten der kliniknahen bzw. klinikintegrierten Transfusionsdienste bestehen in der individuellen patientenbezogenen Transfusionsmedizin. Diese Aussage möchte ich bewußt im Gegensatz zur sogenannten "Hämotherapie nach Maß" sehen, denn diese ist aus unserer Sicht in der Praxis mancher überregionalen Blutspendedienste inzwischen zu schematisch und zu zweckbetont geworden. Frischblut und Vollblutkonserven stehen heute unter dem Motto "Hämotherapie nach Maß" leider kaum noch zur Verfügung, sondern sind der ausschließlichen Verwendung von Erythrozytenkonzentrat und lagerfähigen Plasmafraktionen, wie Albumin, PPL, Prothrombinkomplex, Cohn-Fraktion, gewichen. Gegen Erythrozytenkonzentrate und diese Fraktionen ist natürlich nichts einzuwenden, sondern sie sind sehr nützlich, soweit der Einsatz gezielt erfolgt und daraus nicht wieder Vollblutkonserven kostenaufwendig rekonstruiert werden. Letzteres geschieht aber im klinischen Alltag leider immer häufiger, kann aber nicht die optimale Lösung sein, weder für den Patienten noch für den Arzneimitteletat.

Ein Schwerpunkt des kliniknahen Transfusionsdienstes liegt daher nicht zuletzt in der Frischblutversorgung. Frischblut sollte folgenden Indikationen vorbehalten sein: Thrombozytopenie, Leukopenie, Gerinnungsstörung, Herz-Lungen-Maschine, Austauschtransfusion, Massentransfusion, Leberintoxikation, Nephropathie. Die Verabreichung von Frischblut, wenn nur die vorgenannten Indikationen berücksichtigt werden sollen, erfordert aber einen

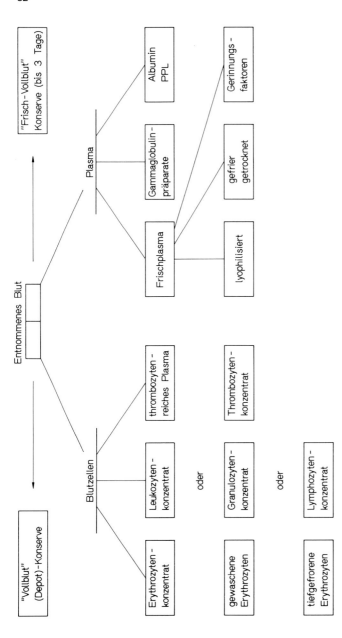

Abb. 1. Therapieschema (Nach BRÜSTER)

exzellent funktionierenden, gut organisierten Bluttransfusionsdienst, der in der Nähe des Patienten rund um die Uhr ein abrufbereites Spenderpotential zur Verfügung hält und kooperativ mit dem transfundierenden Arzt zusammenarbeitet. Das heißt, der Bluttransfusionsdienst muß über die therapeutischen Notwendigkeiten nicht nur orientiert, sondern auch bereit und in der Lage sein, seinen Transfusionsdienst dementsprechend zu organisieren und funktionsfähig zu halten. Andererseits muß aber der therapierende Arzt auch mit den Möglichkeiten und Grenzen seines zuständigen Transfusionsdienstes vertraut sein, um auch die Grenzen seiner Forderungen für die von ihm zu veranschlagende Therapie zu kennen. Mit einem Wort, das enge Zusammenwirken zwischen Klinik und Bluttransfusionsdienst ergibt unter dem Strich für den Patienten die beste Therapie. Ideal ist und bleibt daher für die aktuelle individuelle Patientenversorgung - ganz besonders bei Risikopatienten - der klinikintegrierte Bluttransfusionsdienst, der auch gegenwärtig allein in der Lage ist, sich den Anforderungen des behandelnden Arztes ad hoc anzupassen. BUSCH (1) fordert zu Recht: "Jedes Krankenhaus sollte einen eigenen Bluttransfusionsdienst einrichten, wenn jährlich mindestens 3.000 Blutübertragungen durchgeführt werden." Überregionale Blutspendedienste müssen daher organisatorisch umdenken und sich den Erfordernissen der modernen Transfusionsmedizin im Interesse des Patienten anpassen.

Frischblut

Frischblut wird entweder als Vollblutkonserve transfundiert oder dient als Ausgangsprodukt für Erythrozytenkonzentrate, Leukozytenkonzentrate, Thrombozytenkonserven und in zunehmendem Maß für die Gewinnung von sogenanntem fresh frozen plasma. Für die Therapie mit frischem Vollblut gibt es eine absolute Indikation, nämlich den Morbus haemolyticus neonatorum, den wir grundsätzlich mit Heparinblut und gruppenverträglich im ABO- und Rh-System therapieren (Tabelle 1). Alle anderen Indikationen für Frischblut sollten direkt von der Situation des Patienten abgeleitet werden. Ausschlaggebend sind hierbei Störungen im Gerinnungssystem, zellulär oder plasmatisch, oder Störungen der Infektabwehr, ebenfalls humoral oder zellulär, bei gleichzeitigem Vorliegen einer therapiebedürftigen Anämie. Aber auch andere Indikationen halten wir für zulässig, z. B. die neurochirurgische Blutung, bei der es im Bereich der Endstrombahn Gehirn sowohl auf leistungsfähige Erythrozyten als auch auf eine intakte Gerinnung ankommt. Die Liste der Indikationen läßt sich beliebig erweitern bis zur Anämie bei konsumierenden Erkrankungen, weil hier häufig ein erhebliches Defizit an Transferrin unter 30 % der Norm bei gleichzeitiger allgemeiner Abwehrschwäche besteht.

Das Erythrozytenkonzentrat aus Frischblut ist immer dann indiziert, wenn zwischen Prognose und Transfusionshäufigkeit eine Beziehung besteht, wie z. B. bei der hämolytischen Anämie. Zu Beginn der Erkrankung läßt sich häufig ein spezifischer Antikörper, z. B. Autoanti-e nachweisen. Mit zunehmender Transfusionshäufigkeit wird dieser Antikörper breiter, betrifft schließ-

Tabelle 1. Austausch mit blutgruppen- und Rh-verträglichem Heparinblut

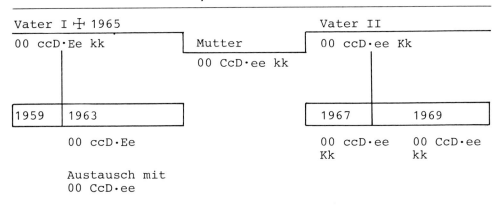

1963 im Serum der Mutter Anti-E 1:256
   beim Kind direkter Coombs-Test positiv

1967 im Serum der Mutter Anti-E 1:32
   beim Kind direkter Coombs-Test negativ
1969 im Serum der Mutter Anti-E 1:32 und Anti-Kell 1:256
   beim Kind direkter Coombs-Test negativ

lich alle Rh-Antigene bis hin zur Rh-Ursubstanz. Eine negative Reaktion erhält man dann nur noch mit Rh-0-Zellen. Aber wie sollte man diese überhaupt und in der entsprechenden Menge beschaffen? Solange spezifische Antikörper nachweisbar sind, empfehlen wir Erythrozyten zu transfundieren, die mit der Autoantikörperspezifität nicht reagieren. Im obigen Beispiel also EE-Zellen. Wir haben bisher in solchen Fällen nie ein antransfundiertes Anti-E beobachtet.

Eine zweite Gruppe für die Transfusion von Frischbluterythrozyten stellen die Dialysepatienten dar. Der Grund ist auch hier die höhere Überlebensrate frischer Erythrozyten. Gerade in diesem Bereich hat der Bluttransfusionsdienst zahlreiche spezielle Aufgaben, z. B. auch in Hinsicht auf eine eventuell bevorstehende Organtransplantation, zu erfüllen. Es betrifft in erster Linie den Gehalt des Blutes oder der Blutprodukte an HLA-antigenhaltigen Zellen und zum zweiten den Grad der Verträglichkeit bei bestimmten Erythrozytenantigenen, wie MN- und Lewis-System, da hier Abstoßungsreaktionen beschrieben wurden. Diese Systeme sind bei unseren Dauerspendern bekannt, so daß eine antigenverträgliche Transfusion für uns kaum zum Problem wird. Sie kann aber zu einem Problem werden, wenn die Versorgung mit nur ABO- und D-getesteten Blutkonserven erfolgt. Daher ist es wichtig, daß für Dialysepatienten ein patientennaher Bluttransfusionsdienst, dem ein ausgeformelter, abrufbereiter Spenderstamm zur Verfügung steht, diese Aufgabe übernimmt. Oder aber das Dialysezentrum kann auf eine eigene Spenderkartei zur Bewältigung dieser speziellen Aufgaben zurückgreifen.

Erythrozytenkonzentrate

Ganz sicher gibt es für den Einsatz von Erythrozytenkonzentraten ein sehr weites Indikationsgebiet. Dennoch ist es keineswegs so weit, daß es gerechtfertigt erscheint, den Kliniker zu bestimmen, nur noch Konzentrate zu verwenden und etwa, wie es mancherorts geschehen ist und noch geschieht, die Empfehlung zu erteilen, nur Konzentrate zu verwenden und gegebenenfalls durch Zugabe von Albumin diese wieder in eine "Vollblutkonserve" zu überführen. Das ist unseres Erachtens aus klinischer Sicht nicht vertretbar. Außerdem steigert es den ohnedies schon unverantwortlich hohen, kostenintensiven Albuminverbrauch noch weiter. Auch ist das Mischen von Konzentrat, besonders alter Konserven, mit Albumin nicht zu empfehlen, da die bei der Herstellung mancher Albuminpräparate zugesetzte Glukose zu Hämolysen führen kann. Die alleinige Verwendung von Konzentraten unter dem Motto "Senkung des Hepatitisrisikos" ist sicher falsch! Ich werde darauf noch zurückkommen.

Gewaschene Erythrozytenkonzentrate sind zur Vermeidung von Transfusionsreaktionen angezeigt, wenn diese auf Plasmaunverträglichkeiten zurückzuführen sind, nicht aber zur Vermeidung posttransfusioneller Hepatitiden. Ebensowenig kann die Wirksamkeit von im Serum des Patienten vorhandenen Antikörpern durch das Waschen der Erythrozyten ausgeschaltet werden und eine serologische Unverträglichkeitsreaktion verhindern, wenn die gewaschenen Erythrozyten das Antigen tragen, gegen das der Antikörper im Serum des Patienten gerichtet ist. Da nutzt es auch nichts, wenn man die gewaschenen Erythrozyten sehr langsam transfundiert! Gelegentlich stellen wir fest, daß gehäuft gewaschene Erythrozyten angefordert werden und im gleichen Atemzug thrombozytenangereichertes Plasma oder Konzentrat. Das ist unlogisch! Wozu die Erythrozyten waschen, wenn dann gesondert das Plasma gegeben wird? Die Rückfrage bei den anfordernden Kollegen ergibt dann meist: "Der Patient ist so krank, daß ich ihn nicht der Gefahr einer Transfusionshepatitis aussetzen möchte, daher die gewaschenen Erythrozyten; aber Thrombozyten, die braucht er auch". Was nun? Gewaschene Erythrozyten sind keine Garantie dafür, daß der Patient keine Hepatitis entwickelt, ebensowenig wie die Blutübertragung die Ursache einer Hepatitis nach Transfusion sein muß! Die gewaschenen Erythrozyten können nämlich ganz sicher nicht eine krankenhausakquirierte Hepatitis B oder eine non B-Hepatitis verhindern. Hierzu ein Beispiel einer sogenannten "sicheren" Transfusionshepatitis (Abb. 2). Der Patient mit einer Polyposis coli hat zahlreiche diagnostische und operative Eingriffe durchgemacht. Beim ersten stationären Aufenthalt waren zweimal Blutkonserven angefordert worden und im Zusammenhang mit der Verträglichkeitsprobe HB_sAg getestet worden, er war HB_sAg negativ. Die angeforderten Blutkonserven wurden jedoch nicht transfundiert. Beim erneuten stationären Aufenthalt etwa sechs Wochen später wurden fünf Transfusionen durchgeführt. In der zur Verträglichkeitsprobe eingesandten Blutprobe wurde HB_sAg festgestellt, also bereits vor der Transfusion. Acht Wochen später erhielten wir eine Hepatitismeldung "sicher transfusionsbedingte Hepatitis". Im vorliegenden Fall kann aber die Transfusion trotz der scheinbar passenden Inkubationszeit nicht die Ursache

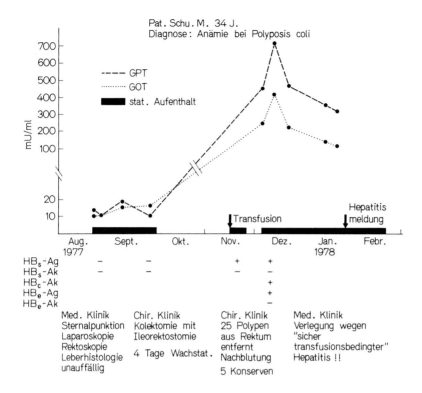

Abb. 2. Beispiel einer "sicheren" Transfusionshepatitis

gewesen sein, da der Patient bereits HB_SAG positiv war, bevor er Transfusionen erhalten hat.

Thrombozytentransfusion

Ein großer Teil der Frischblutanforderungen bezieht sich heute auf Thrombozyten und Leukozyten zur Überbrückung der Knochenmarksinsuffizienz nach zytostatischer Therapie. Indikation für die Thrombozytensubstitution sind Thrombozytenzahlen unter 30.000. Für die Therapie sind in der Regel Poolpräparate ausreichend. HLA-identische Präparate sollten nur für langfristige Substitutionen, z. B. allergische Thrombopenien, eingesetzt werden. Zwischen Spende und Transfusion sollten daher nicht mehr als 6 h vergehen, denn später nehmen die an die Morphologie der Thrombozyten gebundenen Funktionen drastisch ab. Auch hier ist der patientennahe Bluttransfusionsdienst, der seine Spender gezielt einbestellen kann, in der Lage, entsprechende frische Präparationen zu liefern, die für den therapeutischen Effekt ausschlaggebend sind.

Granulozytentransfusion

Die Indikation zur Transfusion von Granulozyten sollte sehr eng gefaßt werden. Praktisch gibt es nur eine Indikation, die bakteriologisch gesicherte Sepsis. Fieber und Leukopenie allein sollten kein Grund für die Transfusion von Granulozyten sein. Hier ist eher eine adjuvante Therapie mit i.v. Gammaglobulin, sofern Präparate mit intaktem Fc-Teil des Moleküls zur Verfügung stehen, oder Frischplasma angezeigt.

Will man - was dem Ideal entspräche - HLA-identisch transfundieren, so muß man einen sehr großen HLA-typisierten Spenderstamm zur Verfügung haben, der abrufbereit ist. Wir haben inzwischen von unseren freiwilligen Dauerspendern etwa 6.000 auch HLA-typisiert, bilden uns aber nicht ein, hier alle Typen zu finden, die wir möglicherweise brauchen. So haben viele Bluttransfusionsdienste (wir übrigens auch) inzwischen bei Herrn Schneider, Universitätsblutbank Tübingen, ihre typisierten Blutspender eingespeichert, um so aus einem großen Spenderpotential der Bundesrepublik eventuell den HLA-identischen Spender für eine Blutkonserve zur Transfusion vor der Nierentransplantation zu finden oder in besonderen Fällen für die HLA-identische Thrombo- oder Leukopherese.

Hier ist kurz ein weiteres Problem anzusprechen, die Leukopherese und Thrombopherese am Zellseparator. Sie ist für den, der an die Maschine angeschlossen wird, nicht ganz ungefährlich, wenn inzwischen auch die Entwicklung so weit gediehen ist, daß dieses Risiko tragbar geworden zu sein scheint. Wenn es gilt, mittels Maschine HLA-identische Thrombozyten oder Leukozyten zu gewinnen, weil die Indikation es erfordert, so sollte man zunächst versuchen, das Risiko auf die Familie zu übertragen, d. h. dort einen geeigneten, HLA-identischen Spender sucht. Hier wird auch die Bereitschaft, sich trotz eines gewissen Risikos an die Maschine zu begeben, sicher auf mehr Verständnis stoßen und auch zumutbar sein. Wir sind weit davon entfernt, unsere Spender kritiklos, wann immer die Zellseparation gewünscht wird, zur Leuko- oder Thrombopherese zu überreden bzw. die Dringlichkeit für die Rettung oder Erhaltung eines Menschenlebens zu vertreten, wenn nicht die eindeutige Indikation dies erfordert. Wir wissen, daß es inzwischen geradezu Zellseparator-Fans nicht nur in der Klinik, sondern auch unter unseren Blutbankkollegen gibt, die auch Erfolge aufzuweisen haben. Dennoch mahnen wir zur Zurückhaltung.

Frischplasma

Das Frischplasma wäre als letztes Frischblutpräparat zu nennen. Fresh frozen plasma ist Frischplasma, das innerhalb von etwa 2 - 6 h nach der Blutentnahme gewonnen und tiefgefroren bei mindestens -30°C für sechs Monate lagerfähig ist. Wir stellen in den letzten Jahren mit einer gewissen Genugtuung eine zunehmende Konkurrenz zum Albumin, PPL und den Gerinnungspräparaten fest. Es bleibt zu hoffen, daß diese Konkurrenz weiter ausgebaut wird und am Ende den Albuminverbrauch auf das therapeutisch notwendige Maß senkt. HEHNE und Mitarbeiter (3) sehen in der Anwendung von fresh frozen plasma bei akutem Blutverlust und Schock einen durchaus befriedigenden Ersatz für Frischblut, da dieses nicht überall schnell, in ausreichender Menge und zu jeder Zeit zu beschaffen ist. In jedem Falle wurde mit der Frischplasmainfusion die hämorrhagische Diathese behoben, die Gerinnungsfaktoren stiegen rasch an und der Schock wurde überwunden. Dennoch sollte zusätzlich Frischblut transfundiert werden, um auch der Thrombozytopenie zu begegnen und die Anämie mit Erythrozyten, die ausreichend Sauerstoff transportieren, auszugleichen. Dies ist, wo klinikintegrierten Transfusionsdiensten die Versorgung obliegt, ohne weiteres möglich.

In Bereichen, in denen Frischblut nicht beschafft werden kann, sondern nur Erythrozytenkonzentrate zur Verfügung stehen, sollten dann möglichst frische, aber buffy coat-freie Konzentrate eingesetzt werden. Mit der Entfernung des buffy coat werden Leukozyten- und Thrombozytenzellfragmente entfernt, die sonst sehr leicht die Transfusionssiebe verstopfen und die Fließgeschwindigkeit beeinträchtigen. Zum anderen kann durch freiwerdende Leukozytenproteasen eine Hämolyse der Erythrozyten hervorgerufen werden (4). Auf weitere Vorteile des buffy coat-freien Erythrozytenkonzentrates werde ich später bei Massivtransfusionen noch eingehen.

Für die kombinierte Anwendung von fresh frozen plasma und Erythrozytenkonzentrat hat BRÜSTER einige Therapievorschläge zusammengestellt (Tabelle 2).

Bei nicht akuten Blutverlusten bis zu 500 ml erfolgt die Substitution ohne Blut nur mit Elektrolytlösungen und Plasmaexpandern. Auch größere Blutverluste bis zu 1.000 ml etwa gleicht er ohne Erythrozyten aus, wobei er zu etwa 500 ml Plasmaexpander 500 ml Plasma, Frischplasma oder Albumin verabreicht. Erst bei Blutverlusten über 1.000 ml verwendet er in steigender Menge neben Plasma auch Erythrozytenkonzentrate. Bei akuten Blutverlusten gibt er keine Plasmaexpander, sondern nur Erythrozytenkonzentrate und Frischplasma. Neben den nativen Gerinnungsfaktoren enthält fresh frozen plasma auch die Inhibitoren des Gerinnungssystems, wie das AT III. Bei rechtzeitigem Einsatz von fresh frozen plasma ist die Verbrauchskoagulopathie als Schockfolge auch ohne Heparin vermeidbar.

In Tabelle 3 hat BRÜSTER spezielle Indikationsgebiete für die Anwendung von Frischplasma aufgezeigt. Herausgreifen möchte ich hier die therapeutische Plasmapherese, den Austausch mit Frischplasma, der zunehmend an Bedeutung gewinnt. Im Vordergrund stehen dabei Erkrankungen, bei denen eine autoaggressive Genese bewiesen oder vermutet wird. Goodpasture-Syndrom und Senear Usher-Syndrom waren die Indikation für therapeutische Plasmapheresen, die erfolgreich an unserer Klinik durchgeführt worden sind. In der Literatur finden sich Berichte über die erfolgreiche Schmerzbehandlung bei der PCP bis zur Unterstützung der Chemotherapie bei malignen Erkrankungen, jedoch müssen hier sicher noch weitere Erfahrungen gesammelt werden.

Vollblutkonserve

Verlassen wir jetzt das Thema Frischblut und kommen zur normalen Vollblutkonserve. Damit kein falscher Eindruck entsteht,

Tabelle 2. Therapie bei nicht akuten Blutverlusten (Nach BRÜSTER)

Präparate: 6 % Hydroxyäthylstärke (HÄS)
Ringer-Lösung
5 % Humanalbumin oder Plasma
Frischplasma
buffy coat-freies Erythrozytenkonzentrat

Blutverlust von 500 ml

250 ml HÄS
250 ml Ringer

Blutverlust von 1.000 ml

250 ml HÄS
250 ml Ringer
250 ml Albumin/Plasma
250 ml Frischplasma

Blutverlust über 1.000 ml

250 ml HÄS
250 ml Ringer
250 ml Albumin/Plasma
250 ml Frischplasma
250 ml Erythrozytenkonzentrat

Blutverlust von 2.000 ml

250 ml HÄS
250 ml Ringer
250 ml Albumin/Plasma
500 ml Frischplasma
500 ml Erythrozytenkonzentrat

Tabelle 3. Spezielle Indikationen für Frischplasma (Nach BRÜSTER)

Alle Gerinnungsstörungen
Schocklunge
Plasmaaustausch bei akuter Porphyrie
Plasmaaustausch bei Hemmkörper-Hämophilie
Zusatztherapie bei Infektionen mit gramnegativen Keimen

---

wenn ich im folgenden vorwiegend von den Nachteilen der Vollblutkonserve spreche: Sie trägt in unserem Bereich immer noch die Hauptlast der Versorgung in den operativen Fächern. Die Vollblutkonserve ist besonders bei Massivtransfusionen so gut oder so schlecht wie das Durchschnittsalter aller transfundierten Konserven. Uns stehen zwar bei Massivtransfusionen relativ frische Konserven zur Verfügung, so daß unsere Erfahrungen zum Thema Transfusionslunge nicht repräsentativ sein mögen, dennoch erlauben wir uns einige kritische Anmerkungen. Der Polytraumatisierte wird meist im Schock in die Klinik eingeliefert. Wie

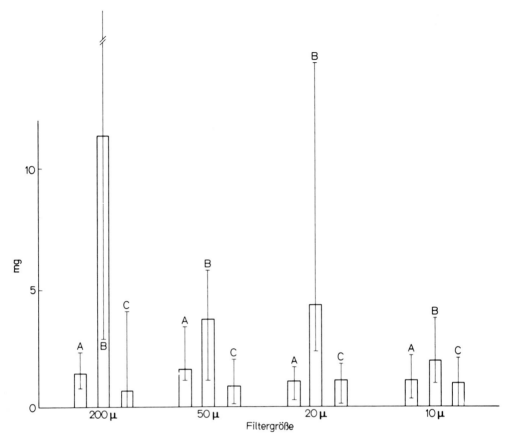

Abb. 3. Vergleich der Trockengewichtsrückstände von Frischblut, 21 Tage alten Vollblutkonserven und 21 Tage alten buffy coat-freien Blutkonserven (Nach GANZONI)

will man hier das Bild der Schocklunge von einer Transfusionslunge abgrenzen? Anders die Situation bei gynäkologischen Massivtransfusionen, wo primär kein Schock vorliegt. Wir haben hier häufig Patientinnen gehabt, die über 60 Konserven benötigten. Eine Transfusionslunge wurde nie gesehen und die Leiterin der gynäkologischen Anästhesieabteilung reagiert auch heute noch leicht unwirsch bei dem Thema Mikrofilter. Mikroaggregate sind sicherlich ein Baustein in der Pathogenese der Schocklunge, ein Faktor, der durch Mikrofiltration bei Massivtransfusionen vermieden werden kann. Wir können uns aber keineswegs Aussagen anschließen, die bei einem Blutbedarf über drei Konserven die Transfusion ohne Mikrofilter als Kunstfehler bezeichnen, zumal es auch andere Wege gibt, Mikroaggregate zu entfernen, z. B. die Verwendung buffy coat-armer Erythrozytenkonzentrate, die in der Modifikation von GANZONI (2) auch kaum Mikroaggregate enthalten. Wir haben die Technik für Flaschen modifiziert, das Ergebnis ist in Abb. 3 dargestellt. Es wurde Frischblut (A), 21 Tage altes Vollblut (B) und 21 Tage altes buffy

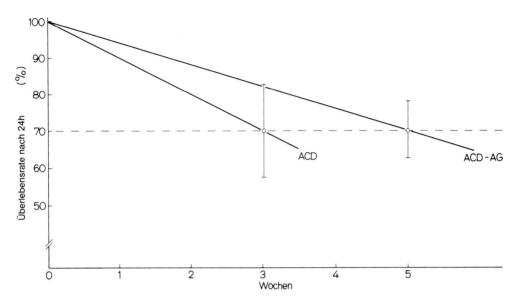

Abb. 4. Überlebensrate transfundierter Erythrozyten in Abhängigkeit vom Alter der Blutkonserve (Nach SPIELMANN und SEIDL)

coat-freies Vollblut (C) durch verschiedenporige Filter gegeben und die Trockengewichtsrückstände jeweils gemessen. Dabei zeigte sich, daß bei Frischblut und 21 Tage altem buffy coat-freiem Vollblut die Trockengewichtsrückstände gleich waren. Auch die Fließgeschwindigkeit des Vollblutes und des buffy coat-freien Vollblutes waren gleich.

Mit diesem Versuch haben wir die These von GANZONI, daß bei der Anwendung von buffy coat-freiem Erythrozytenkonzentrat die Mikrofiltration nicht notwendig ist, bestätigt. Während die nachlassende Aktivität des Plasmas der Vollblutkonserve heute keine Probleme mehr beinhaltet, da fresh frozen plasma verwendet werden kann, verdient die Funktionsfähigkeit der Erythrozyten größere Aufmerksamkeit.

Die Überlebensrate der transfundierten Erythrozyten im Empfängerkreislauf ist ein wichtiger Parameter, an dem der Erfolg einer Erythrozytensubstitution gemessen werden kann. Während der Zitratgehalt der Stabilisatoren die Gerinnung des Plasmas verhindert, dienen Glukose und der Zusatz von Nucleosiden dem Basisstoffwechsel der Erythrozyten und ermöglichen somit das Überleben der Erythrozyten in der Blutkonserve. Die in vivo Überlebensfähigkeit der Erythrozyten wird jedoch von keinem handelsüblichen Stabilisator über die ganze Lagerungsdauer auch nur annähernd erreicht. Definitionsgemäß müssen am Ende der Laufzeit 70 % der transfundierten Erythrozyten nach Cr-Markierung noch 24 h im Empfängerkreislauf überleben (Abb. 4). Bei der ACD-Konserve ist dieser Zeitpunkt nach drei Wochen, bei der ACD AG-Konserve nach fünf Wochen erreicht. Am Ende der Laufzeit ist die Standardabweichung dieser Messung sehr groß, was in extre-

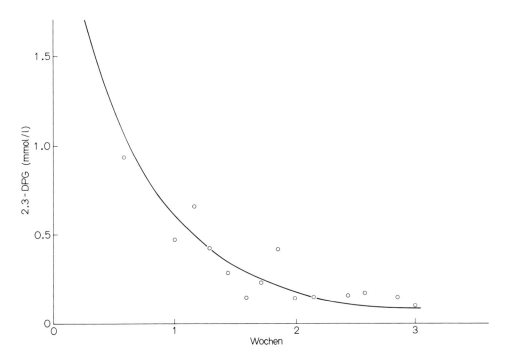

Abb. 5. 2,3-DPG-Gehalt ACD-stabilisierter Vollblutkonserven in Abhängigkeit vom Alter der Blutkonserve (Nach JUNGER)

men Fällen nur noch eine Überlebensrate von 50 % bedeutet. Die Überlebensfähigkeit der Erythrozyten in der Konserve wird im wesentlichen von ihrem ATP-Gehalt bestimmt. Erythrozyten mit niedrigem ATP-Gehalt verlieren ihre Verformbarkeit und werden deshalb bei der Kapillarpassage rein mechanisch hämolysiert. Für die Funktionsfähigkeit der Erythrozyten ist der Gehalt an 2,3-Diphosphoglycerat, im folgenden 2,3-DPG genannt, entscheidend (Abb. 5). 2,3-DPG konkurriert am Hämoglobinmolekül mit dem Sauerstoff. Je niedriger der 2,3-DPG-Gehalt am Ende der Laufzeit der Konserve wird, desto fester wird die O_2-Bindung an das Hämoglobinmolekül und um so ausgeprägter die Unterversorgung des Gewebes mit Sauerstoff. Normalerweise spielt dieser Mechanismus bei der Transfusion eine untergeordnete Rolle, da das 2,3-DPG-Defizit nach der Transfusion reversibel ist und außerdem physiologische Kompensationsmechanismen, wie die Erhöhung der kardialen Förderleistung, in Aktion treten.

Bei Schockpatienten versagen diese Kompensationsmechanismen mehr oder weniger. Der 2,3-DPG-Gehalt der transfundierten Erythrozyten sollte daher berücksichtigt werden. Für die optimale Therapie des Schocks mit Erythrozyten möchten wir uns bewußt nicht auf ein bestimmtes Alter der Konserve festlegen, sondern es bei einem "so frisch wie möglich" belassen.

Ich habe bereits mehrfach darauf hingewiesen, daß die organisatorischen und technischen Möglichkeiten verschieden sind, je nachdem, ob ein klinikintegrierter Bluttransfusionsdienst oder ein überregionaler Blutspendedienst die Bereitstellung von Blut und Blutkomponenten vorzunehmen hat, daher müssen auch verschiedene Wege eingeschlagen werden, um das Ziel der optimalen Therapie mit Blut und Blutkomponenten zu erreichen.

Es war mir ein Anliegen aufzuzeigen, daß die moderne Transfusionsmedizin sich jenseits von dem inzwischen starr und zweckbetont gewordenen Schema der "Hämotherapie nach Maß" in jedem der in der Bundesrepublik in die Bereitstellung von Blut und Blutkomponenten eingeschalteten Systeme erfolgreich verwirklichen läßt, insbesondere dann, wenn diese Systeme kooperativ zusammenarbeiten.

Daß ich auf die mit der Bereitstellung von Blut und Blutkomponenten verbundenen speziellen Aufgaben des Bluttransfusionsdienstes hinsichtlich der Verantwortungsentlastung des transfundierenden Arztes nicht eingegangen bin, geschah bewußt. Ich bin der Meinung, daß dieses Thema im Zusammenhang mit den Richtlinien für das Blutspende- und Transfusionswesen Stoff und Zündstoff genug für einen gesonderten Workshop bieten würde. Ziel eines solchen Workshop sollte dann aber sein, die erst neu überarbeiteten Richtlinien wieder auf Mindestanforderungen zurückzuführen, und zwar eindeutig klar und kurz und ohne Fußangeln.

Literatur

1. BUSCH, H.: Chirurgie und Transfusionsmedizin. Organisatorische, aktuelle und rechtliche Probleme. Chirurg 50, 403 (1979)

2. GANZONI, A. M.: Die Therapie mit Blutkomponenten. Deutsches Rotes Kreuz, Blutspendedienst Baden-Württemberg, Ulm, 1978

3. HEHNE, H. J., NYMAN, D., BURRI, H., WOLFF, G.: Frischgefroren konserviertes Plasma zur Behandlung der intravasalen Gerinnung beim Polytraumatisierten. Schweiz. med. Wschr. 106, 671 (1976)

4. HÖGMAN, C. F., HEDLUND, K., AKERBLOM, O., VENGE, P.: Red blood cell preservation in protein-poor media. Transfusion 18, 233 (1978)

Vollblut oder Blutkomponenten?
Differentialindikation zur Erythrozytengabe

Von H. Bergmann

Dem Begriff einer "optimalen Verwendung von Blut" liegt die Aufteilung von Vollblut in seine transfundierbaren zellulären und flüssigen Bestandteile zugrunde. Den Erfordernissen des Einzelfalles entsprechend sind diese Einzelbestandteile im Sinne einer "gezielten Bluttransfusion" klinisch "nach Maß" zu verabreichen.

Wir wollen uns im folgenden
I. mit einigen physiologisch-chemischen Grundlagen der Erythrozytengabe beschäftigen,
II. allgemeine Grundsätze zur Erythrozytengabe diskutieren und
III. die Möglichkeiten und die Differentialindikation der verschiedenen Erythrozytenpräparationen besprechen.

I. Physiologisch-chemische Grundlagen der Erythrozytengabe

Am Anfang der Überlegungen sei nochmals an die Grundaufgabe der Erythrozyten, an den Sauerstoff- und CO_2-Transport im Rahmen der "Blutphase der Atmung", erinnert (3). Der O_2-Transportmechanismus wird im wesentlichen von der chemischen Bindungsfähigkeit des Transportproteins Hämoglobin - jeder Erythrozyt besitzt 280 Millionen Moleküle davon - bestimmt. Die physikalische O_2-Löslichkeit im polaren Plasmawasser spielt bekanntlich dagegen eine nur bescheidene Rolle (23). Die O_2-Sättigung in Prozent der O_2-Kapazität des Blutes hängt dabei, der O_2-Dissoziationskurve entsprechend, vom O_2-Partialdruck ab. Am Begriff der O_2-Transportkapazität bzw. des O_2-Verbrauches sind außer dem Hb auch das Herzzeitvolumen und der O_2-Gehalt bzw. die arteriovenöse Sättigungsdifferenz beteiligt. Der CO_2-Transport in umgekehrter Richtung bedient sich vor allem intraerythrozytärer Reaktionen, die Pufferkapazität sorgt für die Aufrechterhaltung der Homöostase.

Im Fließgleichgewicht des erythropoetären Systems führt nun, was die Bildung der Erythrozyten betrifft, ein herabgesetzter O_2-Partialdruck im Gewebe zu einer erhöhten Erythropoetinausschüttung und die erythropoetische Stammzelle wird zur vermehrten Differenzierung in Erythroblasten und zu erhöhter proliferativer Aktivität angeregt (11). Bei akutem Blutverlust wird zusätzlich die Verweildauer im proliferativen und Reifungskompartiment herabgesetzt. Aus den in Tabelle 1 dargestellten Lebensdaten der Erythrozyten (13) geht ferner die laufende massive Erneuerung der roten Blutkörperchen (2,4 Millionen pro Sekunde) auch zahlenmäßig hervor.

O_2- und CO_2-Transport verlaufen energieunabhängig. Energie wird jedoch für die Erythrozyten benötigt, um aktiv Ionen zu trans-

Tabelle 1. Lebensdaten des Erythrozyten (Nach 13)

Lebensdauer	120 (110 - 130) d, t/2 60 d
Oberfläche aller Erythrozyten	3.800 m²
Gesamtmenge	$2,5 \times 10^{13}$ (25.000 Milliarden)
Täglicher Bedarf	$2,1 \times 10^{11}$ (208 Milliarden, 0,8 % des Gesamtbestandes)
Erythrozytenproduktion/s	$2,4 \times 10^{6}$ (2,4 Millionen, 0,01 °/₀₀ d)
Zurückgelegter Weg während 120 Tagen	400 km
Gewicht eines Erythrozyten	3×10^{-11} g (30 pg)

portieren - Na^+ aus der Zelle hinaus, K^+ in die Zelle hinein -, über ein mögliches kontraktiles Membranprotein die Formstabilität der Erythrozyten zu gewährleisten und auch die Biosynthese von Glutathion zu garantieren, was zum Schutz vor Membranschäden und Hämolyse unerläßlich ist. Im Stoffwechsel der Erythrozyten spielt demnach die Glykolyse, die zu 90 - 95 % über den Embden-Meyerhof-Abbau geht, eine tragende Rolle. 20 % des Schrittes 1,3-Diphosphoglycerat zu 3-Phosphoglycerat gehen auf einem Seitenweg zum 2,3-Diphosphoglycerat, welches mit seiner Bindung an ß-Ketten des Hämoglobins für die O_2-Affinität des Hb verantwortlich zeichnet. Der Glukoseabbau verläuft zu 5 - 10 % auch auf dem Hexosemonophosphatweg ab, wobei sich NADPH als H^+-Donator zur Reduktion von Glutathion bildet.

Betrachten wir abschließend zu diesem Abschnitt noch kurz die Biochemie des 2,3-DPG, so nimmt dieses wichtige Zwischenprodukt bei Hypoxie und Alkalose zu, bei Azidose ab. Hypoxie führt über Hyperventilation zum pH-Anstieg im Erythrozyten, wodurch enzymatisch einerseits 1,3-Diphosphoglycerat als Ausgangsprodukt von 2,3-DPG vermehrt anfällt und dieses selbst in seinem Abbau gehemmt wird. Ein dadurch bedingter intraerythrozytärer Anstieg von 2,3-DPG verschiebt die O_2-Dissoziationskurve nach rechts und vermindert die Hb-O_2-Affinität.

Ein pH-Anstieg läßt nach dem Bohr-Effekt aber gleichzeitig die O_2-Dissoziation nach links ausschlagen, womit ebenso ein Gegengewicht geschaffen wird wie durch die bei erhöhtem 2,3-DPG im Erythrozyten zustandekommende intraerythrozytäre pH-Abnahme.

II. Allgemeine Grundsätze zur Erythrozytengabe

Und nun zur Frage, wann überhaupt Erythrozyten gegeben werden sollen. Dabei müssen wir uns vor Augen halten, daß der Zweck eines Blutersatzes nicht nur in der Zufuhr von O_2-Überträgern zu liegen braucht, sondern auch Volumen, Albumin, Gerinnungsfaktoren und Thrombozyten mit einer Bluttransfusion verabreicht werden können. Eine entsprechende Auswahl dieser Einzelfaktoren, bei technisch gegebener Voraussetzung, bietet sich daher jetzt schon zwanglos an.

Klare Nachteile einer Erythrozytengabe selbst liegen jedoch auf der Hand: Sie zeigen sich im zunehmenden Gesamtaufwand als Folge eines immer noch steigenden Blutbedarfes, im Zeitverlust von 1 h für die serologische Verträglichkeitsprüfung im Dreistufentest mit Enzymansatz und im ganzen Spektrum von Transfusionsreaktionen, von denen der hämolytische Transfusionszwischenfall mit einer Frequenz von 1:30.000 - 50.000 zwar nicht mehr vordergründige Bedeutung hat (18), das Problem der Transfusionshepatitis aber unter Einbeziehung der non A-non B-Form auch bei Ausschöpfung aller nunmehr verfügbaren Vorkehrungsmaßnahmen nur teilweise gelöst ist. In Darstellungen von ALTER et al. (1) und von STAMPFLI (27) werden Inzidenzen der Hepatitis B nach Bluttransfusion so tief wie 1:3.000 - 5.000 pro Konserve angegeben, was 0,3 - 1 °/₀₀ pro Behandlung (Durchschnittsdosis drei Konserven) entsprechen würde. Nimmt man die Letalität der Hepatitis B mit 5 % an, so beträgt das Letalitätsrisiko 1 unter mehr als 10.000 Behandlungen.

Aus all diesen Nachteilen der Transfusion ergeben sich nun Konsequenzen für die Indikationsstellung zur Erythrozytenzufuhr: Es gilt heute nicht mehr, jeden Blutverlust durch Blut zu ersetzen, sondern vielmehr die Situation neu zu überdenken und sinnvoll zu limitieren. Die Kardinalfrage bleibt dabei, ob wirklich O_2-Überträger benötigt werden oder ob nicht auch eine nur kolloidosmotisch wirksame Auffüllung des intravasalen Kompartiments genügt.

Weitgehende Einigkeit besteht darüber, daß bei akuten Blutverlusten bis zu 10 % des Blutvolumens mit Hb-freien Lösungen, etwa auch in kristalloider Elektrolytform, das Auslangen gefunden werden kann. Blutverluste von 10 - 20 % des Blutvolumens benötigen zwar auch noch Hb-freie, aber kolloidale Lösungen mit längerer intravasaler Verweildauer, und erst bei Verlusten über 20 % wird eine Erythrozytengabe erforderlich (8, 14, 30).

Bei aller Betonung, daß es sich hier nur um eine Faustregel handelt, wollen wir mit BUCHER (8) zum Ausdruck bringen, daß im akuten Blutverlust bei Hb-Werten unter 10 g/dl und einem Hämatokrit unter 30 % Erythrozyten erwünscht, bei Werten unter 8 g/dl und 25 % dringend erforderlich werden und daß etwa ein Hb von 4,5 g/dl und ein Hämatokrit von 13 % kritische Grenzwerte darstellen. Diese Einstufung hat aber nur bei voll erhaltenen kardiovaskulären Kompensationsmechanismen Gültigkeit. Eine Erhöhung des Herzzeitvolumens, der Dissoziation und Utilisation von O_2 und etwa auch des Erythropoetinspiegels sind hierbei von Bedeutung. Alter, koronare und zerebrovaskuläre Zirkulationsstörungen, eine verminderte kardiale Anpassungsfähigkeit und schwere konsumierende Erkrankungen zwingen zweifelsohne zur Erweiterung der Indikation zur Erythrozytengabe. Etwas anders ist die Situation bei der chronischen, normovolämischen Anämie zu betrachten. Auch hier muß man zwar zur Kenntnis nehmen, daß ein Hb-Abfall um 3 g/dl, ein Abfall des HZV um 1 l bzw. eine Verminderung des O_2-Gehalts um 4 Vol.% die O_2-Transportkapazität um

20 % zu senken imstande ist, einem kompensatorischen Anstieg
von 2,3-DPG kommt jedoch erhöhte Bedeutung zu. Ein Anstieg des
Halbsättigungsdruckes um 5 mm Hg reicht dabei aus, um eine Hb-
Minderung bis auf 9 g/dl auszugleichen, erst unter diesem Hb-
Wert nimmt auch das HZV zu (16).

Als Beispiel exzessiver Zurückhaltung mit der Gabe von Erythrozyten sei die renale Anämie genannt, bei der Transfusionen die
Erythropoese weiter zu unterdrücken imstande sind und auch Werte um 6 g/dl und tiefer noch akzeptiert werden können.

Betrachten wir nun die präoperative Situation bei verminderter
Hb-Konzentration und Normovolämie, so ergibt eine Studie von
KOWALYSHIN et al. (20), daß in 1.249 USA-Spitälern 44 % einen
unteren Hb-Wert von 9 g/dl und weitere 42 % 10 g/dl als Ausgangspunkt für eine elektive Chirurgie nicht unterschritten haben wollen. Alle Faktoren, die zu einer Erhöhung der Hb-O_2-Af-
finität zu führen imstande sind, sind darüber hinaus zu vermeiden. Dazu gehört, zwischen einer etwaigen vorbereitenden letzten Transfusion und der Operation einen Zeitraum von 24 h zu
legen, um eine Erholung des 2,3-DPG der Spendererythrozyten im
Empfänger zu gewährleisten, dazu gehört, auf Alkalose und Hypothermie zu achten, und schließlich auch das Rauchen 24 h vor
der Operation einzustellen, da CO-Hb ebenfalls zu einer Linksverschiebung der O_2-Dissoziationskurve führt.

III. Möglichkeiten und Differentialindikation von Erythrozyten-präparationen

Ist nun die Transfusion von Erythrozyten angezeigt, so erhebt
sich als nächstes die Frage, in welcher Form die O_2-Überträger
zugeführt werden sollen. Folgende Möglichkeiten stehen uns zur
Verfügung:
Vollblut (Frischblut), die Erythrozytenkonserve, das Erythrozytenkonzentrat (oder -sediment) ungewaschen, gewaschen, leuko-
zytenarm und tiefgefroren.

Der Reihe nach sollen nun die einzelnen Präparationen besprochen, ihre Vor- und Nachteile angegeben und ihr Indikationsbereich diskutiert werden.

1. Vollblut

Gelagertes Vollblut kann als eine durch Stabilisator verdünnte
Aufschwemmung von Erythrozyten in Eiweißlösung mit Anreicherung
von Schlackenprodukten, vornehmlich aus Leukozyten und Thrombozyten, definiert werden (8).

Die Qualität der Vollblutkonserve ist durch ihre Lagerungsdauer
und den gewählten Stabilisator bedingt. Beim üblichen ACD- und
auch beim CPD-Stabilisator wird die Lagerungsgrenze mit 21 Tagen, bei Nucleosidzusatz und dadurch verbesserten ATP-Reserven
mit 28 - 35 Tagen angegeben. Der CPD-Stabilisator mit Phosphat-
pufferzusatz bremst den 2,3-DPG-Abfall während der ersten La-
gerungswoche ab (4).

Volumen, Erythrozyten und auch eine geringe Menge von Albumin
können mit der gelagerten Vollblutkonserve zugeführt werden,
funktionstüchtige Thrombozyten und labile Gerinnungsfaktoren
fehlen.

Diese Konservenart sollte sowohl aus medizinischen Gründen -
Einzelbestandteile helfen besser - als auch aus ökonomisch-
ethischen Gründen - bei Verwendung von Komponenten kann die
Blutkonserve wesentlich rationeller verwertet werden - keinen
Bestand mehr haben. Zu einer solchen Aussage entschließt sich
bereits eine ganze Reihe großer Arbeitsgruppen. GANZONI (15)
kann als Vorkämpfer für diese Anschauung bezeichnet werden, die
Berner Arbeitsgruppe um BUCHER (8) geht einen ähnlichen Weg,
wir selbst haben schon vor Jahren die Vollblutkonserve (mit
Ausnahme des Frischblutes) als "obsolet" bezeichnet (4). Überlegungen in den USA können sich jedoch auch in jüngster Zeit
dem nicht ganz anschließen. Die intraoperative Notwendigkeit
einer Volumenzufuhr und Praktikabilitätsgründe der Viskosität
werden als Gegenargumente angezogen, so daß erst kürzlich, obwohl SCHORR und MARX (26) schon 1970 nur mehr eine Notwendigkeit von 30 % Vollblut erwähnen, SCHMIDT (25) immerhin im Editorial des New Engl. J. Med. 50 % hart vertritt. Wir selbst glauben,
daß Viskositätsprobleme, wenn solche überhaupt bestehen, ohne
Schwierigkeiten gelöst werden können und daß allein die Hepa-
titissicherheit einer alternativen kolloidalen Volumengabe, abgesehen von der "Schlackenübertragung" gelagerten Vollblutes,
den vorher dargestellten voll ablehnenden Standpunkt zu recht-
fertigen imstande sein sollte.

2. Frischblut ("Warmblut")

Unter Frischblut - nach bundesdeutscher Nomenklatur etwa mit
dem Begriff Warmblut identisch - verstehen wir Blutkonserven,
die nicht länger als 12 h gelagert sind und in denen Erythrozyten, Thrombozyten und Gerinnungsfaktoren ohne ins Gewicht fal-
lende biochemische Lagerungsschäden zirkulations- und funktionsfähig erhalten sind (7). Auch eine optimale Funktion des 2,3-
DPG ist damit gegeben, womit wir uns dieser Frage nochmals ein
wenig zuwenden wollen.

Der intraerythrozytäre 2,3-DPG-Gehalt nimmt bei der Lagerung
von Blutkonserven ab (28). ACD kommt dabei ungünstiger als CPD
weg, eine Linksverschiebung der O_2-Dissoziationskurve beim
Empfänger als Folge einer Transfusion gelagerten Blutes ist
seit langem bekannt (33). Daß eine Regeneration des 2,3-DPG im
Empfängerorganismus stattfindet, ist ebenso Tatsache; daß sie
aber je nach Ausmaß und Lagerungsdauer der verabreichten Blutkonserven 4 - 24 h in Anspruch nehmen kann (5), scheint für den
klinischen Verlauf zumindest bei Risikopatienten doch nicht ohne Belang zu sein.

Dazu kommt noch, daß auch durch andere nachteilige Hb-O_2-Affi-
nitätseinflüsse mit einer Abnahme des Halbsättigungsdruckes zu
rechnen sein wird: Eine Hypothermie ist zwar in der Herzchirurgie nicht zu vermeiden, jede antiazidotische Therapie sollte

aber nicht gedankenlos "routinemäßig" verabreicht werden. Die
Tatsache schließlich, daß in Blutkonserven von rauchenden Blutspendern immerhin bei 17 % Werte von über 5 Vol.% des Hb als CO-Hb nachgewiesen wurden (9), spricht schließlich für eine Beachtung dieses Faktors schon bei der Spendergewinnung. LAVER (21)
konnte schlußendlich auch darauf hinweisen, daß gewisse Röntgenkontrastmittel bei der Koronarangiographie ungünstige Effekte
auf die O_2-Affinität des Hb zustandebringen.

Fragen wir uns nun kritisch, wo der Indikationsbereich für
Frischblut zu suchen ist, so ergibt sich ein solcher - von der
optimalen Funktion der Erythrozyten her gesehen - für die Massivtransfusion (eine österreichische Regelung besagt, daß ab
der achten Blutkonserve nur mehr Frischblut gegeben werden sollte) und für den schon bestehenden O_2-Mangelzustand im Schock
(obwohl die Azidose an sich zu einer Rechtsverschiebung der O_2-Dissoziation führt).

In der Praxis liegen zwischen diesem Ideal und dem erreichbar
Möglichen jedoch oft weite Lücken, die nur durch den Begriff der
"möglichst frischen" Blutkonserve mit einer Lagerungsdauer bis
zu 72 h überbrückt werden können. Auf einen einfachen Nenner
gebracht heißt dies, daß die verabreichten Blutkonserven um so
frischer sein müssen, je mehr Blut gebraucht wird und je höher
sich vor allem ein koronares oder zerebrovaskuläres Risiko darstellt.

Von der Gerinnung her gesehen wird Frischblut bei jeder hämorrhagischen Diathese bis zu deren Abklärung dann angezeigt sein,
wenn wegen der bestehenden Blutung Erythrozyten, Gerinnungsfaktoren und Thrombozyten erforderlich sind. Ist die Thrombopenie
höhergradig, wird an eine Alternativkombination von möglichst
frischen Erythrozytenkonzentraten, fresh frozen plasma und mit
dem Zellseparator gewonnenen Thrombozytenkonzentraten zu denken
sein.

3. Erythrozytenkonserve

Als nächstes soll die Erythrozytenkonserve, ein von der Schweiz
ausgehender (6) "österreichischer" Mittelweg in Richtung zum
nicht-buffy-coat-freien Erythrozytenkonzentrat besprochen werden. Eine partielle Deplasmatisierung mit Abheberung von 100 -
150 ml Plasma führt zu einem Hämatokrit um 45 Vol.% und zu einem Hb der Konserve bei 15 g/dl, die noch zu besprechenden Vorteile des Erythrozytenkonzentrates sind teilweise schon vorhanden, dessen Nachteile wie etwa Viskositätsprobleme machen sich
jedoch noch nicht bemerkbar.

In unserem Einflußbereich wird als Routine anstelle der Vollblutkonserve die Erythrozytenkonserve ausgegeben, der Anteil an
Erythrozytenkonzentraten liegt bei 30 %.

4. Erythrozytenkonzentrat, nicht gewaschen

Die einfachste Methode der Gewinnung von Erythrozytenkonzentraten ist das nicht-buffy-coat-freie, nicht gewaschene Präparat, welches durch Abheberung von etwa 200 - 250 ml Plasma zustandekommt. Bei der Zusammensetzung, in Tabelle 2 dargestellt, fällt eine Minderung von Zitrat, Plasma, Elektrolyten, sauren Valenzen und Ammoniak auf.

Tabelle 2. Zusammensetzung des Erythrozytenkonzentrates. Einfachste Methode: nicht gewaschen mit buffy coat

	Vollblut	Erythrozytenkonzentrat
Volumen	500 ml	300 ml
Erythrozyten	200 ml	200 ml
Zitrat	67 ml	22 ml
Plasma	250 ml	78 ml
Gesamteiweiß (inkl. Hb)	49 g	36 g
Hämatokrit	40 Vol.%	70 Vol.%
Natrium	45 mval	15 mval
Kalium	15 mval	4 mval
Saure Valenzen (Zitrat, Laktat)	80 nval	25 nval
Ammoniak	2.160 µg	680 µg

Als <u>Vorteile</u> ergeben sich im Vergleich zum Vollblut bei gleicher Erythrozytenzufuhr eine Volumenreduktion mit geringerer kardiovaskulärer Belastung, eine Plasmareduktion mit einer Herabsetzung nicht hämolytischer Transfusionsreaktionen um etwa das Vierfache (22), die Möglichkeit einer Verwendung als 0-Universalspender infolge einer entsprechenden Minderung von Isoantikörpern, eine möglicherweise vorteilhafte Anwendung bei speziellen Anämieformen (Zirrhose, Urämie) bei deutlicher Abnahme von Ammoniak, Kalium und sauren Valenzen und die letztlich resultierende Plasmagewinnung zur Herstellung von Albumin.

Nicht allgemein beachtete, nicht so günstige Eigenschaften dürften aber darin zu sehen sein, daß Leukozyten, Thrombozyten und Mikroaggregate zahlenmäßig unverändert vorhanden sind und damit das gewebsantigene immunologische Risiko - ebenso wie das Hepatitisrisiko - nicht verändert erscheinen. Als <u>Indikationsbereich</u> kann als weiterer Schritt zum Ideal die Routineabgabe anstelle von Vollblut, im eingeschränkten Ausmaß aber zumindest dort, wo Volumen nicht gebraucht wird oder wie beim kardiovaskulären Risiko schädlich ist, angegeben werden.

5. Erythrozytenkonzentrat, gewaschen

Beim dreimal mit isotoner NaCl-Lösung gewaschenen Erythrozytenkonzentrat reduzieren sich Plasma um 90 %, Leukozyten um 58 % und Thrombozyten um 89 % (17). Dadurch entsteht keine wesentliche Reduzierung der Alloimmunisierung gegen Gewebsantigene, die nach jüngsten Daten dieser Autoren für das Vollblut mit 63 %, für das gewaschene Erythrozytenkonzentrat mit 53 % angegeben wird.

Eine Minderung des Hepatitisrisikos bleibt mangels kontrollierter Studien fraglich, die Zahl der Mikroaggregate nimmt jedoch eindeutig ab.

Als Indikationen sind durch Leukozyten- und Thrombozytenantikörper bedingte febrile Transfusionsreaktionen, die Vorbehandlung von Dialysepatienten, ein kongenitaler IgA-Mangel, der mit einer Frequenz von 1:20.000 vorkommt und zur Reaktion durch Anti-IgA führt, und die paroxysmale nächtliche Hämoglobinurie, bei der es durch Plasma zur Hämolyse kommen kann, anzusehen.

Einige Bemerkungen zur Transfusionsvorbehandlung potentieller Nierenempfänger, also von Dialysepatienten im Transplantationsprogramm, seien an dieser Stelle gestattet: Es gibt dafür unterschiedlichste Tranfusionsprotokolle, wie eine verlängerte Überlebensrate des Transplantates erreicht werden soll, einheitliche Vorschläge für ein Optimum liegen jedoch noch nicht vor.

ENGELFRIET (12) hat vor wenigen Wochen ein bis drei Transfusionen gewaschener Erythrozytenkonzentrate vorgeschlagen; wenn anschließend noch Transfusionen gegeben werden müssen, dann nur mehr als "leukozytenfreie" Einheiten.

JEANNET (19) hat zum selben Zeitpunkt das Genfer Protokoll vorgestellt: Monatlich einmal Vollblut oder Erythrozytenkonzentrat, insgesamt fünfmal, dann eine Einheit alle drei Monate, die letzte Transfusion vor der Transplantation sollte nicht länger als 90 Tage zurückliegen, da sonst die Transplantatüberlebenszeit signifikant abnähme.

6. Erythrozytenkonzentrat, leukozytenarm

Das führt uns zur Gewinnung von leukozytenarmen Erythrozytenkonzentraten, für deren technische Herstellung eine Reihe von Methoden angewandt werden:

Die einfachste Vorgangsweise der mechanischen Entfernung des buffy coat hat GANZONI (15) gehandhabt. 84 % Plasma, 71 % Leukozyten und 91 % Thrombozyten werden dadurch eliminiert. Die von DIEPENHORST et al. (10) angegebene holländische Filterung durch cotton wool schaltet 98 % Leukozyten und 90 % Thrombozyten aus. Mit der GOLDMANNschen Methode von Dextransedimentation und nachfolgender Nylonfaserfilterung ist man imstande, 96 % Leukozyten und 98 % Thrombozyten zu entfernen (17). Alloimmunisierungsvorgänge beim Empfänger können dadurch von über 50 %

beim gewaschenen Erythrozytenkonzentrat auf 4 % gesenkt werden, nicht hämolytische Transfusionsreaktionen auf 0,06 %.

Für die Routine kann nur die buffy coat-freie Präparation Verwendung finden, Viskositätsprobleme sind durch Zusatz von 100 ml 0,9 % NaCl lösbar, Volumen kann mit dem teuren, aber hepatitissicheren Albumin oder nach Schweizer Vorbild mit Gelatine appliziert werden, an die RINGsche Frequenz von 0,11 % anaphylaktoider Reaktionen Grad II und III ist bei letzterer Vorgangsweise zu denken (24).

Filtrierungsmethoden sind zeitaufwendiger und sollen für Spezialfälle, also etwa Dialysepatienten nach stattgehabter Transfusionsvorbehandlung, vorbehalten bleiben.

7. Erythrozytenkonzentrat, tiefgefroren

Und nun noch zum tiefgefrorenen Erythrozytenkonzentrat, das entweder nach der low glycerol-Schnellgefriermethode mit 16 - 20 % Glyzerin und Lagerung bei -196°C in flüssigem Stickstoff oder mit Zusatz von 35 - 40 % Glyzerin langsam eingefroren und bei -80°C gelagert gewonnen werden kann.

Die Lagerungszeit dieser Präparate beträgt viele Jahre, das vor der Verwendung nötige Auftauen und Deglyzerolisieren ist auch bei Verwendung automatisierter Waschvorgänge umständlich, es lassen sich jedoch damit bis zu 99 % Leukozyten und Thrombozyten entfernen. Einmal aufgetaut, muß das Konzentrat innerhalb von 24 h verwendet werden; Bestrebungen, diesen Zeitraum auf 72 h auszudehnen, sind im Gange.

Die Tiefkühlkonservierung dient dazu, seltene Genotypformeln und autologes Blut etwa bei Empfängern mit Antikörpern ubiquitärer Antigene verfügbar zu halten, Zeiten mit Blutkonservenmangel zu überbrücken und auch Blutkonservendepots, bestehend aus 0-Universalblut, für Katastrophen bereit zu halten.

Im Vergleich zur Normalkonservierung liegen die Gestehungskosten zwei- bis dreifach höher. Eine Größenordnung von nicht mehr als 1 - 2 % aller Blutkonserven, nach dem obigen Indikationsschema ausgewählt, tiefgefroren zu lagern, scheint gerechtfertigt; Überlegungen zur Zentralisierung sind dabei rationell. Zusätzlich vorteilhaft kann natürlich die Verminderung der Alloimmunisierung gegen Leukozytenantigene angesehen werden, augenscheinlich kommt es auch zu einer Absenkung des Hepatitisrisikos (29, 31). Die lange Zeit vertretene Ansicht, daß durch tiefgefrorene und aufgetaute Erythrozyten die Hepatitis nicht mehr übertragen werden könne, läßt sich nach den Schimpansenversuchen von ALTER et al. (2) nicht mehr aufrechterhalten.

Am Ende unserer Besprechung soll nun noch - sozusagen als Ausblick in die Zukunft - die Möglichkeit einer biochemischen Verjüngung von Erythrozyten diskutiert werden. Ein Zusatz von Pyruvat, Inosin, Phosphat und Adenin vor dem Einfrieren erhöht den ATP- und 2,3-DPG-Gehalt bei auslaufenden Konserven bis zur Norm, nach drei bis fünf Tagen Lagerung auf das 1,5- bis 2fache. Die Arbeitsgruppe um VALERI (32) sieht in einer derart verbesserten Funktion und erleichterten O_2-Abgabe besondere Vorteile für Risikosituationen wie extrakorporale Zirkulation, Hypothermie und zerebrovaskuläre bzw. koronare Vorschäden. Davon in Zukunft auch klinisch mehr Gebrauch machen zu können, scheint ein hoffnungsvoller weiterer Schritt zur Erreichung einer optimierten Erythrozytentransfusion zu sein, bei der nicht nur die Zellzahl, sondern auch deren Funktion Geltung hat.

Literatur

1. ALTER, H. J., BARKER, L. F., FIEDLER, H., FREY-WETTSEIN, M., GITNICK, G. L., GREENWALT, T. J., PRINCE, A. M., REESINK, H. W., REINICKE, V., SEEFF, L. B., WRIGHT, E. C., ZUCKERMAN, A. J.: International Forum: How frequent is posttransfusion hepatitis after the introduction of 3rd generation donor screening for hepatitis B? What is its probable nature? Vox Sang. 32, 346 (1977)

2. ALTER, H. J., TABOR, E., MERYMAN, H. T., HOOFNAGLE, J. H., KAHN, R. A., HOLLAND, P. V., GERETY, R. J., BARKER, L. F.: Transmission of Hepatitis B virus infection by transfusion of frozen-deglycerolised red blood cells. New Engl. J. Med. 298, 637 (1978)

3. BERGMANN, H.: Gestörte Atemfunktion als Anaesthesierisiko. Proc. II, 4. Fortb. Kurs Klin. Anaesth. Wien, 14. - 18.6. 1969, p. 45. Wien: Egermann 1969

4. BERGMANN, H.: Differentialindikation der Erythrozytentransfusion. Öst. Ärzteztg. 30, 1571 (1975)

5. BEUTLER, E., MEUL, A., WOOD, L. A.: Depletion and regeneration of 2,3-diphosphoglyceric acid in stored red blood cells. Transfusion 9, 109 (1969)

6. BUCHER, U., GRAFFENRIED, B. v., MÜHLENEN, A. v., KUMMER, H., ROGGEN, G.: Erythrozytenkonserven statt Vollblutkonserven: Ein Weg zur besseren Ausnutzung der Blutspender. Schweiz. med. Wschr. 98, 1815 (1968)

7. BUCHER, U.: Erythrozytentransfusion. Forsch. Erg. Transf. Med. & Immunhaemat. 2/I, 171 (1975)

8. BUCHER, U.: Grundlagen der Komponententherapie beim Blutverlust. Forsch. Erg. Transf. Med. & Immunhaemat. 5, 275 (1978)

9. DAVIS, G. L., GANTER, G. E. jr.: Carboxyhemoglobin in volunteer blood donors. J. Amer. med. Ass. 230, 996 (1974)

10. DIEPENHORST, P., SPROKHOLT, R., PRINS, H. K.: Removal of leucocytes from whole blood and erythrocyte suspensions by

filtration through cotton wool. I. Filtration technique. Vox Sang. 23, 308 (1972)

11. DÖRMER, P.: Das erythrozytäre Zellsystem. In: Das Knochenmark (ed. W. QUEISSER), p. 150. Stuttgart: Thieme 1978

12. ENGELFRIET, P.: HLA und Transfusion. Symposium DGfBuI, Hannover, 19. - 21.9.1979

13. FRICK, P. G.: Der Erythrozyt als Beispiel biologischer Zweckmäßigkeit. Schweiz. med. Wschr. 91, 1245 (1961)

14. FRIEDMAN, B. A.: Patterns of blood utilization by physicians: Transfusion of nonoperated anemic patients. Transfusion 18, 193 (1978)

15. GANZONI, A. M.: Die Therapie mit Blutkomponenten. DRK Blutspendedienst Baden-Württemberg: Ulm 1978

16. GILLIES, I. D. S.: Anaemia and anaesthesia. Brit. J. Anaesth. 46, 589, 602 (1974)

17. GOLDMANN, S. F., FISCHER, M., BRIBESNECKER, K., SPIESS, H.: Zur Vermeidung der transfusionsbedingten Alloimmunisierung gegen HLA-Antigene. Symposium DGfBuI, Hannover, 19. - 21.9.1979

18. HÄSSIG, A.: Zur Prüfung der serologischen Verträglichkeit bei Bluttransfusionen. Langenbecks Arch. Chir. 313, 64 (1965)

19. JEANNET, M.: HLA und Transplantation. Symposium DGfBuI, Hannover, 19. - 21.9.1979

20. KOWALYSHYN, T. J., PRAGER, D., YOUNG, J.: A review of the present status of preoperative hemoglobin requirements. Anesth. Analg. 51, 75 (1972)

21. LAVER, M. B.: Oxygen transport: physiological and pharmacological principles. In: Deutsche Gesellschaft für Anaesthesie und Wiederbelebung. Jahrestagung vom 23. - 26. November 1972 in Hamburg (eds. P. LAWIN, U. MORR-STRATHMANN), p. 292. Berlin, Heidelberg, New York: Springer 1974

22. MILNER, L. V., BUTCHER, K.: Transfusion reactions reported after transfusion of red blood cells and of whole blood. Transfusion 18, 493 (1978)

23. PETRIDES, P. E.: Blut. In: Physiologische Chemie (eds. H. A. HARPER, G. LÖFFLER, P. E. PETRIDES, L. WEISS), p. 719. Berlin, Heidelberg, New York: Springer 1975

24. RING, J.: Anaphylaktoide Reaktionen. Anaesthesiologie und Intensivmedizin 111, 1 (1978)

25. SCHMIDT, P. J.: Red cells for transfusion. Editorial. New Engl. J. Med. 299, 1411 (1978)

26. SCHORR, J. B., MARX, G. F.: New trends in intraoperative blood replacement. Anesth. Analg. $\underline{49}$, 646, 651 (1970)

27. STAMPFLI, K.: Posttransfusionelle Hepatitiden mit letalem Verlauf. Schweiz. med. Wschr. $\underline{97}$, 1487 (1967)

28. STEINBEREITHNER, K.: Der Halbsättigungsdruck (p 50) - Klinische und experimentelle Aspekte. Proc. 7. Internat. Fortb. Kurs Klin. Anaesth. Wien, 9. - 13.6.1975, p. 109. Wien: Egermann 1975

29. SUMIDA, S.: Transfusion of blood preserved by freezing. Stuttgart: Thieme 1974

30. SYKES, M. K.: Indications for blood transfusion. Canad. Anaesth. Soc. J. $\underline{22}$, 3 (1975)

31. TULLIS, J. L., HINMAN, J., SPROUL, M. T., NICKERSON, R. J.: Incidence of posttransfusion hepatitis in previously frozen blood. J. Amer. med. Ass. $\underline{214}$, 719 (1970)

32. VALERI, C. R., VALERI, D. A., DENNIS, R. C., VECCHIONE, J. J., EMERSON, C. P.: Biochemical modification and freeze-preservation of red blood cells. A new method. Crit. Care Med. $\underline{7}$, 439 (1979)

33. VALTIS, D. J., KENNEDY, A. C.: The causes and prevention of defective function of stored red blood cells after transfusion. Glasgow Med. J. $\underline{34}$, 521 (1953)

Risiken der Transfusionstherapie
Von K. Th. Schricker

Nach Angaben in der Literatur kommt es in 0,002 - 5,5 % aller Transfusionen zu unerwünschten Reaktionen. Schwere hämolytische Transfusionszwischenfälle sind dank moderner serologischer Techniken selten geworden. AHRONS und KISSMEYER-NIELSEN fanden bei über 74.000 Transfusionen in 1,8 % Reaktionen. Am häufigsten treten pyretische Reaktionen auf (75,4 % der Zwischenfälle), gefolgt von den anaphylaktischen Reaktionen mit 13,6 %. Die übrigen Komplikationen sind relativ selten.

Ich gliedere das Thema "Risiken der Transfusionstherapie" in vier Abschnitte:
1. pyretische Reaktionen,
2. anaphylaktische Reaktionen,
3. hämolytische Reaktionen und
4. übrige Komplikationen.

Beginnen wir mit den pyretischen, den febrilen Reaktionen. Nach Blutübertragungen muß in 1 - 3 % mit Fieberreaktionen gerechnet werden, das sind etwa 75 % aller Komplikationen nach Bluttransfusionen.

Ursachen pyretischer Reaktionen:
1. Zytotoxische Leukozyten- und Thrombozytenantikörper mit HLA-Spezifität nach Mehrfachtransfusion und bei Multiparae,
2. Pyrogene durch Polysaccharide aus abgetöteten Bakterien, durch Polypeptide aus Eiweißresten und chemischen Substanzen und
3. Bakterien. Zu einer bakteriellen Kontamination kann es in seltenen Fällen bei der Füllung der Konserve, während der Lagerung oder bei der Transfusion selbst kommen.

Bei den zytotoxischen Reaktionen, die 90 % der pyretischen Reaktionen ausmachen, nimmt man an, daß diese Antikörper ein endogenes Pyrogen aus den Leukozyten freisetzen, welches die thermoregulatorischen hypothalamischen Zentren stimuliert und dadurch Fieber verursacht. Dabei kommt es im Fieberanstieg zu einem initialen Leukozytensturz, dem eine Leukozytose folgt.

Leitsymptome bei allen pyretischen Reaktionen sind Schüttelfrost und Fieber. In schweren Fällen, vor allem bei Reaktionen durch zytotoxische Antikörper und bei Freiwerden von Bakterientoxinen, kann es zum Schock mit Kreislaufversagen kommen. Die Temperatur normalisiert sich, mit Ausnahme bei bakterieller Genese, oft schon nach wenigen Stunden. Meist ist, wenn überhaupt, eine symptomatische Therapie mit Antipyretika ausreichend. Lediglich bei bakteriellen Reaktionen, die aber äußerst selten sind, kann eine Antibiotikatherapie und eine Schockbekämpfung wie bei schweren allergisch-anaphylaktischen Reaktionen notwendig werden.

Die Sicherung der Diagnose erfolgt durch den Nachweis von HLA-Antikörpern, Pyrogenen oder Bakterien.

Prophylaktische Maßnahmen zur Reduzierung pyretischer Reaktionen sind: buffy coat-freie Konserven, tiefgefrorenes Erythrozytenkonzentrat, gewaschene Erythrozyten, Pyrogenfreiheit und Sterilität des verwendeten Materials und des Blutes.

Die allergisch-anaphylaktischen Reaktionen beruhen meist auf einer Eiweißunverträglichkeit. Ihre Häufigkeit liegt bei 0,2 - 2,0 % aller verabreichten Transfusionen. Häufigste Ursachen sind Anti-IgA-Antikörper, selten Anti-IgG- und Anti-IgE-Antikörper. Besonders gefährdet sind Patienten mit IgA-Mangel bei IgA-Exposition. IgA ist enthalten im Vollblut, Plasma, Cohnscher Fraktion und in Gammaglobulinpräparaten.

Klinische Symptome: Pruritus, Urtikaria, Ödeme der Augenlider, Lippen und Zunge, Larynxödem, Atemnot bis zum Asthmaanfall und schwerer anaphylaktischer Schock.

Therapie: Sofortige Unterbrechung der Transfusion. Die übrige Therapie hat sich nach dem Schweregrad der Reaktion zu richten. Stadium I: Hautreaktionen (Flush, Urtikaria usw.) klingen meist nach Infusionsstopp ab, bei Bedarf Antihistaminika. Stadium II: Tachykardie, Blutdruckabfall, Dyspnoe, Nausea, Erbrechen erfordern neben Antihistaminika eine zusätzliche Therapie mit Kortikosteroiden, z. B. 100 mg Prednisolon i.v.. Im Stadium III und IV mit Schock, Spasmus der Bronchien, Atem- und Kreislaufstillstand ist neben der Reanimation (Beatmung und Herzmassage) die sofortige Gabe von Adrenalin 0,05 - 0,10 mg i.v. und Kortikosteroide, z. B. 250 - 1.000 mg Prednisolon i.v., indiziert.

Bei IgA-Mangel sollte eine Immunisierung durch Vollblut, Plasma, Serum, Cohnsche Fraktion und Gammaglobuline vermieden werden. Bei Allergikern sind tiefgefrorene Erythrozyten oder gewaschenes Erythrozytenkonzentrat indiziert.

Die Sicherung der Diagnose erfolgt durch den Nachweis von IgA- und IgG-Antikörpern sowie durch Reagine.

Die schwerste, oft letal verlaufende Reaktion ist der Hämolysezwischenfall.

Schwere zytotoxische, hämolytische Reaktionen sind selten. Die Zahlenangaben schwanken je nach Schweregrad von 0,5 - 0,03 °/$_{oo}$. Besonders gefährdet sind Patienten nach Mehrfachtransfusionen und Multiparae.

Zu einem hämolytischen Transfusionszwischenfall kann es kommen durch reguläre IgM-Antikörper des AB0-Systems, d. h. durch eine AB0-Inkompatibilität, oder durch irreguläre Isoimmunantikörper, die durch eine inkompatible Bluttransfusion oder Schwangerschaft gebildet wurden und der IgG-Fraktion angehören.

Tritt die Hämolyse erst einige Tage nach der Blutübertragung auf, so handelt es sich oft um einen sehr schwachen Antikörper, der mit der üblichen Kreuzprobe im Dreistufentest nicht erfaßt werden konnte. Mit der Transfusion erfolgt eine erneute Antigenzufuhr, die zum Booster-Effekt mit starker Antikörperbildung führt.

Ursachen hämolytischer Transfusionszwischenfälle sind meist Identifikationsfehler oder Verwechslungen des Patienten oder der Blutkonserve. Nur selten kommt es zu Fehlbestimmungen der AB0-Blutgruppenmerkmale oder zum Übersehen eines Antikörpers bei der Kreuzprobe. In über 90 % der schweren hämolytischen Transfusionszwischenfälle liegt eine Verwechslung im AB0-System vor.

Die posttransfusionelle Hämoglobinämie und Hyperbilirubinämie durch unsachgemäße Konservenbehandlung (Überalterung, zu starke Erwärmung, Einfrieren ohne Schutzstoffe, bakterielle Kontamination), die mechanische Destruktion der Erythrozyten durch die Herz-Lungen-Maschine oder Autotransfusionsgeräte sowie die Resorptionshyperbilirubinämie bei ausgedehnten Hämatomen sind zu den nicht antikörperbedingten Hämolysen zu rechnen.

Erste Allgemeinsymptome sind: Unruhe, Übelkeit, Schweißausbruch, Druck hinter dem Sternum, Kreuz- und Nierenschmerzen, Gesichtsflush, Schüttelfrost, Fieber, Atemnot, Zyanose, Tachykardie, Blutdruckabfall, blasse, kalte Extremitäten und vermehrte Blutungsneigung. Am narkotisierten Patienten können die allgemeinen Warnsymptome fehlen oder abgeschwächt sein, so daß oft nur die Ungerinnbarkeit des Blutes intra operationem auf einen hämolytischen Transfusionszwischenfall hinweist.

Während im ersten Stadium der Kreislaufschock im Vordergrund steht, beherrschen in der Folgezeit die Ausscheidungsstörungen der Niere mit Oligurie, Anurie und Urämie, die Verbrauchskoagulopathie und Fibrinolyse sowie der Ikterus das klinische Bild.

An labordiagnostischen Kriterien findet man im Serum freies Hämoglobin, Kalium, Laktatdehydrogenase (LDH) und Eisen infolge akuter intravasaler oder protrahierter Hämolyse deutlich erhöht. Nach 12 h kann ein Ikterus auftreten, wenn ein Teil des Hämoglobins in Methämalbumin und indirektes Bilirubin umgewandelt ist. Der Haptoglobin- und Hämopexinspiegel sind erniedrigt, die Eisenbindungskapazität ist herabgesetzt. Der direkte Coombs-Test kann kurz nach dem Transfusionszwischenfall positiv sein. Bei massiven Hämolysen kommt es zur Braun-Schwarz-Färbung des Urins mit Hämoglobinurie und Hämosiderinurie.

Sofortige diagnostische Maßnahmen:
Überprüfung des Empfängerplasmas auf freies Hämoglobin, Kontrolle der Blutgruppe und des Rh-Faktors beim Empfänger aus einer Blutprobe vor und nach der Transfusion sowie beim Spender aus der Blutkonserve und dem Kreuzröhrchen; Antikörpernachweis

mit Differenzierung und Titerbestimmung des Antikörpers beim Empfänger aus der Probe vor der Transfusion und Überprüfung der Verträglichkeitsprobe mit den Empfängerblutproben vor und nach der Transfusion und den Spenderblutproben aus Konserve und Kreuzröhrchen mit allen erforderlichen Methoden einschließlich Enzymtest.

Therapie:
Bei den geringsten Zeichen einer Unverträglichkeitsreaktion muß die Transfusion unter Belassung der Kanüle in der Vene sofort unterbrochen werden.

Bei schweren Zwischenfällen ist die Therapie der Wahl die Austauschtransfusion mit 5 - 10 l gruppengleichen Blutes. Die übrige Behandlung hat sich auf folgende Punkte zu konzentrieren: auf die Behandlung der Schocksymptome und der metabolischen Azidose, auf prophylaktische Maßnahmen zur Verhütung einer Verbrauchskoagulopathie und auf die Vermeidung einer Niereninsuffizienz.

Folgende therapeutische Maßnahmen sind indiziert: Zur Bekämpfung der Schocksymptome und der metabolischen Azidose Volumensubstitution unter Vermeidung einer Kreislaufüberlastung, Gabe von Kortikoiden (Prednisolon, in schweren Fällen bis zu 1 g, sonst 100 - 200 mg mehrmals täglich),
Wärmezufuhr, Sauerstoffgabe, Kreislaufmittel wie Arterenoldauertropf, eventuell in Kombination mit Dopamin,
Alkalisierung mit Natriumbikarbonat unter Kontrolle des Säuren-Basen- und Elektrolythaushaltes,
in schweren Fällen Intubation mit Beatmung,
bei einem Zwischenfall während der Operation sollte das Narkosestadium III beibehalten werden.

Zur Prophylaxe einer Verbrauchskoagulopathie gibt man 200 IE Heparin pro kg Körpergewicht in 24 h im Dauertropf. Zur Vorbeugung einer Niereninsuffizienz werden Osmodiuretika, wie Mannit (20%ig) oder Sorbit (40%ig), Furosemid (Lasix) mehrmals 100 mg bzw. Ethacrynsäure (Hydromedin) bis zu zweimal 150 mg in 24 h verabreicht.

Bei drohendem Nierenversagen sollte die Flüssigkeitszufuhr 800 ml pro Tag zuzüglich der gesamten meßbaren Wasserverluste betragen. Die Eiweißzufuhr ist auf 40 - 60 g pro Tag zu reduzieren. Bei Hyperkaliämie ist die Kaliumzufuhr drastisch einzuschränken. Harnstoffwerte über 150 - 200 mg%, rascher Anstieg des Kreatininwertes, nicht beeinflußbare Hyperkaliämie und Anurie stellen eine Indikation für die Peritoneal- oder Hämodialyse dar. In der polyurischen Phase kann es zu massiven Wasser- und Elektrolytverlusten kommen, die ausgeglichen werden müssen.

In der Folgezeit sind Puls, Blutdruck, Säuren-Basen- und Elektrolythaushalt, Blutbild einschließlich Thrombozyten, Gerinnung und harnpflichtige Substanzen im Serum zu kontrollieren.

Prophylaktische Maßnahmen zur Vermeidung einer hämolytischen Transfusionsreaktion sind:

die Übertragung kompatiblen Blutes,
eine exakte Blutgruppenbestimmung einschließlich Rh- und Kell-Faktor sowie Antikörpersuchtest bei Empfänger und Spender,
die Durchführung der Kreuzprobe im Dreistufentest,
die Identitätskontrolle bei Empfänger und Spender vor der Transfusion sowie
die Vornahme eines Kartentestes, der mindestens die Kontrolle der AB0-Gruppen umfassen sollte, nach den Richtlinien nur beim Empfänger, wenn möglich jedoch auch aus der Blutkonserve unmittelbar vor der Blutübertragung (bed side test).

Rh-Prophylaxe:
Eine erfolgreiche Verhinderung der D-Sensibilisierung nach Verabreichung von Rh-positivem Blut an einen Rh-negativen Empfänger ist heute durch hohe Dosen von IgG-Anti-D möglich. Die Dosierung orientiert sich nach den erhobenen serologischen Befunden, wobei eine rasche Eliminierung der Rh-positiven (D) Erythrozyten aus dem Kreislauf unter Kontrolle weiterer Zufuhr von IgG-Anti-D bis zu einem Titer des freien Antikörpers von 1:64 im Serum des Empfängers erreicht werden muß.

Als Hauptkomplikation nach Bluttransfusionen muß weiterhin die Transfusionshepatitis angesehen werden. In Tabelle 1 ist dargestellt, wie sich die einzelnen Hepatitisformen unterscheiden. Die Hepatitis A tritt epidemisch, die Hepatitis B - die Serumhepatitis - und die non A-non B-Hepatitis sporadisch auf. Die Inkubationszeit ist bei der Serumhepatitis mit 14 - 180 Tagen und bei der non A-non B-Hepatitis länger als bei der Hepatitis epidemica mit 15 - 50 Tagen. Der Infektionsweg ist bei der Hepatitis A vorwiegend oral/fäkal durch Stuhl, bei der Hepatitis B parenteral durch Blut und Gerinnungspräparate, aber nach neueren Erkenntnissen auch oral, z. B. durch Speichel, möglich. Die non A-non B-Hepatitis wird vorwiegend parenteral durch Blut und Blutderivate übertragen. Es ist die häufigste Form der Posttransfusionshepatitis. Während man bei der Hepatitis B das HB_S- und HB_e-Ag positiv findet, ist bei der Hepatitis A das Hepatitis A-Antigen im Stuhl und das Anti-HAV der IgM-Klasse im Serum nachweisbar. Die Züchtung der Hepatitisviren in Gewebekulturen ist noch nicht gelungen, während die Übertragbarkeit der Viren auf Krallenaffen bzw. auf Schimpansen möglich ist.

Bei einem Dane-Partikel (Hepatitis B-Virus = HBV) findet man außen das Oberflächen-(Surface)-Antigen, das HB_S- oder Australia-Antigen (frühere Bezeichnung) und innen das Core-(Kern)-Antigen, das HB_C-Antigen. Es besteht aus DNS (Desoxyribonukleinsäure) und DNS-Polymerase, weiter kennt man noch das HB_e-Antigen (Kryptantigen in der Hülle des Hepatitis B-Virus).

Verlauf der Antigene und Antikörper während und nach einer akuten Virushepatitis B: Etwa zwei bis drei Monate nach der Infektion wird mit Erkrankungsbeginn das HB_S- und HB_e-Antigen positiv. Mit Anstieg der Transaminasen (SGPT) kann ein Ikterus auftreten oder beim anikterischen Verlauf auch fehlen. Etwa einen Monat nach Krankheitsbeginn ist der Antikörper gegen das HB_C-Antigen, das Anti-HB_C oder der Core-Antikörper, nachweisbar,

Tabelle 1. Einteilung der Hepatitisformen

	Hepatitis A (epidemica)	Hepatitis B (Serum-)	non A-non B-Hepatitis
Auftreten:	epidemisch	sporadisch, endemisch	sporadisch
Inkubationszeit	15 - 50 Tage	14 - 180 Tage	180 Tage und kürzer
Infektionsweg	oral/fäkal	parenteral und oral	vorwiegend parenteral
Infektionsquelle	Stuhl	Blut und Gerinnungspräparate, Speichel usw.	Blut und Blutderivate
Spezifische diagnostische Marker	Hepatitis A-Antigen = Hepatitis A-Virus (HAV) im Stuhl, Anti-HAV der IgM-Klasse im Serum	HBs-AG, HBe-AG im Serum	zur Zeit routinemäßig noch nicht möglich
Übertragbarkeit auf	Krallenaffen und Schimpansen	Schimpansen	Schimpansen
Züchtung in Gewebekultur	nein	nein	nein
Posttransfusionshepatitis	nein	ja (früher häufig, jetzt selten)	ja (häufigste Form)

dann folgt das Anti-HB$_e$ und erst nach weiteren zwei bis drei Monaten tritt das Anti-HB$_S$ auf.

Die Übertragung der Virushepatitis galt schon immer als eines der größten Probleme in der Transfusionsmedizin.

Will man die Gesamthepatitisrate ermitteln, so muß man in prospektiven Untersuchungen mit Bestimmung von Bilirubin, Transaminasen, HB$_S$-Antigen in zwei- bis vierwöchigen Abständen für mindestens acht Monate und Leberbiopsien sowohl die ikterische als auch die anikterische Transfusionshepatitis erfassen. Hierbei liegt die Gesamthepatitisquote zwischen 6,7 und 14 %, wobei mit Ausnahme unserer Studie im allgemeinen die anikterische Verlaufsform doppelt so hoch war wie die ikterische Form. Bei uns war das Verhältnis gerade umgekehrt. Dies ist dadurch zu erklären, daß wir alle Patienten mit nur mäßiger SGPT-Erhöhung stationär durchuntersucht und zum größten Teil auch leberpunktiert haben. Bei 18 Patienten konnte eine Transfusionshepatitis ausgeschlossen werden. Hätte man diese Fälle der anikterischen Form zugeordnet, so wäre auch bei uns die anikterische Transfusionshepatitis doppelt so hoch gewesen wie die ikterische.

Bei der Transfusionshepatitis spielt auch die Zahl der verabreichten Blutkonserven eine entscheidende Rolle. Die Gesamthepatitisquote erreicht bei zehn Konserven in unserem Krankengut mit 16 %, bei CREUTZFELD mit 28 % ihr Maximum, wobei anikterische und ikterische Verlaufsformen gleich sind.

Die Angaben über die Häufigkeit der ikterischen Form der Transfusionshepatitis, die meist auf katamnestischen Erhebungen beruhen, variieren in den verschiedenen Arbeiten und Statistiken sehr stark und sind schwer miteinander zu vergleichen. Sie schwanken von 0,16 - 6,2 % (Tabelle 2). In den Publikationen der letzten Jahre werden sogar noch wesentlich niedrigere Zahlen angegeben (ALTER, H. J.: 0,8 % pro Patient; GITNICK, G. L.: < 1 % pro Patient; FREY-WETTSTEIN, M.: 0,03 % pro Konserve Blut; REESINK, H. W.: 0,005 - 0,018 % pro Konserve Blut; ARNDT-HANSER, A.: 0,02 - 0,08 % pro Konserve Blut).

Gerinnungsaktive Substanzen
Ein weiterer, nicht zu unterschätzender Risikofaktor bei der Entstehung der Serumhepatitis sind die gerinnungsaktiven Substanzen wie Fibrinogen, Cohnsche Fraktion, antihämophiles Globulin und Plasma sowie PPSB-Präparate.

Die Gefahr einer Hepatitisinfektion soll jedoch sehr gering sein, wenn das Plasma mittels Kaltsterilisation durch ß-Propriolacton und UV-Bestrahlung nach LO GRIPPO vorbehandelt wird.

Bei 303 Patienten mit Gabe von Blut, die ohne Herz-Lungen-Maschine operiert wurden, lag die Hepatitisrate bei 1,3 %, bei 725 Patienten mit extrakorporaler Zirkulation und Blut bei 1,9 %; zwischen beiden Gruppen zeigte sich kein signifikanter Unterschied. Bei 429 Patienten, die mit der Herz-Lungen-Maschine operiert wurden und neben Blut zusätzlich gerinnungsaktive Substanzen erhielten, stieg die Hepatitisfrequenz auf 13,5 % an.

Tabelle 2. Literaturübersicht über die prozentuale Häufigkeit der Transfusionshepatitis

Autor	ikterische Form in %	anikterische Form in %	Jahr
BEHRENDS und STEINHARDT	0,16	−	1961
PROHACKA et al.	0,69	−	1957
SCHRICKER und BÖHM	0,88	−	1970
STRUMIA et al.	0,9	−	1958
HÄSSIG et al.	1,0	−	1953
MAXWELL	1,1	−	1960
MADSEN	1,1	−	1954
Mc GRAW et al.	1,3	−	1949
JENNINGS	1,3	−	1957
KREBS und SCHARENBERG	1,5	−	1959
ADASHEK und ADASHEK	1,9	−	1963
Mc COLLUM	2,4	−	1965
BANG et al.	2,8	−	1959
ALLEN und SAYMAN	3,0	−	1962
SBOROV	3,6	−	1953
KATZ et al.	4,16	−	1957
WARD	6,2	−	1965
MIRICK et al.*	3,7	6,3	1965
SHIMIZU und KITAMOTO	6,2	64,5	1963
HAMPERS et al.	−	17,0	1964
CREUTZFELD et al.	3,8	10,0	1966
Eigene Untersuchungen	4,18	2,46	1970

*keine Leberbiopsien

Zu ähnlichen Ergebnissen kamen auch OHLMEIER und Mitarbeiter. Bestätigt finden wir unsere Ergebnisse auch durch WISH und Mitarbeiter, die über 5.000 Herzoperationen aus 14 Universitätskliniken Amerikas berichteten. Bei einem Durchschnitt von 7,7 Blutkonserven pro Patient fanden sie in 2,2 % eine Hepatitis, bei zusätzlicher Gabe von Fibrinogen eine Hepatitisrate von 19 %.

Australia-Antigen (HB_S-Antigen)
Nach Einführung der Australia-Antigen-Bestimmung führten wir eine zweite prospektive Studie an einem relativ einheitlichen

Kollektiv durch. Es handelt sich um 286 erwachsene Patienten, und zwar ausschließlich um Patienten mit Herzoperationen. Das Australia-Antigen wurde mittels Radioimmunoassay vor der Operation und postoperativ in vierwöchigen Abständen sechs Monate lang bestimmt.

Das Gesamtkrankengut aus 286 Patienten setzt sich zusammen aus 194 Patienten, die Fremdblut erhielten, und einer Kontrollgruppe aus 92 Patienten, die weder Blut noch gerinnungsaktive Präparate benötigten.

In der Gruppe mit Blut wurden 15 Patienten, in der Gruppe ohne Blut fünf Patienten Australia-Antigen-positiv. Die Differenz des positiven HB_S-Antigen-Befundes zwischen der Gruppe mit und ohne Blut beträgt 2,3 %. Es zeigt sich kein statistisch signifikanter Unterschied zwischen den beiden Gruppen ($X^2 = 0,215$; $0,70 > p > 0,60$).

Welche Rückschlüsse kann man aus dem Ergebnis dieser Studie ziehen:
1. Nicht jeder positive Australia-Antigen-Befund postoperativ ist eine Transfusionshepatitis.
2. Bei einer Differenz des positiven Australia-Antigen-Befundes von nur 2,3 % zwischen der Gruppe mit und ohne Blut bedarf die Bezeichnung "Transfusionshepatitis" einer Revision.

Durch eine sorgfältige Spenderauswahl konnte das Hepatitis B-Risiko reduziert werden. Man muß jedoch an weitere Infektionsmöglichkeiten denken, nachdem von KRUGMAN der orale Infektionsweg gesichert wurde. Die Serumhepatitis stellt heute eine Variante des Hospitalismus dar. An erster Stelle muß deshalb eine optimale Krankenhaushygiene stehen, da auch eingetrocknete Blut- und Serumbestandteile, Speichel, Harn, Stuhl, Galle und andere Flüssigkeiten von HB_S-Antigen-positiven Patienten, die in der Klinik bis zu 2 % ausmachen, als Infektionsquelle in Frage kommen können. Eine optimale Desinfektion optischer Geräte wie Gastroskope, Bronchoskope und Laparoskope sowie der Beatmungsgeräte ist deshalb dringend erforderlich.

Strenge Indikation für Blut- und Blutderivate
Zur Minderung des Hepatitisrisikos ist nicht nur eine strenge Indikation für Blut- und Blutderivate, sondern auch für gerinnungsaktive Substanzen erforderlich. Sie sollten nur gezielt bei echten Gerinnungsstörungen eingesetzt werden. Die prophylaktische Anwendung derartiger Präparate ist wegen des Hepatitisrisikos absolut kontraindiziert. Wir konnten bei 205 postoperativen Nachblutungen durch Gerinnungsanalysen zeigen, daß nur in 16,5 % der Fälle eine echte Gerinnungsstörung vorlag. In 84,4 % der Fälle handelte es sich um eine lokale Blutungsquelle.

Tiefkühlkonservierung von Erythrozyten
Als hepatitissicher galt die Transfusion tiefgefrorener Erythrozyten. In jüngster Zeit wurde jedoch auch über einige Fälle von Hepatitis nach Übertragung von tiefgefrorenen Erythrozytenkonzentraten berichtet.

Weitere Möglichkeiten zur Reduzierung der Serumhepatitis

Als weitere Methode zur Vermeidung einer Serumhepatitis wird die Gabe von HB_S-antikörperhaltigem Plasma diskutiert. Ein neues Verfahren zur Eliminierung der Hepatitis B-Viren wurde an der Universität Boston entwickelt. Das für die Übertragung vorgesehene Blut wird durch eine Säule, die HB_S-Antikörper enthält, gefiltert. Dadurch sollen die Hepatitisviren gebunden werden.

Eine sichere Vermeidung der Serumhepatitis wird wohl nur durch eine aktive Schutzimpfung mit Hepatitis B-Vakzine möglich sein, die zur Zeit erprobt wird.

Während man noch vor einigen Jahren glaubte, daß durch mehrmaliges Waschen des Erythrozytensedimentes die Hepatitisfrequenz reduziert wird, konnten GÖTZ und Mitarbeiter zeigen, daß das Hepatitisrisiko durch die Gabe von gewaschenen Erythrozytenkonzentraten gegenüber Vollblut nicht wesentlich gesenkt wird.

Die Wirksamkeit der Gammaglobulinprophylaxe bei der Serumhepatitis nach Bluttransfusion ist zweifelhaft. Von den meisten Autoren wird eine sichere Wirkung der Gammaglobuline mit einer signifikanten Senkung des Hepatitisrisikos bestritten. Eine erfolgreiche Prophylaxe dürfte nur mit Hyperimmunglobulin möglich sein, die jedoch nicht routinemäßig durchführbar ist.

Non A-non B-Hepatitis

Während die Hepatitis B-Infektion durch empfindliche Nachweismethoden faßbar ist, stellt uns die non A-non B-Hepatitis vor völlig neue und ungelöste Probleme. In den USA soll die non A-non B-Hepatitis bis zu 90 %, in der Bundesrepublik bis zu 50 % sämtlicher sogenannter Transfusionshepatitiden ausmachen. Bei dieser Form der Hepatitis ist noch vieles unbekannt. Man weiß nur, daß sie vorrangig parenteral übertragen wird, daß spezifische Nachweismethoden für die klinische Routinediagnostik zur Zeit noch nicht verfügbar sind, eine Übertragung auf Schimpansen möglich ist und die Inkubationszeit sehr stark variiert. Diese Form der Transfusionshepatitis wird uns in Zukunft vorwiegend beschäftigen.

Sensibilisierungen

Eine weitere, nicht zu unterschätzende Gefahr nach Bluttransfusionen stellen die Sensibilisierungen durch inkompatible Erythrozyten-, Leukozyten- und Thrombozytenantigene dar. Zu einer Sensibilisierung mit Bildung von Isoimmunantikörpern kann es kommen, wenn ein Antigen zugeführt wird, das der Empfänger nicht besitzt.

Daß es aber nicht regelmäßig zur Antikörperbildung kommen muß bzw. auch eine Sensibilisierung gegen mehrere Antigene möglich ist, darf als bekannt vorausgesetzt werden. Da eine Sensibilisierung oft nicht zu verhindern ist, müssen vorhandene irreguläre Isoimmunantikörper durch geeignete Untersuchungsmethoden erfaßt und bei der Transfusion berücksichtigt werden.

Die in der Literatur angegebenen Zahlen über die Häufigkeit der festgestellten irregulären Antikörper schwanken zwischen 0,34 und 1,56 %. Wir haben in einer prospektiven Studie 950 Patienten, die Bluttransfusionen erhielten, nach drei bis vier Wochen und nach drei Monaten nachuntersucht. Wir konnten bei 26 Patienten, das entspricht 2,73 %, blutgruppenspezifische Isoimmunantikörper infolge inkompatibler Bluttransfusionen nachweisen. Zu ähnlichen Ergebnissen kamen mit 3,44 % auch MAURER und BÜTTNER. Bei Differenzierung der Antikörper fiel auf, daß von den 26 Antikörpern in sieben Fällen ein Anti-Kell und bei weiteren sieben Patienten ein Anti-E gefunden wurde. Das sind mehr als die Hälfte aller gebildeten Isoimmunantikörper. Aufgrund dieser Untersuchungen wird bei uns routinemäßig das Kell-Merkmal bei der Transfusion berücksichtigt.

Zum Schluß möchte ich noch einige Komplikationen erwähnen, die zwar selten sind, aber im Einzelfalle dennoch von Bedeutung sein können.

Eine Luesübertragung ist nur durch Warmblut möglich. Malariaplasmodien halten sich in gekühlten Blutkonserven über längere Zeit und können eine Transfusionsmalaria hervorrufen. Auch Infektions-, Virus- und Tropenkrankheiten können bei bestehender Bakteriämie bzw. Virämie mit dem Blut übertragen werden. Eine Kaliumintoxikation durch ältere Blutkonserven ist selten und nur bei gestörter Nierenfunktion und im schweren Kreislaufschock möglich. Eine Zitratintoxikation bei Massivtransfusion, wobei innerhalb von 20 min mehr als 2 l Zitratblut übertragen werden, kann nur dann auftreten, wenn der Abbau des Zitrats in der Leber gestört ist, z. B. im schweren Schock, bei ausgedehntem Leberschaden, bei Hypothermie und bei Säuglingen. Eine Ammoniakintoxikation mit Auftreten komatöser Zustände ist durch über Wochen gelagertes Blut oder Plasma bei Patienten mit Nieren- oder Lebererkrankungen sowie nach gastrointestinalen Blutungen auslösbar. Eine azidotische Stoffwechsellage im Schock kann möglicherweise durch Massivtransfusion von älteren Blutkonserven verschlimmert werden. Die posttransfusionelle Hyperbilirubinämie ist im allgemeinen nicht gefährlich. Die Transfusionshämosiderose mit massiver Eisenablagerung im RES ist selbst nach Massivtransfusion selten. Eine Luftembolie ist bei Verwendung von Blutbeuteln auch bei Überdrucktransfusion kaum möglich. Zur Übertransfusion mit Kreislaufüberlastung kommt es vorwiegend bei nicht indizierten und zu raschen Transfusionen, vor allem bei kardial, pulmonal oder renal vorgeschädigten Patienten. Ein weiteres Gefahrenmoment ist der Temperaturabfall nach Zufuhr größerer Mengen kalten Blutes (Massivtransfusion) vor allem im Schock und beim Kleinkind. Zur Erwärmung eignen sich Spezialmikrowellendiathermiegeräte oder sogenannte Durchlauferwärmer. Im hämorrhagischen Schock ist die Mikrozirkulation gestört. Infolge intravasaler Gerinnung kommt es zur Verbrauchskoagulopathie. Dieser Zustand kann durch Blut, das längere Zeit gelagert ist und Mikroaggregate aus Fibrin, Erythrozyten, Leukozyten und Thrombozyten enthält, verschlechtert werden. Bei Massivtransfusion und bei Übertragung älterer Blutkonserven sollten deshalb Mikrofilter verwendet werden. Gleichzeitig ist einer Verbrauchskoagulopathie durch Heparin mit einer low dosis (500 IE/h) vorzubeugen. Gerinnungsaktive Substanzen in Kombination mit Thrombozyten sollten nur gezielt bei nachgewiesenem Faktorenmangel und ausgeprägter Thrombozytopenie unter gleichzeitiger Heparinisierung eingesetzt werden.

Trotz aller Bemühungen, die Transfusionskomplikationen weitgehend einzuschränken, bleibt die Verabreichung von Blut und Blutderivaten auch heute noch mit einem gewissen Risiko belastet. Man sollte deshalb immer kritisch prüfen, ob man dem Patienten mit der Bluttransfusion nützt oder ihm mehr Schaden zufügt.

Literatur

1. AHRONS, S., KISSMEYER-NIELSEN, F.: Serological investigations of 1358 transfusion reactions in 74000 transfusions. Dan. med. Bull. 15, 259 (1968)

2. ALTER, H. J., BARKER, L. F., FIEDLER, H., FREY-WETTSTEIN, M., GITNICK, G. L., GREENWALT, T. J., PRINCE, A. M., REESINK, H. W., REINICKE, V., SEEFF, L. B., WRIGHT, E. C., ZUCKERMAN, A. J.: International Forum: How frequent is posttransfusion hepatitis after the introduction of 3rd generation donor screening for hepatitis B? What is its probable nature? Vox Sang. 32, 346 (1977)

3. ALTER, H. J., TABOR, E., MERYMAN, H. T., HOOFNAGLE, J. H., KAHN, R. A., HOLLAND, P. V., GERETY, R. J., BARKER, L. F.: Transmission of hepatitis B virus infection by transfusion of frozen-deglycerolized red blood cells. New Engl. J. Med. 298, 637 (1978)

4. ARNDT-HANSER, A., FIEDLER, H., MAASS, G., FREY-WETTSTEIN, M., OVERBY, L. R., REINICKE, V., ROSSI, U., VERMYLEN, C.: Bloodtransfusion and prophylaxis against hepatitis. Lancet 1975 I, 329

5. BUSCH, H., EISENHART-ROTHE, B. v., SASSE, U. K.: Hepatitis B und Blutübertragung ("Transfusionshepatitis" oder "Hospitalismus"). Infusionstherapie 1, 633 (1974)

6. CREUTZFELD, W., SEVERIDT, H.-J., SCHMITT, H., GALLASCH, E., ARNDT, H. J., BRACHMANN, H., SCHMIDT, G., TSCHAEPE, U.: Untersuchungen über Häufigkeit und Verlauf der ikterischen und anikterischen Transfusionshepatitis. Dtsch. med. Wschr. 91, 1813 (1966)

7. DEINHARDT, F.: Neue virologische Aspekte zur akuten Hepatitis. In: Die entzündete Leber: IV. Hamburger Medizinisches Symposion 1978 (eds. H. BARTELHEIMER, M. CLASSEN, F. W. OSSENBERG). Baden-Baden, Köln, New York: Witzstrock 1979

8. DIECKMANN, W., SCHNEIDER, W., SCHUNTER, F., ZAPATA, M.: Verhinderung einer D-Sensibilisierung nach Verabreichung von Rh-positivem Blut an einen Rh-negativen Empfänger. Med. Welt 22, 116 (1971)

9. FRÖSNER, G. G., BRODERSEN, M., PAPAEVANGELOU, G., SUGG, U., HAAS, H., MUSHAHWAR, I. K., OVERBY, L. R., DEINHARDT, F.: Detection of HB_e-Ag and anti-HB_e in acute hepatitis B by a sensitive radioimmunoassay. J. Med. Virol. 3, 67 (1978)

10. GÖTZ, E., THOMA, H., SCHÄFER, A.: Hepatitis in Abhängigkeit von der transfundierten Konservenzahl. Anaesthesiologie und Wiederbelebung 90, 346 (1975)

11. GRUBER, U. F.: Blutersatz. Berlin, Heidelberg, New York: Springer 1968

12. HAUGEN, R. K.: Hepatitis after the transfusion of frozen red cells and washed red cells. New Engl. J. Med. 301, 393 (1979)

13. HEHNE, H. J., NYMAN, D., BURRI, H., WOLFF, G.: Frischgefrorenkonserviertes Plasma zur Behandlung der intravasalen Gerinnung beim Polytraumatisierten. Schweiz. med. Wschr. 106, 671 (1976)

14. KRAH, E., SCHÜTTERLE, G., KOLB, H., MÜLLER, K. H.: Empfehlungen zur Vermeidung und Behandlung von Transfusionszwischenfällen. Dtsch. Ärztebl. 73, 2315 (1976)

15. MAURER, C., BÜTTNER, J. B.: Die Häufigkeit irregulärer Erythrozyten-Antikörper. Dtsch. med. Wschr. 100, 1567 (1975)

16. MISGELD, V., MENDE, C.: Dextran-Unverträglichkeit. Med. Klin. 69, 1452 (1974)

17. MOLLISON, P. L.: Blood transfusion in clinical medicine, 5th ed.. Oxford: Blackwell 1972

18. MÜLLER, R., WILLERS, H., KNOCKE, K. W., SIPOS, S., HÖPKEN, W.: Epidemiologie und Prognose der Hepatitis non A-non B. Dtsch. med. Wschr. 104, 1471 (1979)

19. OHLMEIER, H., DAHMEN, E., HOPPE, I.: Hepatitisrisiko von humanen Gerinnungspräparaten aus gepoolten Plasmen. Dtsch. med. Wschr. 103, 1700 (1978)

20. Richtlinien zur Blutgruppenbestimmung und Bluttransfusion. Dtsch. Ärztebl. 76, 277 (1979)

21. RING, J., MESSMER, K.: Infusionstherapie mit kolloidalen Volumenersatzmitteln. Anaesthesist 26, 279 (1977)

22. SCHRICKER, K. Th.: Transfusionszwischenfälle durch seltene Blutgruppenantikörper. 5. Intern. Tg. Ges. forensische Blutgruppenkunde, Amsterdam 1973

23. SCHRICKER, K. Th.: Gerinnungsstudien nach extrakorporaler Zirkulation und ihre Bedeutung für die Klinik. Jahrestagung 1974 Erlangen, Deutsche Gesellschaft für Anästhesie und Wiederbelebung

24. SCHRICKER, K. Th.: Das transfusionsbedingte Hepatitisrisiko und die Möglichkeiten seiner Vermeidung. In: Erlanger Anästhesie Seminare (ed. E. RÜGHEIMER), Bd. 2, p. 97. Bubenreuth: Medizin Media Analyse 1977

25. SCHRICKER, K. Th., JELTSCH, H.: Bedarf die Bezeichnung "Transfusionshepatitis" einer Revision? Eine prospektive Studie an 293 Herzoperationen. 17. Tagung Dtsch. Ges. Bluttransfusion und Immunhämatologie, Frankfurt 1976. Forsch. Ergeb. Transf. Med. & Immunhaemat. $\underline{3}$, 115 (1976)

26. SCHRICKER, K. Th., JUCHELKA, L., BUCHMANN, I.: Die Tiefkühlkonservierung autologer Erythrozyten in der Herzchirurgie. Kardiotechnik $\underline{4}$, 66 (1978)

27. SCHRICKER, K. Th., KLUGE, R.: Isoimmunantikörperbildung nach Bluttransfusionen. Prakt. Anästh. $\underline{11}$, 303 (1976)

28. SCHRICKER, K. Th., RYBA, W.: Ikterische und anikterische Transfusionshepatitis. Fortschr. Med. $\underline{88}$, 1371, 1396 (1971)

29. SCHRICKER, K. Th., SUSSNER, H.: Hepatitisrisiko in Abhängigkeit von der Zahl der Transfusionseinheiten. Diagnostik $\underline{4}$, 335 (1971)

30. SCHULTHEIS, W., STANGEL, W., DEICHER, H.: Transfusionsreaktionen. Dtsch. med. Wschr. $\underline{102}$, 92 (1977)

31. SEIDL, S.: Die Tiefkühlkonservierung von Blut. Dtsch. med. Wschr. $\underline{95}$, 1861 (1968)

32. SPIELMANN, W., SEIDL, S.: Einführung in die Immunhämatologie und Transfusionskunde. Weinheim/Bergstr.: Verlag Chemie 1972

33. TABOR, E., APRIL, M., SEEFF, L. B., GERETY, R. J.: Acute Non-A, Non-B hepatitis. Prolonged presence of the infectious agent in blood. Gastroenterology $\underline{76}$, 680 (1979)

34. WALLACE, J.: Blood transfusion for clinicians. Edinburgh, London, New York: Churchill Livingstone 1977

35. WEWALKA, J.: Serologische Diagnostik der Virushepatitis. In: Die entzündete Leber (eds. H. BARTELHEIMER, M. CLASSEN, F. W. OSSENBERG). Baden-Baden, Köln, New York: Witzstrock 1979

36. WISH, N., LITWAK, R. S., LUCKBAN, S. B., GLASS, J. L.: Hematological complications of open-heart surgery. Amer. J. Cardiol. $\underline{31}$, 282 (1973)

Die Verwendung von Plasmaersatzmitteln und Albumin im Rahmen der Komponententherapie

Von P. Lundsgaard-Hansen und B. Tschirren

An den Berner Universitätskliniken läuft seit Mitte 1975 ein Komponentenprogramm, bei dem 85 % aller Erythrozyteneinheiten als Konzentrate mit 70 % Hämatokrit und die restlichen 15 % als Frischblut - maximal 48 h alt - transfundiert werden (4). Das Grundkonzept für die Verwendung von Plasmaersatzmitteln und Albumin in diesem Rahmen zeigt die Abb. 1.

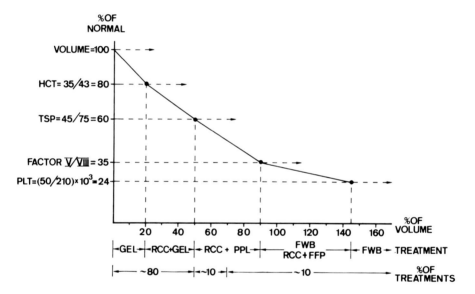

Abb. 1. Grundkonzept des Berner Komponentenprogrammes einschließlich Verwendung von Plasmaersatzmitteln und Albumin. HCT = Hämatokrit, TSP = Gesamteiweiß, PLT = Plättchen. GEL = 4 % Gelatine, RCC = Erythrozytenkonzentrat mit 70 % Hämatokrit, PPL = 4 % Albumin, FFP = frischgefrorenes Plasma, FWB = Frisch-Vollblut. Einzelheiten siehe Text

Es beruht auf einer Computersimulation intravaskulärer Ereignisse in einem Patienten mit normalen Ausgangswerten und fortlaufendem Volumenersatz. Das Prinzip ist die Ausnützung der unterschiedlichen, auf der Ordinate gezeigten "kritischen Schwellen" relevanter Parameter, welche den schrittweisen Einsatz der verschiedenen Präparate gestattet, insbesondere die Anwendung eines Plasmaersatzmittels zur Behandlung der häufigen kleinen und mittleren Blutverluste.

Das Blutvolumen hat erste Priorität und ist auf der Norm oder 100 % zu halten. Die zweite Priorität gehört dem Hämoglobingehalt bzw. dem hier verwendeten Hämatokrit. Wie andernorts begründet (3), nehmen wir als kritische Schwelle einen Hk-Wert von 35 % oder 80 % relativ zum normalen Durchschnitt von 43 % an. Die dritte Priorität hat das Gesamteiweiß im Serum als Träger des kolloidosmotischen Druckes (KOD) in Abwesenheit eines kolloidalen Plasmaersatzmittels. Unsere Annahme eines kritischen KOD von 20 mm Hg - oder 70 % der Norm von 28 mm Hg (5) - werden wir später erläutern. Diesem kritischen KOD entspricht im Mittel ein Gesamteiweiß von 50 g/l. Da das Serumeiweiß beim durchschnittlichen chirurgischen Kranken in den ersten sechs postoperativen Stunden um etwa 5 g/l ansteigt, können wir am Ende der Transfusionsbehandlung 45 g/l oder 60 % der Norm von 75 g/l akzeptieren (4). Die Aktivität der plasmatischen Gerinnungsfaktoren sollte nicht unter 35 %, die Plättchen nicht unter 50.000/mm³ oder etwa 25 % der Norm fallen. Die von ALEXANDER vermutete kritische Schwelle für die Infektionsabwehr bei einer Verdünnung von IgG und C3 auf etwa 40 % der Norm hat sich in einer von uns durchgeführten Studie wie auch nach seinen neueren Daten als klinisch nicht relevant erwiesen (1).

Wie auf der Abszisse gezeigt, können wir unter Berücksichtigung dieser Schwellen den Verlust der ersten 20 % des Patientenvolumens mit einem Plasmasubstitut (hier die bei uns verwendete Gelatine) decken. Das Volumen bleibt bei 100 %, der Hämatokrit fällt auf 80 % relativ. Die nächsten 30 % Verlust - bis zum Total von 50 % - lassen sich mit Erythrozytenkonzentraten plus einem Plasmasubstitut decken; der Hämatokrit bleibt dabei auf 80 % relativ und das Eiweiß fällt auf 45 g/l. Dieser Volumenbereich umfaßt beim "Standardpatienten" von 70 kg Gewicht drei Konzentrate und zugleich in einem Nicht-Universitätsspital mit etwa 1.000 Betten 80 % aller Transfusionsbehandlungen blutender Patienten (4).

Die dritte Stufe ist die Kombination der Konzentrate mit einer 4%igen Albuminlösung ("PPL" in der Schweiz) zwecks Stabilisierung des Eiweißwertes. Damit erreichen wir einen Verlust von 90 % des Empfängervolumens und zugleich den Bereich von weniger als 10 % der Transfusionsbehandlungen im erwähnten Spitaltyp. Jenseits dieser Grenze benötigen wir Frischblut oder die Kombination von Konzentraten mit frischgefrorenem Plasma bis zu einem Punkt - bei etwa 150 % des Empfängervolumens -, an dem Frischblut zur Gewährleistung der Plättchenschwelle unerläßlich wird. Die Kombination ist oft rascher verfügbar, aber mit dem doppelten Hepatitisrisiko behaftet, weil in praxi zwei Spender pro Erythrozyteneinheit beteiligt sind.

Bei uns kommt Frischblut meist nach sechs bis acht Konzentraten zum Einsatz. Der Albuminverbrauch pro transfundierte Erythrozyteneinheit während der ersten 2 1/2 Jahre unter dem neuen System schwankte um ± 10 % des früheren Niveaus (4, 15). "Kritische" postoperative Hypoproteinämien - unter 50 g/l - waren nicht häufiger als in der Vorperiode. Die Patienten mit maximal drei Konzentraten im Operationssaal, d. h. die 80 %-Gruppe der Transfusionsbehandlungen, benötigten im Durchschnitt 60 ml PPL während

und 200 ml nach der Intervention. Tatsächlich angewandt wurde
die Albuminlösung bei etwa 5 % der orthopädischen und thorax-/
gefäßchirurgischen Patienten gegenüber 50 % der Magen-Darm-Kranken. Diese an sich hochsignifikante Differenz reflektiert die
allgemeine Häufigkeit vorbestehender Hypoproteinämien in jenen
Patientengruppen (4). Alles in allem hat sich das neue System
seit vier Jahren als therapeutisch adäquat erwiesen, und es hat
zugleich beachtliche Plasmavolumina - 200 ml pro Konzentrat -
für die Herstellung von spezifischen Derivaten liberiert.

Für unser Hauptthema - Plasmaersatzmittel und Albumin - ist die
Problematik eines "kritischen" KOD um 20 mm Hg (5) von zentraler Bedeutung. Wir möchten daher zunächst zwei grundsätzliche
Aspekte behandeln. Erstens ist, im Gegensatz zur nichtlinearen
"physiologischen" Beziehung, die klinische Beziehung zwischen
Gesamteiweiß und KOD praktisch linear, offenbar vor allem wegen
der kompensatorischen Zunahme der α_1-Globuline bei Hypoalbuminämie. In Abwesenheit eines kolloidalen Plasmaersatzmittels läßt
sich deshalb der KOD mit einer Standardabweichung von + 3 mm Hg
aus dem Gesamteiweiß (GE) mit der einfachen Gleichung "KOD in
mm Hg = (GE in g% x 4) - 0,8" schätzen. Die Albuminkonzentration ist für denselben Zweck weniger geeignet; die Unsicherheit
der Schätzung ist größer, und die Albuminformel ist für Kopfrechnungen schlecht brauchbar. Sie kann zudem bei akuten Globulinverdünnungen, wie beispielsweise bei extrakorporaler Perfusion mit Albumin im "priming", grob irreführen (12). Beim
durchschnittlichen chirurgischen Kranken entspricht ein KOD von
20 mm Hg bzw. ein Gesamteiweiß von 50 g/l einer Albuminkonzentration von 25 g/l. Nach einer offenbar verbreiteten, "inoffiziellen" Einigung unter amerikanischen Chirurgen ist eine Albumintherapie sicher nicht indiziert bei 30 g/l und mehr Albumin,
dagegen sicher angezeigt bei einem Spiegel von 20 g/l und weniger. So betrachtet, scheint unsere kritische Schwelle von 50 g/l
Gesamteiweiß und damit etwa 25 g/l Albumin einer gesunden Mitte
zu entsprechen.

Der zweite Aspekt ist die Beziehung zwischen KOD und Ausmaß des
interstitiellen Ödems. Sie ist jedenfalls in den vom großen
Kreislauf versorgten Geweben zweifelsfrei nichtlinear, d. h.
das interstitielle Ödem nimmt mit fortschreitender Abnahme des
KOD immer stärker zu. Wie in Abb. 2 gezeigt, hat SCHÜPBACH (12)
in unserem Laboratorium dieses von früheren Autoren postulierte
Phänomen bei extrakorporalen Perfusionen mit einem onkotischen
Perfusatdruck zwischen 26 und 6 mm Hg sehr klar bestätigt.

Beim Kaninchen, dessen normaler KOD 3 - 4 mm tiefer ist als jener des Menschen, liegt der Knickpunkt für den Ödemansatz - als
Maß für die kritische Schwelle - bei 16 mm Hg. Die Physiologen
erklären ihn damit, daß bei sinkendem intravasalem KOD ein erhöhter lymphatischer Abfluß aus dem Interstitium den Flüssigkeitsübertritt zunächst kompensiert und damit das Ödem in "subklinischen" Grenzen hält. Das klinisch manifeste und dann rasch
progrediente Ödem entsteht erst dann, wenn die Drainagekapazität
der Lymphbahnen überfordert wird. Dieser Mechanismus ist im
großen wie im kleinen Kreislauf experimentell verifiziert. Für
den großen Kreislauf gilt als gesichert, daß kristalloide Lö-

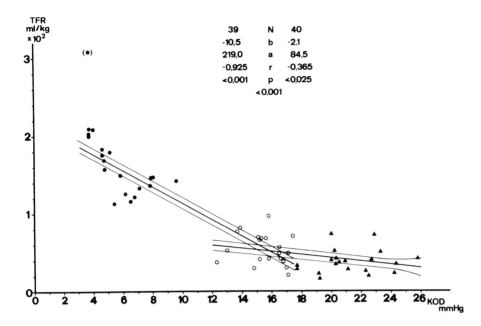

Abb. 2. Beziehung zwischen onkotischem Perfusatdruck (COP) in mm Hg und totaler Flüssigkeitsretention (TFR) in ml/kg Körpergewicht. Die Beziehung ist gesichert nichtlinear über den gesamten KOD-Bereich ($p < 0,001$), dagegen linear innerhalb der beiden Bereiche von 26 - 16 und 16 - 4 mm Hg. Im unteren Bereich wurde ein signifikanter "Ausreißer" (●) von der Berechnung ausgeschlossen. Die Beziehung COP/TFR ist in den beiden Bereichen signifikant verschieden ($p < 0,001$). Regressionslinien mit 95 %- Vertrauensintervallen. ● = NaCl, o = 3 % Albumin, ▲ = 6 % Albumin im "priming" (Nach SCHÜPBACH (12))

sungen ihre intravasale Volumenwirkung über die interstitielle Expansion entfalten, d. h. über einen hydrostatischen Druckanstieg, der das intravasale onkotische Defizit ausgleicht. Demnach ist aber die Volumenwirkung der Kristalloide unlösbar mit einem interstitiellen Ödem verknüpft.

Für den Lungenkreislauf haben wir zunächst in den Daten von WEIL und RACKOW (2, 9, 14) eine Stütze für unser Konzept einer kritischen onkotischen Schwelle erblickt, nach denen ein "Starlingscher Druckausgleich" in den Lungenkapillaren auf einem Niveau von knapp 20 mm Hg zum Lungenödem führt. Indessen haben VIRGILIO (16) wie auch WOLFF (1) diese Befunde nicht zu bestätigen vermocht. Heute ist klar, daß die Starlingsche Gleichung bei vielen Patienten mit akutem Lungenversagen das Geschehen nur unvollkommen erklärt (1). Da das Starlingsche Prinzip im großen Kreislauf zweifelsfrei gilt und ein onkotisches Defizit ceteris paribus die pulmonale Sicherheitsmarge gegen den bei Schwerkranken häufigen hydrostatischen Druckanstieg schmälert, haben wir unser Konzept dennoch bis jetzt für klinisch nützlich gehalten und sind bei einer unlängst geführten Diskussion zum Thema auch keinem grundsätzlichen Widerspruch begegnet (1).

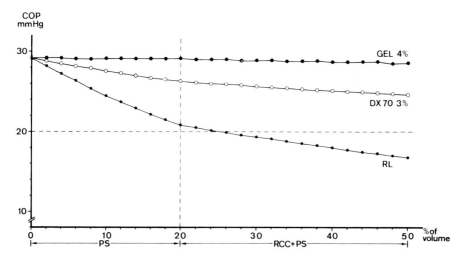

Abb. 3. Aufrechterhaltung des kolloidosmotischen Serumdruckes (COP) durch verschiedene Plasmasubstitute während der ersten beiden Stufen des Grundschemas (vgl. Abb. 1). Gelatine, 3 % Dextran 70 und Ringer-Laktat

Behalten wir demnach die Vorstellung eines kritischen onkotischen Druckes von 20 mm Hg für die weiteren Betrachtungen bei, so kommen wir zur Frage nach dem Verhalten des KOD bei der Anwendung von Plasmaersatzmitteln im Rahmen unseres Komponentensystems. Dieses Verhalten zeigt die Abb. 3.

Mit der von uns bisher verwendeten Gelatine bleibt der KOD praktisch normal; nach weiteren Meßdaten ist dies auch bei notfallmäßiger Infusion von etlichen Litern der Fall. Die Kurve für 3 % Dextran 70 ist aufgrund von in vitro-Messungen der onkotischen Aktivität simuliert. Wir wählten diese Konzentration, weil der "Volumenspielraum" des üblichen 6%igen Präparates wegen der Hämostaseinterferenz bei höheren Dosen für unsere Zwecke zu klein wäre. Nach SCHAER (10) ist 3 % Dextran 70 als Volumensubstitut adäquat, sein Volumenspielraum ist ausreichend, und wir sehen keinen Grund, weshalb es nicht für ein Komponentenprogramm geeignet sein sollte. Für die Hydroxyäthylstärke haben wir bisher keine eigenen Beurteilungsgrundlagen. Wie die Abb. 3 zeigt, würde der kritische KOD bei einem Ersatz von 25 % des Empfängervolumens mit Ringer-Laktat unterschritten. Rechnen wir für die kristalloide Lösung mit einem intravasalen Volumeneffekt von 25 % des Infusionsvolumens, entspräche dies 5.000 ml beim "Standardpatienten".

Als experimentelle Ergänzung dieser Kurven haben wir kürzlich eine Vergleichsstudie der Volumensubstitution nach einem experimentellen hämorrhagischen Schock beim Kaninchen mit 4 % Albumin (PPL), unserer 4%igen Gelatine (MFG) und Ringer-Laktat durchgeführt. Die Ergebnisse zeigt die Tabelle 1.

Tabelle 1. Vergleichende Studie eines experimentellen hämorrhagischen Schocks und der Substitution mit 4 % Albumin (PPL), 4 % "modified fluid gelatin" (MFG) und Ringer-Laktat (RL). △ BW = Zunahme des Körpergewichtes. ▲ BP = Veränderung des mittleren Blutdruckes. COP = kolloidosmotischer Druck. ES - EE: Ende Schock - Ende Experiment. ER - EE = Ende Reanimation - Ende Experiment. $\bar{x} \pm 1$ SD

Groups of 6 rabbits each, Nembutal^R 15 ± 5 mg/kg, Heparin 5,000 IU i.v..
Shock 41 ± 10 min at 40 mm Hg.
Blood loss end of shock 31.3 ± 3.7 ml/kg = 48.2 ± 5.7 % of calculated blood volume.
Resuscitation to 80 % of initial blood pressure.
Maintenance of this blood pressure for 2 h by additional infusion as required.
* = p < 0.05 for difference from PPL
o = p < 0.05 for difference MFG - RL

($\bar{x} \pm$ SD)	PPL	MFG	RL
Infusion, ml/kg ES - EE:	63.0 ± 12.8	59.3 ± 23.6	100.9 * ± 17.5 o
△ BW, g/kg ES - EE:	34.0 ± 13.7	43.9 ± 21.6	87.6 * ± 12.5 o
% Retention ES - EE:	57.9 ± 27.9	74.7 * ± 16.9	87.7 * ± 8.7
$Cl_{creat.\ ex.}$, ml/kg/min:	5.247 ± 1.874	4.122 ± 0.672	2.907 * ± 1.616
▲ BP, mm Hg, ER - EE:	6.0 ± 8.3	4.3 ± 7.2	- 7.7 * ± 14.1
COP, mm Hg, ER:	17.8 ± 1.9	21.8 ± 4.8	10.3 * ± 1.9 o
COP, mm Hg, EE:	20.7 ± 3.4	18.1 ± 3.6	8.9 * ± 0.8 o
% Total Tissue Water			
Lung	82.73 ± 1.54	82.78 ± 1.48	82.75 ± 1.14
Heart	79.68 ± 0.80	78.97 ± 0.91	79.43 ± 1.05
Intestine	81.10 ± 1.74	84.03 * ± 1.67	86.27 * ± 1.47 o
Muscle	75.84 ± 1.61	76.58 ± 0.94	77.90 * ± 0.78 o
Fat s.c.	23.09 ± 5.57	20.37 ± 5.87	33.62 * ± 13.78 o
Skin	72.35 ± 3.19	74.90 * ± 2.12	77.64 * ± 1.88 o

Die Tiere wurden bis zu 80 % ihres Ausgangsblutdruckes substituiert; dieser Druck wurde sodann während 2 h mittels der benötigten Menge Nachinfusion gehalten. Beurteilt anhand von Infusionsvolumina, Zunahme des Körpergewichtes, Stabilisierung des Blutdruckes, exogener Kreatinin-Clearance und Gewebswassergehalten bei Versuchsende war die Albuminlösung dem Ringer-Laktat klar überlegen. Die Gelatine lag prinzipiell dazwischen, lehnte sich aber deutlich an die Albuminlösung an. Ein weiterer Befund in der Tabelle 1 ist noch bemerkenswert: Mit einem kristalloiden Infusionsvolumen, welches beim "Standardpatienten" etwa 7.000 ml innerhalb von 2 1/2 h entspräche, und den hochsignifikanten Unterschieden des KOD fanden sich keine Differenzen der Gewebswassergehalte in der Lunge, auch nicht im Myokard.

Die von uns bisher verwendete Gelatine hat den Vorteil, daß sie selbst in Mengen von über 10 l innerhalb von 24 h nicht mit der klinischen Hämostase interferiert (6). Ihr Nachteil liegt, wie bei anderen kolloidalen Volumenersatzmitteln, im Risiko anaphylaktoider Reaktionen. Wir haben bisher mit mehr als 100.000 Einheiten unseres Präparates einen einzigen tödlichen Zwischenfall - bei einem 93jährigen Patienten - erlebt, nebenbei bemerkt auch etliche unangenehme Reaktionen auf Ringer-Laktat, das mit Spuren einer stickstoffhaltigen Verbindung kontaminiert war (7, 15). Obschon ein akutes pulmonales "Reanimationsödem" in unserer Serie von 885 Kranken mit mehr als 2.000 ml Gelatine innerhalb von 24 h seltener war als in einem Vergleichskollektiv ohne dieses Substitut (6), bevorzugen wir bei Patienten mit spezieller pulmonaler Gefährdung die 4%ige Albuminlösung. Diese Situation und eine anamnestische anaphylaktoide Reaktion sind bei uns die einzigen Gegenanzeigen zur Verwendung von Gelatine.

Die nächste zu behandelnde Frage ist die Bedeutung und die Korrektur einer Hypoproteinämie oder eines onkotischen Defizits. Bei dem Albumin-Workshop in Bethesda 1975 (13) kristallisierte sich die Ansicht heraus, die Gefahren einer hypoproteinämischen Überwässerung seien nicht so sehr mit der anfänglichen Flüssigkeits- und Natriumbelastung verbunden als vielmehr mit deren nachfolgenden Ausscheidung oder Retention. Für das Verhalten eines Patienten als "excreter" oder "retainer" ist aber der KOD zweifellos ein Hauptfaktor. Induziert man bei Versuchstieren verschiedene Kombinationen von Wasserbelastung, Natriumbelastung und Hypoproteinämie, so lassen sich einige Kausalzusammenhänge mittels partieller Regressionsanalyse klar definieren. Diese Zusammenhänge zeigt die Tabelle 2.

Eine zunehmende Wasserbelastung bei konstanter Natriumbelastung und Serumeiweißkonzentration senkt die Serumosmolalität. Eine isolierte Natriumbelastung steigert die Natriumretention und die Osmolalität, während die Hypoproteinämie an sich die Wasser- und Natriumretention erhöht - in Übereinstimmung mit Starling.

Erzeugt man im Tierversuch eine massive hypoproteinämische Überwässerung durch die Entfernung des halben Plasmavolumens und dessen Ersatz mit der achtfachen Menge Ringer-Laktat - was beim "Standardpatienten" rund 11.000 ml entspräche - so korrelieren die Wassergehalte von Darmwand, Fettgewebe, Skelettmuskel und

Tabelle 2. Kausalzusammenhänge bei Variation von Wasserbelastung, Natriumbelastung und Hypoproteinämie. TSP = Gesamteiweiß im Serum, TFR = totale Flüssigkeitsretention, Cp osm = Serumosmolalität. Partielle Regressionsanalyse mit Signifikanzen

Cause		Effect		$R_{part.}$ n = 45	p
Fluid load	↑	TFR	=	0.164	n.s.
Na load	=	Na Ret	=	- 0.165	n.s.
TSP	=	Cp osm	↓	- 0.405	< 0.01
Fluid load	=	TFR	=	- 0.219	n.s.
Na load	↑	Na Ret	↑	0.775	< 0.001
TSP	=	Cp osm	↑	0.540	< 0.001
Fluid load	=	TFR	↑	- 0.475	< 0.01
Na load	=	Na Ret	↑	- 0.365	< 0.05
TSP	↓	Cp osm	=	0.225	n.s.

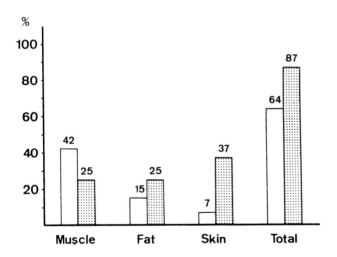

Abb. 4. Prozentuale Anteile am Körpergewicht (offene Säulen) und am Gesamtödem (punktierte Säulen) von Skelettmuskel, Fett und Haut bei Kaninchen mit hypoproteinämischer Überwässerung. Man beachte die massive Reaktion der Haut (Nach PAPPOVA (8))

Haut gesichert mit dem Gesamtödem. In diesem Bereich der Überwässerung wird die Beziehung auch für das Myokard und die Lunge signifikant (8). Wie auf der Abb. 4 gezeigt, findet sich der weitaus größte Teil des Gesamtödems in Skelettmuskel, Fett und Haut.

Die Muskulatur und das Fett, welche beim Menschen 42 % bzw. 15 % des Körpergewichtes ausmachen, enthalten je etwa 25 % des Gesamtödems. Sehr bemerkenswert ist die Reaktion der Haut: Ihr Anteil am Körpergewicht ist bloß 7 %, sie speichert aber 37 % des Ödems - wahrscheinlich infolge ihres ausnehmend großen Extrazellulärraumes von 60 % des Gewebsfeuchtgewichtes.

Für eine pathogenetische Bedeutung solcher Ödeme jedenfalls in drei Geweben gibt es konkrete Anhaltspunkte: Sie reduzieren die Compliance des Herzmuskels, was ceteris paribus die subendokardiale Durchblutung kompromittiert; sie fördern eine gastrointestinale Hypomotilität durch Darmwandödem und gehemmte Flüssigkeitsresorption aus dem Lumen und sie senken den PO_2 in einer heilenden Wunde und interferieren damit zumindest im Experiment mit Kollagensynthese und Infektionsabwehr (Lit. bei 8, 11, 12). In der Lunge sind die Verhältnisse - wie erwähnt - komplexer.

Tabelle 3. Veränderung des Körpergewichtes während 3 h nach Infusion von 20%igem Albumin, 7,5 ml/kg, oder Furosemid i.v., 2 mg/kg stündlich, bei Kaninchen mit hypoproteinämischer Überwässerung. Vier therapeutische Kombinationen, Signifikanzprüfung mittels zweidimensionaler Varianzanalyse

Rabbits, Δ Body weight in g/kg, 3 hours, $\bar{x} \pm$ SD
20 % Albumin, 7,5 ml/kg, 1 x

		−	+	ROWS	
Furosemid i.v. 2 mg/kg, 3 x	−	11.2 ± 11.9	−53.7 ± 25.5	−21.3 ± 40.4	n.s.
	+	−8.6 ± 23.5	−53.0 ± 7.3	−30.8 ± 28.6	
Columns		1.3 ± 23.0	−53.3 ± 17.7		
		< 0.001			

Um den Patienten von einer echten, d. h. nicht bloß verdünnungsbedingten, hypoproteinämischen Überwässerung zu befreien, braucht es konzentriertes Albumin. Im Tierversuch hat eine einmalige Dosis von 7,5 ml/kg der 20%igen Lösung (etwa 500 ml beim "Standardpatienten") einen hochsignifikanten und mindestens 3 h anhaltenden diuretischen Effekt. Wie aus der Tabelle 3 hervorgeht, ist die stündliche intravenöse Gabe von 2 mg/kg Furosemid dagegen wirkungslos.

In der Praxis ist aber die Kombination mit dem Diuretikum zweifellos angezeigt, weil hier noch andere Faktoren die Wasser- und Natriumretention begünstigen können. In unseren Versuchen

Tabelle 4. Dehydrierung durch 20%iges Albumin, 7,5 ml/kg, bei Kaninchen mit hypoproteinämischer Überwässerung. Gesamtgewebswasser in % des Feuchtgewichtes plus extrazelluläres Wasser des Skelettmuskels (ECW_m). $\bar{x} \pm 1$ SD (Nach PAPPOVA (8))

	Muscle	Fat	Skin	ECW_m
- Alb	77,5 $\pm$ 1,8	43,9 $\pm$ 20,8	75,1 $\pm$ 3,1	17,9 $\pm$ 4,5
+ Alb	75,9 $\pm$ 2,6	35,9 $\pm$ 15,9	72,7 $\pm$ 4,0	13,7 $\pm$ 4,2
N	60 > < 60	60 > < 60	60 > < 60	30 > < 30
P	< 0,001	< 0,025	< 0,001	< 0,001

Water content as percent of wet tissue weight

fand sich eine hochsignifikante, positive Beziehung zwischen dem Serumeiweißgehalt 15 min nach der therapeutischen Intervention und der nachfolgenden 3-Stunden-Diurese. Wie aus der Tabelle 4 ersichtlich, war die Entwässerung durch das konzentrierte Albumin in jenen Geweben gesichert, welche den Großteil des einfließenden Ödems speicherten.

Fassen wir das bisher Gesagte zusammen, so ist nach unserem Ausgangskonzept und den damit seit vier Jahren gesammelten klinischen Erfahrungen ein geeignetes Plasmaersatzmittel ein unentbehrlicher Bestandteil eines Komponentenprogrammes zur Behandlung chirurgischer Blutverluste, um zugleich eine adäquate Therapie und die Blutökonomie zu gewährleisten. Prinzipiell verwenden wir intra operationem nur eine beschränkte Menge Kristalloide, vor allem zur Deckung des Wasser- und Elektrolytbedarfes. Unsere bisherigen Erfahrungen mit kolloidalen Plasmaersatzmitteln beruhen auf der 4%igen Gelatine, aber andere künstliche Kolloide, welche eine genügende onkotische Aktivität mit einem ausreichenden "Volumenspielraum" vereinigen, dürften ebenso geeignet sein. Damit läßt sich intra operationem ein adäquater KOD sicherstellen. Die Humaneiweißlösungen können für gezielte Einsätze - bei höheren Ersatzvolumina und/oder vorbestehender Hypoproteinämie - sowie für die postoperative Korrektur eines entstandenen - und verifizierten! - onkotischen Defizits sozusagen in Reserve bleiben. In dem Zusammenhang wird oft vergessen, daß die 4- bis 5%igen Albumin- und Plasmaproteinlösungen mit ihrem KOD von 16 - 20 mm Hg für die Korrektur einer etablierten Hypoproteinämie nicht genügen; hierzu braucht es konzentriertes Albumin. Beurteilt nach unserem "kritischen" Eiweißwert von 50 g/l werden postoperativ etwa 10 % der urologischen und thorax-/gefäßchirurgischen Patienten Kandidaten für eine Anwendung dieses Präparates, verglichen mit 15 - 20 % der gastrointestinalen und 60 % der septischen Intensivpflegepatienten. In der Gynäkologie sind kritische Werte äußerst selten.

Für die gelegentlich postulierten Vorteile von "Serumkonserven" mit ihrem Gehalt an Immunglobulinen gibt es noch keine statistisch abgesicherten klinischen Studien. Die Indikation für

Tabelle 5. Formeln für die Schätzung des kolloidosmotischen Serumdruckes (COP) aufgrund von Gesamteiweiß (TSP) in g/dl und für die Berechnung der Albumindosis zur Korrektur einer Hypoproteinämie vom gemessenen zum gewünschten Niveau. Der Faktor 0,4 berücksichtigt das Plasmavolumen, der Multiplikationsfaktor 2 das unsichtbare extravasale Defizit

(1) COP mm Hg = (TSP g% x 4) - 0.8
    Critical level ≈ 20 mm Hg - ~ 5 g% = ~ 50 g/l

(2) Alb g = (TSP g% des. - TSP g% act.) x (0,4 x kg) x 2

(3) Check result by TSP determination

frischgefrorenes Plasma sollte wegen des Hepatitisproblems auf die Behandlung von Gerinnungsanomalien beschränkt bleiben. Für eine Immunsubstitution, deren Indikation außer beim Antikörpermangelsyndrom noch auf kasuistischer Grundlage beruht, gibt es molekular intakte, einwandfrei verträgliche und hoch dosierbare intravenöse Gammaglobuline. Weitere Neuentwicklungen sind auf diesem Gebiet möglicherweise zu erwarten ([1]).

Die beiden Schätzformeln für die Albumintherapie, welche sich bei uns bewährt haben, sind in der Tabelle 5 zusammengefaßt.

Man beachte in der (experimentell verifizierten) Dosierungsformel für Albumin den letzten Multiplikationsfaktor von zwei. Er wird oft vergessen, ist aber unbedingt notwendig zur Deckung des unsichtbaren extravasalen Defizits, welches regelmäßig ein meßbares intravasales Manko begleitet ([8]). Die Kontrolle vom Gesamteiweiß im Serum sollte ebenso zur Routine werden wie die Bestimmung von Hämoglobin oder Hämatokrit, und es sei gestattet, auch hier unseren Leitsatz der Albumintherapie zu wiederholen: "Nicht Vielen wenig geben, sondern Wenigen viel"!

Ein letzter Punkt: Wir haben bis hierher stillschweigend angenommen, die auf der Abb. 1 angedeutete Voraussetzung normaler Ausgangswerte des Patienten sei erfüllt. Da dies de facto meist nicht zutrifft, haben wir uns in jüngster Zeit mittels Computersimulation mit der Frage eines individuellen "Transfusionsbudgets" für die Komponententherapie befaßt ([1]). Die Abb. 5 zeigt ein Diagramm, mit dem man bei abnormen Ausgangswerten für Hämatokrit und Gesamteiweiß die Patienten auf der Stufe I - jener des Plasmaersatzmittels allein - zu einem gemeinsamen Endpunkt mit 35 % Hämatokrit und einem Gesamteiweiß von 55 g/l "titrieren" kann.

Mit diesem Kniff lassen sich sodann die weiteren Stufen in Prozent des Empfängervolumens nach dem Grundschema handhaben. Der Ausgangspunkt bildet die Schätzung des Empfängervolumens, am besten mittels Körpergröße, Gewicht und bereits bekannten Nomogrammen ([1]). Eine Fehlschätzung von + 10 % des Ausgangsvolumens erweist sich dabei für die weiteren Berechnungen als belanglos.

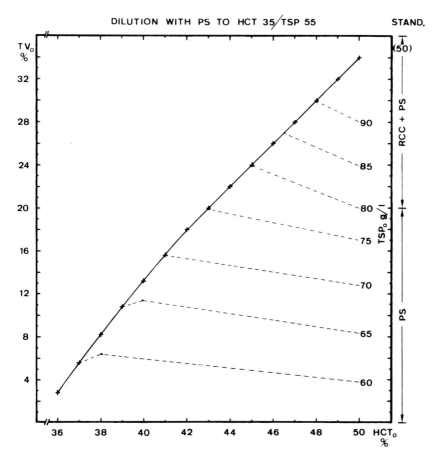

Abb. 5. "Titrationsdiagramm" zur Dosierung des Plasmaersatzmittels auf der Stufe I (vgl. Abb. 1) in Abhängigkeit von den Ausgangswerten von Hämatokrit (HCT_O) und Gesamteiweiß (TSP_O), mit dem Ziel eines gemeinsamen Endpunktes bei HCT = 35 % und TSP = 55 g/l. Die linksseitige Ordinate zeigt den so definierten "Volumenspielraum" auf der Stufe I, rechts zum Vergleich das Grundschema. Einzelheiten siehe Text

Der Ausgangshämatokrit findet sich auf der Abszisse und der "Volumenspielraum" für die Stufe I auf der linken Ordinate. Die ausgezogene, schräge Linie zeigt die Beziehung dieser beiden Größen. Die gestrichelten Linien illustrieren dieselbe Beziehung für verschiedene Ausgangswerte vom Gesamteiweiß. Die rechtsseitige Ordinate ruft das Grundschema in Erinnerung.

Das Diagramm ist auf zweierlei Weise verwendbar. Will der Kliniker "auf sicher" gehen, kann er das Plasmaersatzmittel nach demjenigen Ausgangswert (Hämatokrit oder Eiweiß) dosieren, welcher das kleinere Verdünnungsvolumen ergibt. Stellt er dagegen auf den Hämatokrit ab, was bei Verwendung eines kolloidalen Plasmaersatzmittels intra operationem unbedenklich ist, läßt sich die Abbildung als "Proportionalitätsdiagramm" betrachten:

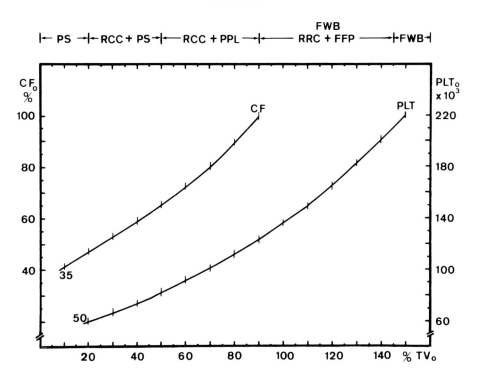

Abb. 6. "Interventionsschwellen" für frischgefrorenes Plasma bzw. Frischblut in Prozent des Empfängerausgangsvolumens (TV_O, auf der unteren Abszisse) zur Aufrechterhaltung einer Aktivität der Gerinnungsfaktoren von 35 % (CF-35) bzw. einer Plättchenzahl von 50.000/mm³ (PLT-50) als Funktion der Ausgangswerte CF_O bzw. PLT_O. Auf der oberen Abszisse als Referenz das Grundschema gemäß Abb. 1

Ist der aktuelle Eiweißwert tiefer als der Korrespondenzwert zum aktuellen Hämatokrit, so ist postoperativ ein "kritischer" Eiweißwert zu gewärtigen, welcher verifiziert und eventuell korrigiert werden sollte. Ein Zahlenbeispiel: Erhält ein Patient mit 43 % Hämatokrit und 65 g/l Eiweiß als Initialtherapie 20 % seines Volumens als Plasmasubstitut, so liegt er am Ende der Stufe I bei 35 % Hämatokrit, aber unterhalb 55 g Eiweiß/l, weil 75 g/l Eiweiß mit 43 % Hämatokrit korrespondieren.

Ein ähnliches Diagramm der "Interventionsschwellen" für frischgefrorenes Plasma und Frischblut in Abhängigkeit von subnormalen Ausgangswerten der Gerinnungsfaktoren und der Plättchen zeigt die Abb. 6. Es ist jedoch beizufügen, daß wir - im Gegensatz zum Hämatokrit und Gesamteiweiß - die auch hier angewandte reine Verdünnungsrechnung mit dem Computer noch nicht mittels Meßwerten von Patienten auf ihre Gültigkeit überprüft haben. Im Falle einer Mobilisierung von Gerinnungsfaktoren und/oder

	START	1	2	3	4	5	Σ	FWB	3 → 5	4 → 5
LOSS, ML	-	2000	1000	1040	-	-	4040			
GAIN, ML	-	-	2000	1040	460	460	3960			
TREATMENT	-	-	GEL	4 x 1 RCC-70	1 RCC-70 200 ALB.-20	1 FWB				
TV, ML	5000	3000*	4000	4000	4460	4920		4920	4920	
Hct., %	43	43	24*	35	35	36		30*	36	
TSP, G/L	75	75	32*	35*	47	48		41*	39*	
COP, MM Hg	29	29	23	28	32	31		27	27	
V, %	100	100	42	38	34*	39		58	47	
VIII, %	100	100	42	38	34*	36		48	42	
Platelets /mm³ x 10³	210	210	118	91	82	85		118	96	
COP, 6 H	-	-	25	25	29	29		25	25	
Protein Deficit 6 H, G	-	-	50	40	1	0		20	26	

Abb. 7. Simulation eines "Notfallpatienten" mit verschiedenen Stadien (1 - 5) von "Verlust" und "Gewinn" unter Komponententherapie. TV = Totalblutvolumen. TSP = Gesamteiweiß im Serum. COP = kolloidosmotischer Druck. GEL = Gelatine. RCC-70 = Erythrozytenkonzentrat mit 70 % Hämatokrit. ALB-20 = 20%iges Albumin. FWB = Frischblut. Mit einem * markiert sind die Werte, welche die kritischen Schwellen gemäß Abb. 1 unterschreiten

Plättchen aus der Leber bzw. dem Knochenmark liegen die tatsächlichen Blutwerte höher, d. h. die "Interventionsschwellen" weiter nach rechts. Eine auf der Abbildung beruhende Schätzung dürfte demnach auf der sicheren Seite liegen. Nach dem Diagramm ist auf jeden Fall die Bedeutung subnormaler Ausgangswerte nicht zu unterschätzen.

Schließlich zeigt die Abb. 7 das simulierte Beispiel eines Notfallpatienten, der (mit normalen Ausgangswerten der aufgeführten Parameter) verschiedene Stadien von "Verlust" und "Gewinn" unter Komponententherapie durchläuft.

Nach dem anfänglichen Verlust (1) und Nottherapie mit einem Plasmasubstitut (2) erhält er hintereinander zwei "geballte Ladungen", zunächst mit vier Erythrozytenkonzentraten (3), dann mit einem Konzentrat plus 200 ml 20%igem Albumin (4). Damit werden die kritisch gewordenen und mit einem Stern markierten Werte in der Reihenfolge ihrer Prioritäten gemäß Abb. 1 gezielt korrigiert. Die letzte Stufe (5) bildet eine Einheit Frischblut zur Anhebung der Gerinnungsfaktoren. Wie der rechts außen aufgeführte Vergleich mit Frischblut für die Stufen 3 - 5 bzw. 4 - 5 zeigt, ist eine solche Therapie - obschon klinisch zweifellos einfacher - prinzipiell zugleich weniger wirksam.

Mit der Fortsetzung dieser noch theoretischen Studien hoffen wir, einfache und damit klinisch brauchbare Dosierungsrichtlinien für die Komponententherapie entweder als kleine Nomogrammsammlung ausarbeiten zu können oder ein Computerprogramm, welches sich nach dem Dialogprinzip mit einem Terminal im Operationssaal oder auf der Notfallstation anwenden läßt.

Literatur

1. COLLINS, J. A., LUNDSGAARD-HANSEN, P.: Surgical hemotherapy. Bibliotheca Haematologica, vol. 46. Basel: Karger 1980

2. DaLUZ, P. L., SHUBIN, H., WEIL, N. H., JACOBSON, E., STEIN, L.: Pulmonary edema related to changes in colloid osmotic pressure and pulmonary artery wedge pressure in patients after acute myocardial infarction. Circulation $\underline{51}$, 350 (1975)

3. LUNDSGAARD-HANSEN, P.: Hemodilution - new clothes for an anemic emperor. Vox Sang. $\underline{36}$, 321 (1979)

4. LUNDSGAARD-HANSEN, P., BUCHER, U., TSCHIRREN, B., HAASE, S., LÜDI, H., STANKIEWICZ, L. A., HÄSSIG, A.: Red cells and gelatin as the core of a unified program for the national procurement of blood components and derivatives. Prediction, performance, and impact on supply of albumin and factor VIII. Vox Sang. $\underline{34}$, 261 (1978)

5. LUNDSGAARD-HANSEN, P., PAPPOVA, E.: Respiratorische Insuffizienz, kolloidosmotischer Druck und Albumintherapie. Infusionstherapie $\underline{1}$, 624 (1973/74)

6. LUNDSGAARD-HANSEN, P., TSCHIRREN, B.: Modified fluid gelatin as a plasma substitute. In: Blood substitutes and plasma expanders (eds. G. A. JAMIESON, T. J. GREENWALT). Progress in clinical and biological research, vol. 19, p. 227. New York: Alan R. Liss 1978

7. LUNDSGAARD-HANSEN, P., TSCHIRREN, B.: Anaphylaktoide Reaktionen auf 102.787 Einheiten Gelatine. Workshop über immunologische Aspekte unerwünschter Wirkungen von Plasmaexpandern, Wiesbaden 27.4.1979. Deutsche Gesellschaft für Allergie- und Immunitätsforschung (Im Druck)

8. PAPPOVA, E., BACHMEIER, W., CREVOISIER, J.-L., KOLLAR, J., KOLLAR, M., TOBLER, P., ZAHLER, H. W., ZAUGG, D., LUNDSGAARD-HANSEN, P.: Acute hypoproteinemic fluid overload: its determinants, distribution, and treatment with concentrated albumin and diuretics. Vox Sang. $\underline{33}$, 307 (1977)

9. RACKOW, E. C., FEIN, I. A., LEPPO, J.: Colloid osmotic pressure as a prognostic indicator of pulmonary edema and mortality in the critically ill. Chest $\underline{72}$, 709 (1977)

10. SCHAER, H., HALDEMANN, G., SPRING, C., GEBAUER, U., FREY, P., HOSSLI, G.: 3 % Dextran 70/Ringerlactat als primärer Volumenersatz. Schweiz. med. Wschr. $\underline{109}$, 437 (1979)

11. SCHEIDEGGER, A., LUNDSGAARD-HANSEN, P., KÜPFER, K., STIRNE-MANN, H.: Hypoproteinämie als Ursache eines postoperativen "interstitiellen" paralytischen Ileus. Chirurg 50, 16 (1979)

12. SCHÜPBACH, P., PAPPOVA, E., SCHILT, W., KOLLAR, J., KOLLAR, M., SIPOS, P., VUCIC, D.: Perfusate oncotic pressure during cardiopulmonary bypass. Optimum level as determined by metabolic acidosis, tissue edema, and renal function. Vox Sang. 35, 332 (1978)

13. SGOURIS, J. T., RENE, A.: Proceedings of the Workshop on albumin; DHEW Publ. NIH 76-925 (NHLI). Bethesda, Maryland, USA

14. STEIN, L., BERAUD, J. J., MORISETTE, M., DaLUZ, P., WEIL, M. H., SHUBIN, H.: Pulmonary edema during volume infusion. Circulation 52, 483 (1975)

15. TSCHIRREN, B., BUCHER, U., LUNDSGAARD-HANSEN, P.: International Forum: To which extent is the clinical use of dextran, gelatin and hydroxyethyl starch influenced by the incidence and severity of anaphylactoid reactions? Vox Sang. 36, 47 (1979)

16. VIRGILIO, R. W., RICE, C. L., SMITH, D. E., JAMES, D. R., ZARINS, C. K., HOBELMANN, C. F., PETERS, B. M.: Crystalloid versus colloid resuscitation: is one better? Surgery 85, 129 (1979)

Richtlinien zur Blutkomponententherapie bei Blutstillungsstörungen
Von H. Rasche

Allgemeine Grundlagen

Die physiologische Blutstillung ist ein komplexer Vorgang und eine aktive Leistung des gesunden Organismus. Neben bestimmten Strukturelementen der Gefäße (Muskulatur; Endothelien; subendotheliales, kollagenhaltiges Bindegewebe) sind hieran Thrombozyten sowie die plasmatischen Faktoren der Blutgerinnung und Fibrinolyse einschließlich der Inhibitoren beider Enzymsysteme beteiligt. Nur das ungestörte Zusammenwirken aller Reaktionspartner gewährleistet eine effektive und situationsadäquate Hämostase: Das Blut gerinnt lediglich dort, wo es erforderlich ist, z. B. im Bereich von Gewebetraumatisierung und Gefäßverletzungen. Im intakten Gefäßsystem gerinnt es nicht, sondern fließt, sofern ausreichend Strömungsenergie zur Verfügung steht (Übersicht bei THOMAS (23)).

Die zirkulierenden Hämostasefaktoren des Blutes liegen in einer Normalzahl, -konzentration oder -aktivität vor, die aus dem Gleichgewicht von Synthese, Verteilung und Elimination resultiert (Tabelle 1). Zu berücksichtigen sind die erheblichen extravasalen Reservepools (z. B. Thrombozytenpool in der Milz, extravasale Reservoirs von Fibrinogen und Faktor VIII).

Erst eine deutliche Erniedrigung von Hämostasefaktoren induziert im Blut eine Störung der normalen Gerinnbarkeit (Eukoagulabilität) im Sinne einer hämorrhagischen oder thrombophilen Diathese. Die klinischen Manifestationen können lokal begrenzt sein (z. B. Nachblutung im Operationsgebiet; Thrombosierung begrenzter Gefäßbezirke). Sie kann aber auch generalisiert in Form einer allgemeinen Blutungsneigung bzw. einer disseminierten intravasalen Gerinnung in Erscheinung treten (Übersicht bei THOMAS (24)).

Die Kenntnis theoretischer Zusammenhänge und die Berücksichtigung klinisch-experimenteller Erfahrungen bildet die rationale Basis für den Einsatz von Blutkomponenten zur Prophylaxe und Therapie von Hämostasestörungen (Übersichten bei BEESER und EGLI (3); LECHLER (11); URBANIAK und CASH (26)). Wichtiges Ziel hierbei ist die Vermeidung unnötiger Transfusionen und damit die Verringerung des Transfusionsrisikos sowie der entstehenden Unkosten. Wünschenswert ist die Korrektur der Gesamthämostase, nicht die Überkorrektur bzw. Normalisierung einzelner Gerinnungsparameter. Richtlinien hierfür ergeben sich aus den für jeden Hämostasefaktor bekannten individuellen hämostatisch wirksamen Grenzbereich im strömenden Blut (Tabelle 1). Entscheidende Bedeutung kommt darüber hinaus der Pathogenese der Blutstillungsstörung zu (Tabelle 2). Während Defekte durch Mangelsynthese bzw. Verdünnung von Hämostasefaktoren prinzipiell leicht

Tabelle 1. Normalbereich, Halbwertszeit und hämostatischer Grenzbereich von Hämostasefaktoren

Hämostasefaktor	Normalbereich	Halbwertszeit	Hämostatischer Grenzbereich
Thrombozyten	150.000 – 400.000/µl	4 – 5 Tage	20.000 – 50.000/µl
Fibrinogen	200 – 400 mg%	3 – 4 Tage	50 – 100 mg%
Prothrombin	75 – 114 %	2 – 3 Tage	40 %
Faktor V	70 – 140 %	12 – 15 h	10 – 15 %
Faktor VII	65 – 130 %	4 – 6 h	4 – 10 %
Faktor VIII	60 – 150 %	8 – 12 h	10 – 40 %
Faktor IX	70 – 120 %	16 – 20 h	10 – 40 %
Faktor X	75 – 115 %	24 – 36 h	10 – 15 %
Faktor XI	75 – 110 %	3 Tage	30 %
Faktor XII	70 – 120 %	2 – 3 Tage	?
Faktor XIII	80 – 120 %	4 – 6 Tage	3 – 10 %
Antithrombin III	85 – 115 %	4 Tage	65 %

Tabelle 2. Übersicht der Substitutionsmöglichkeiten bei Hämostasestörung unterschiedlicher Pathogenese

Ursache	Klinische Beispiele	Therapie
Synthesestörung	Kongenitale Koagulopathie - z. B. Hämophilie Kongenitale Thrombozytopathie - z. B. Bernard-Soulier-Syndrom Hepatopathie Knochenmarksinsuffizienz Orale Antikoagulanzien	Substitution bei Bedarf mehr oder weniger problemlos möglich
Verdünnung	Massivtransfusion	
Eliminationsstörung	Idiopathische Thrombozytopenie Hypersplenismus Verbrauchskoagulopathie Streptokinase, Urokinase Urämie	Substitution problematisch
Funktionshemmung	Hemmkörper bei Paraproteinämie Heparin ASS, Dipyridamol	Substitution fragwürdig

Tabelle 3. Blutkomponenten mit hämostatischer Wirkung bei Blutstillungsstörungen

Bezeichnung	Lagerung/Haltbarkeit
Thrombozytenkonzentrat	4 (- 72) h bei +22°C
Frischplasma	4 (- 8) h bei +4°C
Tiefgefrorenes Frischplasma	6 Monate bei -40°C
Lyophilisierte Plasmafraktionen - Einzelfaktorenkonzentrate - Mehrfaktorenkonzentrate	Monate bis Jahre bei +4°C

korrigierbar sind, sind Veränderungen durch eine gesteigerte Elimination bzw. Funktionshemmung transfusionsmedizinisch grundsätzlich schwierig zu beeinflussen.

Spezielle Substitutionsprobleme

Zur Substitutionsbehandlung bei Hämostasedefekten stehen neben Vollblut Blutkomponenten zur Verfügung (Tabelle 3). Ihre Anwendung hat neben rein medizinischen auch logistische und wirtschaftliche Gesichtspunkte zu berücksichtigen.

1. Vollblutkonserve

Die frisch entnommene Blutkonserve enthält - wenn man von den zugesetzten Antikoagulanzien und Konservierungsmitteln, die praktisch zu vernachlässigen sind, absieht - alle zirkulierenden Hämostasefaktoren in normaler Menge pro Volumeneinheit. Von Frischblut unter diesem Aspekt kann jedoch nur bis zu einer Lagerungszeit von ca. 4 - 6 h gesprochen werden. Nach diesem Zeitpunkt ist mit einer Abnahme der Konzentration, Aktivität bzw. Funktion von Thrombozyten und bestimmten plasmatischen Gerinnungsfaktoren zu rechnen, die spätestens ab dem sechsten Lagerungstag zu einem schwerwiegenden Qualitätsverlust führen kann (Tabelle 4).

Der Einsatz von Frischblut kann - soweit verfügbar - in Zusammenhang mit der Notwendigkeit von Massivtransfusionen diskutiert werden (Übersicht bei HEENE und LASCH (6)). Hiervon wird in der Regel dann gesprochen, wenn mindestens 5 l Blut innerhalb von 24 h, also etwa das Einfache des Blutvolumens beim Erwachsenen, oder mehr übertragen werden muß. Beim Einsatz älterer Konserven können hierbei Verdünnungseffekte auftreten, die jedoch zumindest teilweise bei einem blutgesunden Empfänger durch Neusynthese von Hämostasefaktoren korrigiert werden (Tabelle 5). Klinisch relevante Blutstillungsstörungen sind deshalb erst bei Verwendung von Altblut bzw. hämostatisch unwirksamen Volumensubstitutionsmaßnahmen in Extremfällen zu erwarten (2, 4, 10, 13, 25). Lediglich im Einzelfall und insbesondere dann, wenn größere Verluste laufend ausgeglichen werden müssen und keine zusätz-

Tabelle 4. Hämostatisch wirksame Veränderungen in Blutkonserven bei Lagerung

Lagerungsbedingte Veränderungen von Hämostasefaktoren in Blutkonserven	Konzentrations-/Aktivitäts-/Funktionseinschränkung		
	Beginn nach Blutentnahme	50 % nach	100 % nach
Thrombozytenzahl/-funktion	4 (- 6) h	24 h	2 - 3 Tage
Faktor V	4 (- 6) h	72 h	6 - 8 Tage
Faktor VIII	4 h	24 h	5 - 10 Tage
Fibrinogen Faktoren II, VII, IX - XIII	Keine gravierenden Veränderungen innerhalb von 20 - 30 Tagen		

lichen Defekte zu korrigieren sind, kann Frischblut praktikabler und billiger sein als die Rekombination von Einzelkomponenten.

Ein wichtiger Negativaspekt der Vollblutkonserve beim Einsatz zur Beherrschung von Hämostasestörungen liegt in der Gefahr der Volumenüberladung und der unerwünschten maximalen Immunstimulation des Empfängerorganismus. Darüber hinaus ist die unökonomische Verschwendung nicht benötigter Blutkomponenten hervorzuheben. Unter Beachtung der Möglichkeiten der gezielten Blutkomponententherapie kann heute auf den Einsatz von Vollblut weitgehend verzichtet werden.

2. Frischplasma

Frischplasma, d. h. Plasma, das innerhalb von 6 h nach der Blutentnahme tiefgefroren bzw. gefriergetrocknet und in dieser Form bis zur Anwendung gelagert wird, ist die einzige Blutkomponente, die den Blutgerinnungsfaktor V enthält. Die ineffektive Substitutionsbehandlung von Blutungen bei schweren Leberparenchymschäden ist häufig auf die isolierte Gabe von Faktor V-freien Faktorenkonzentraten des Prothrombinkomplexes zurückzuführen (Übersicht bei KLEINBERGER et al. (9)). Hier ist die Zufuhr von Frischplasma, z. B. 1 l/Tag gegebenenfalls in Form von kleinen Austauschtransfusionen, derzeit noch am ehesten erfolgversprechend. Bei der Behandlung des isolierten, kongenitalen Faktor V-Mangels, der sogenannten Parahämophilie, ist diese Blutkomponente auch heute noch das einzig mögliche Substitutionsmittel.

Nachdem die Bedeutung körpereigener Proteinaseninhibitoren für die Aufrechterhaltung der Eukoagulabilität des Blutes und ihr Mangel für die Pathogenese komplexer Gerinnungsstörungen erkannt wurde, hat Frischplasma in der Substitutionsbehandlung von Hämostasestörungen eine Renaissance erlebt. Hiermit besteht gegenüber Faktorenkonzentraten der Vorteil, daß nicht einseitig

Tabelle 5. Theoretische Überlegungen zur Konzentration von Hämostasefaktoren bei Massivtransfusion
Annahme: Blutvolumen 5.000 ml. Kontinuierlicher Ersatz zur Volumenaufrechterhaltung bei Dauerblutung mit Blutkomponenten ohne Hämostasefaktoren

Transfusionsmenge/24 h	Verdünnung	+ Neusynthese (% Ausgangswert/24 h)			
		Thrombozyten	Fibrinogen	II, V, VII – X	XI – XIII Antithrombin III
5.000 ml	50 %				
10.000 ml	25 %				
15.000 ml	12,5 %	10 %	30 %	40 – 400 %	15 – 30 % 25 %
20.000 ml	6,25 %				

in das Hämostasesystem eingegriffen wird und keine aktivierten
Faktoren zugeführt werden. Neben den prokoagulatorischen und
profibrinolytischen Enzymen werden auch deren Inhibitoren und
insbesondere das physiologisch bedeutsame Antithrombin III (Heparin-Kofaktor) sowie Alpha-2-Antiplasmin und Alpha-2-Makroglobulin
zugeführt. Insbesondere bei Zuständen mit akzelerierter bzw. disseminierter intravasaler Gerinnung und Verbrauchskoagulopathie
kann die Verabreichung von Frischplasma deshalb eher als die
Gabe von Faktorenkonzentraten zur Wiederherstellung der Balance des Hämostasesystems beitragen (7). Darüber hinaus ist das
Präparat zweifellos das Mittel der Wahl bei allen unklaren,
multifaktoriellen Gerinnungsstörungen, bei denen sich der Defekt labordiagnostisch nicht oder nicht schnell genug identifizieren läßt.

Plasma von AB-Spendern ist universal verträglich, da die entsprechenden Isoagglutinine fehlen. Es steht jedoch nur in beschränktem Umfange zur Verfügung, so daß in der Regel AB0-blutgruppenidentisch transfundiert werden muß. Da die Präparate erythrozytenfrei sind, kann das Rh-System vernachlässigt werden.

3. Thrombozytenkonzentrate

Herstellung und geeignete Lagerung von Thrombozytenkonzentraten sind besonders aufwendig und problematisch. Das Präparat
ist nicht überall und jederzeit verfügbar (21). Allein diese
Tatsache rechtfertigt und begründet eine besonders strenge und
gezielte Indikationsstellung bei seiner Anwendung. Die Erniedrigung der Thrombozytenzahlen in der Zirkulation wird hämostatisch erst unterhalb einer kritischen Grenze von 50.000/mm³
Blut voll wirksam. Dieser Wert gilt mit der Einschränkung, daß
zur Blutstillung neben der absoluten Zahl auch die Plättchenfunktion von erheblicher Bedeutung ist (Übersicht bei MURPHY
(15)).

Thrombozyten tragen zwar keine Rh-Antigene, sie müssen jedoch
bei der Herstellung der Konzentrate wegen der in geringer Menge beigemischten Erythrozyten berücksichtigt werden. Die Antigene des AB0-Systems sind auf der Thrombozytenoberfläche in
sehr geringem Maß vorhanden. Eine entsprechende Inkompatibilität zwischen Spender und Empfänger beeinträchtigt den Erfolg
der Plättchentransfusion jedoch nur geringfügig und kann deshalb vernachlässigt werden. Größere transfusionsmedizinische
Probleme ergeben sich aus dem HLA-System der Thrombozyten. Wenn
der Empfänger entsprechende Antikörper aufweist, kommt es zum
schnellen Abbau der transfundierten Zellen und damit zur Unwirksamkeit der Substitutionstherapie. Diese Phänomene spielen in
der Akutmedizin zwar eine untergeordnete Rolle und können hier
vernachlässigt werden, sie sind jedoch in der Langzeitversorgung
von Patienten, die wiederholt Thrombozytentransfusionen benötigen, unbedingt zu berücksichtigen (Übersicht bei LOHRMANN et al.
(14)).

Bei der Indikationsstellung zur Durchführung der Thrombozytentransfusion sind neben der absoluten Plättchenzahl die die
Thrombozytopenie verursachende Grundkrankheit (Tabelle 6), das

Tabelle 6. Übersicht zum Indikationsbereich von Thrombozytentransfusionen

I. Indikationen gesichert bei:

a) Thrombozytopenie durch Mangelbildung
   z. B. - akute Leukämie
       - Panmyelopathie
       - Wiskott-Aldrich-Syndrom

b) Thrombozytopathie durch Fehlbildung (intrinsic defect)
   z. B. - Thrombasthenie

c) Neonatale Thrombozytopenie bei idiopathischer thrombozytopenischer Purpura (ITP) der Mutter

II. Indikationen fragwürdig bzw. nicht gegeben bei:

a) Thrombozytopenie als Folge von
   - Massivbluttransfusionen
   - Splenomegalie
   - extrakorporaler Zirkulation

b) Thrombozytopenie bei erhöhtem intravasalem Umsatz
   - immunologisch induzierte Formen (u. a. ITP)
   - Verbrauchskoagulopathie (DIG)
   - Endotoxinämie (Sepsis)

c) Thrombozytopathie durch Plasmafaktoren (extrinsic defect)
   z. B. - Urämie
       - von-Willebrand-Jürgens-Syndrom
       - Medikamente (ASS, Dipyridamol, Sulfinpyrazon)

Ausmaß der klinischen Blutungsneigung und - sofern eine prophylaktische Substitution beabsichtigt ist - aggravierende Faktoren einer hämorrhagischen Diathese, z. B. Sepsis und Durchführung einer zytostatischen Chemotherapie, zu berücksichtigen. Der Nutzen der Thrombozytentransfusion ist vorwiegend bei Patienten mit ungenügender bzw. qualitativ minderwertiger Zellbildung im Knochenmark gesichert. Weit im Vordergrund stehen hierbei die malignen Erkrankungen des hämopoetischen Systems. Wichtig ist der Hinweis, daß Patienten mit Panmyelopathie und Plättchenzahlen zwischen 5.000 - 10.000/mm^3 Blut jahrelang ohne Blutungskomplikationen leben können.

Unter Berücksichtigung der in den Thrombozytenkonzentraten enthaltenen Zellzahl und der zu erwartenden Recovery nach Transfusion im Empfänger ist bei einem normalgewichtigen Erwachsenen (70 kg, Blutvolumen 5.000 ml) mit einem Thrombozytenanstieg um ca. 10.000/mm^3 Blut pro Konzentrat zu rechnen. Ist die Entscheidung zur Substitution gefallen, sollten mindestens fünf Konzentrate gleichzeitig verabreicht werden.

Tabelle 7. Hämostatisch wirksame Blutkomponenten: Einzelfaktorenkonzentrate

Bezeichnung	Aktivität/Menge in vitro	Erforderliche Aktivität/Menge zur Hämostase	Halbwertszeit im steady state nach Transfusion	Recovery nach Transfusion
Thrombozyten	$0,8 - 0,9 \times 10^{11}$ in 50 - 80 ml Plasma	$30.000 - 50.000/mm^3$	4 - 5 Tage	30 - 50 %
Fibrinogen	1 - 2 g in 100 - 300 ml	60 - 100 mg%	2 - 3 Tage	40 - 60 %
Faktor VII	20 - 30 E/ml	5 - 15 %	4 - 6 h	70 - 80 %
Faktor VIII (antihämophiles Globulin A)	10 - 25 E/ml	10 - 40 %	12 - 15 h	50 - 80 %
Faktor IX (antihämophiles Globulin B)	20 - 50 E/ml	10 - 40 %	16 - 20 h	25 - 50 %
Faktor XIII	25 E/ml	5 - 15 %	2 - 4 Tage	50 - 100 %
Antithrombin III	30 - 50 E/ml	70 - 80 %	Tage (?)	?

4. Plasmatische Einzelfaktorenkonzentrate

Tabelle 7 gibt einen zusammenfassenden Überblick der verfügbaren Präparate sowie weitere im Rahmen der Substitutionsbehandlung erforderliche Informationen. Fibrinogenkonzentrate haben auch heute noch ein außerordentlich hohes Hepatitisrisiko (8). Schon alleine diese Tatsache macht eine große Zurückhaltung bei ihrer Anwendung erforderlich. Die klinischen Erfahrungen der zurückliegenden Jahre haben gezeigt, daß bei allen Zuständen einer klinisch relevanten Hypofibrinogenämie, d. h. Plasmafibrinogen unter 100 mg%, die Substitution mit Frischplasma (10 - 15 ml/kg Körpergewicht) oder Kryopräzipitaten (z. B. 5 - 10 Konzentrate) ungefährlicher und meistens therapeutisch wirkungsvoller ist.

Konzentrate der Gerinnungsfaktoren VII, VIII (antihämophiles Globulin A) und IX (antihämophiles Globulin B) sind ausschließlich zur Behandlung der entsprechenden kongenitalen Koagulopathien geeignet. Während der Faktor VII-Mangel außerordentlich selten ist, kommt der transfusionsmedizinischen Betreuung von Patienten mit Hämophilie A bzw. Hämophilie B in Hinblick auf Prophylaxe und Therapie von Blutungskomplikationen eine erhebliche Bedeutung zu. Die hiermit in Zusammenhang stehenden speziellen Probleme sind an anderer Stelle ausführlich dargestellt worden (5, 19).

Faktor XIII-Konzentrate, die - aus humanem Plazentamaterial isoliert - kommerziell erhältlich sind, können zur Prophylaxe und Therapie von Blutungskomplikationen bei Patienten mit kongenitalem Faktor XIII-Mangel eingesetzt werden. Bei dieser sehr seltenen Erkrankung stellen sie eine Alternative zur Verabreichung von Frischplasma bzw. Kryopräzipitaten dar. Nicht zweifelsfrei geklärt ist bisher die Frage, ob die Präparate zur Korrektur erworbener Faktor XIII-Mangelzustände, zur Verbesserung von Wundheilung und Blutungsneigung bei bestimmten Erkrankungen (z. B. akute Leukämie, Leberzirrhose, postoperativer Platzbauch) einen positiven Effekt haben (17).

Hochgereinigte Antithrombin III-Konzentrate sind bisher kommerziell nicht erhältlich. Vorläufige klinische Erfahrungen mit Versuchspräparaten bei Patienten mit disseminierter intravasaler Gerinnung und Verbrauchskoagulopathie führten zu ermutigenden Therapieergebnissen (20).

5. Plasmatische Mehrfaktorenkonzentrate

Tabelle 8 vermittelt einen Überblick über die verfügbaren Präparate, die darin enthaltenen Faktoren bzw. Aktivitäten und die für sie geltenden Indikationsbereiche. Den handelsüblichen Präparaten des Prothrombinkomplexes wird allgemein ein hohes Hepatitisrisiko zugeschrieben. Möglicherweise ist hier durch neue Herstellungsverfahren unter Verwendung der Kaltsterilisation eine Verbesserung der Situation möglich (22). Außerordentlich problematisch sind thrombogene Effekte mit vermehrtem Auftreten von tiefen Venenthrombosen, Lungenembolien und disseminierter

Tabelle 8. Hämostatisch wirksame Blutkomponenten: Mehrfaktorenkonzentrate

Bezeichnung	Enthaltene Faktoren und Aktivitäten	Indikationen
Prothrombinkomplex (PPSB)	II, VII, IX, X	Überdosierung oraler Antikoagulanzien Hepatische Synthesestörung von Gerinnungsfaktoren Kongenitaler Mangel der Faktoren II, VII, IX und X Eventuell Verdünnungs- und Verbrauchskoagulopathie
Partieller Prothrombinkomplex (PPK)	II, IX, X	Kongenitaler Mangel der Faktoren II, IX, X
Aktivierter Prothrombinkomplex (Fraktion FEIBA)	II, VII, IX, X + X a + ?	Hemmkörperhämophilie
Cohn I	I, VIII, XIII von-Willebrand-Faktor	von-Willebrand-Jürgens-Syndrom Eventuell Hämophilie A, Faktor I- und Faktor XIII-Mangel Eventuell Verdünnungs- und Verbrauchskoagulopathie
Kryopräzipitat	(I), VIII, XIII von-Willebrand-Faktor	von-Willebrand-Jürgens-Syndrom Eventuell Hämophilie A und Faktor XIII-Mangel

intravasaler Gerinnung, wie sie in zeitlichem Zusammenhang mit
der Verabreichung von Prothrombinkomplexkonzentraten wiederholt beschrieben wurden (Übersicht bei LECHLER (12)). Diese Aussage gilt insbesondere für Patienten mit komplexen Gerinnungsstörungen im Rahmen des Leberversagens (Übersicht bei KLEINBERGER et al. (9)). Beim Einsatz von Prothrombinkomplexkonzentraten zur Beherrschung von Blutungskomplikationen ist - sofern
der Defekt nicht durch reine Synthesestörung von Gerinnungsfaktoren ausgelöst ist (Überdosierung oraler Antikoagulanzien,
kongenitaler Mangel) - größte Zurückhaltung angebracht. In den
entsprechenden Fällen ist Frischplasma als ungefährlicher Alternative der Vorzug zu geben. Der sogenannte partielle Prothrombinkomplex hat einen eng begrenzten Indikationsbereich, da er
Faktor VII-arm ist und deshalb einen wichtigen, in der Leber
synthetisierten Gerinnungsfaktor bei erworbener hepatischer
Synthesestörung bzw. Überdosierung oraler Antikoagulanzien nicht
bzw. nicht ausreichend substituieren kann. Der Einsatz sogenannter aktivierter Prothrombinkomplexkonzentrate (Fraktion FEIBA:
factor eight inhibitor bypassing activity) ist ein neuartiger
Weg zur Beherrschung von Blutungskomplikationen bei Hemmkörperhämophilie (Übersicht bei RASCHE et al. (18)).

Der Einsatz der Cohn-Fraktion I zur Behandlung von Hämostasestörungen ist heute weitgehend zugunsten der Kryopräzipitate
verlassen worden. Dieses einfache Herstellungsverfahren führt
unter anderem zu einer Anreicherung des Blutgerinnungsfaktors
VIII und des von-Willebrand-Faktors (16). Die Einführung entsprechender Präparate in die klinische Medizin führte zu einer
entscheidenden Verbesserung der Versorgung von Patienten mit
entsprechenden kongenitalen Defekten, nämlich der Hämophilie A
und des von-Willebrand-Jürgens-Syndroms. Bei beiden Indikationen sind Kryopräzipitate auch heute noch bewährt. Zusätzlich
enthalten sie Fibrinogen und den Blutgerinnungsfaktor XIII in
für Substitutionsmaßnahmen ausreichender Konzentration.

Für die Dosierung plasmatischer Mehrfaktorenkonzentrate ist eine generelle Empfehlung nicht möglich. Sie hat sich unter anderem nach den von Hersteller zu Hersteller sowie von Charge zu
Charge unterschiedlichen und in den Präparateinformationen angegebenen Aktivitäten der einzelnen Gerinnungsfaktoren - unter
Berücksichtigung ihrer Recovery nach Transfusion - und nach ihrer biologischen Halbwertszeit in vivo (Tabelle 6) zu richten.
In Abhängigkeit von der klinischen Blutungsneigung soll gezielt
substituiert werden, sofern die zur Hämostase erforderliche Mindestaktivität von Blutgerinnungsfaktoren unterschritten ist.
Die vollständige Normalisierung bzw. Überkorrektur ist nicht
erforderlich und sinnvoll. Sofern labordiagnostisch nicht Einzelfaktoren bestimmt, sondern Globalteste zur Überwachung der
Substitutionsbehandlung eingesetzt werden, kann davon ausgegangen werden, daß bei einem Quickwert von über 50 % der Norm bzw.
einer Partialthromboplastinzeit von unter 50 s (Normalbereich
35 - 50 s) bei komplexen Hämostasestörungen keine weitere Gabe
von Frischplasma bzw. Mehrfaktorenkonzentraten erforderlich ist.

In Mehrfaktorenkonzentraten wird die Aktivität der enthaltenen
Gerinnungsfaktoren in Einheiten angegeben. Eine Einheit ent-

Tabelle 9. Vorschlag zur Substitution hämostatisch wirksamer Blutkomponenten bei Massivbluttransfusionen

---

I. Hämostaseologische Labordiagnostik (Thrombozytenzahl, TPZ, PTT) verfügbar

a) 1 Einheit (= 250 ml) Frischplasma nach dem jeweils 10., 15., 20., 25. etc. Erythrozytenkonzentrat routinemäßig

b) Gezielter Einsatz von Thrombozytenkonzentraten, wenn Thrombozytenzahl < 30.000/mm³ Blut

c) Gezielter Einsatz von Gerinnungsfaktorenkonzentraten, wenn TPZ > 30 % der Norm → Prothrombinkomplexkonzentrate, wenn PTT über 60 s → Kryopräzipitat

d) Heparin niedrig dosiert (10.000 - 15.000 Einheiten/24 h i.v.), wenn TPZ und PTT im Normbereich

II. Hämostaseologische Labordiagnostik nicht verfügbar

a) 1 Einheit (= 250 ml) Frischplasma nach dem jeweils 5., 8., 11. Erythrozytenkonzentrat routinemäßig

b) Keine ungezielte Gabe von Gerinnungsfaktorenkonzentraten

c) Thrombozytenkonzentrate nur als "Ultima ratio", frühestens nach dem 15. Erythrozytenkonzentrat

---

Tabelle 10. Vorschlag zur Substitution hämostatisch wirksamer Blutkomponenten bei Verbrauchskoagulopathie

---

I. Hämostaseologische Labordiagnostik verfügbar

a) Behandlung der auslösenden Grundkrankheit (z. B. Schock)

b) Gabe von zwei bis fünf Einheiten (= 500 - 1.250 ml) Frischplasma/24 h

c) Gezielter Einsatz von Thrombozytenkonzentraten, wenn Thrombozytenzahl < 30.000/mm³ Blut

d) Gezielter Einsatz von Kryopräzipitat, wenn Fibrinogen < 100 mg% bzw. TPZ > 30 % der Norm

e) Kontrollierte Heparinbehandlung

f) Cave: Prothrombinkomplexkonzentrate

II. Hämostaseologische Labordiagnostik nicht verfügbar

a) Behandlung der auslösenden Grundkrankheit

b) Frischplasma in höchstmöglicher Menge

c) Cave: Thrombozyten-, Gerinnungsfaktorenkonzentrate und Heparin

---

spricht der in 1 ml Frischplasma enthaltenen biologischen Aktivität.

Zusammenfassung

Die Einführung hämostatisch wirksamer Blutkomponenten hat erhebliche Fortschritte in der Prophylaxe und Therapie von Hämostasestörungen gebracht. Hierbei stand in der Vergangenheit und steht auch heute noch die Beherrschung von Blutungskomplikationen im Vordergrund. Eindrucksvolle Erfolge wurden bei kongenitalen Blutungsübeln, z. B. den Hämophilien, erzielt. Die uneingeschränkte und teilweise kritiklose Übertragung dieser Erfahrungen auf Patienten mit erworbenen Blutstillungsstörungen, z. B. im Rahmen eines Leberversagens oder der disseminierten intravasalen Gerinnung und Verbrauchskoagulopathie, hat schwerwiegende Probleme erkennbar werden lassen, die zu einer differenzierten Indikationsstellung zwingen. Es hat sich gezeigt, daß Frischplasma bei vielen erworbenen Blutstillungsstörungen der Gabe von Faktorenkonzentraten überlegen ist.

In den Tabellen 9 und 10 sind Vorschläge zur Substitution von komplexen Gerinnungsstörungen bei Massivbluttransfusion und Verbrauchskoagulopathie wiedergegeben. Hierbei kann es sich lediglich um orientierende Richtlinien handeln, die im Einzelfall der individuellen Situation angepaßt werden müssen.

Literatur

1. AISNER, J.: Platelet transfusion therapy. Med. Clin. N. Amer. 61, 1133 (1977)

2. ALEXIU, O., MIRCEA, N., BALABAN, M., FURTUNESCU, B.: Gastrointestinal haemorrhage from peptic ulcer. An evaluation of bloodless transfusion and early surgery. Anaesthesia 30, 609 (1975)

3. BEESER, H., EGLI, H.: Zur Substitutionstherapie der Koagulopathien. Infusionstherapie 1, 447 (1974)

4. HARDING, S. A., SHAKOOR, M. A., GRINDON, A. J.: Platelet support for cardiopulmonary bypass surgery. J. thorac. cardiovasc. Surg. 70, 350 (1975)

5. HÄSSIG, A., ORTH, G. W.: Bericht über das Symposion Blutspende und Haemophilie der Deutschen Gesellschaft für Bluttransfusion und Immunhaematologie. Forsch. Ergeb. Transf. Med. & Immunhaemat. 4, 1978

6. HEENE, D. L., LASCH, H. G.: Folgen der Massivtransfusion auf das Gerinnungssystem. Thoraxchirurgie 21, 344 (1973)

7. HEHNE, H. J., NYMAN, D., BURRI, H., WOLFF, G.: Frischgefroren konserviertes Plasma zur Behandlung der intravasalen Gerinnung beim Polytraumatisierten. Schweiz. med. Wschr. 106, 671 (1976)

8. HOOFNAGLE, J. H., GEETY, R. J., THIEL, J., BARKER, L. F.: The prevalence of hepatitis B surface antigen in commercially prepared plasma products. J. Lab. clin. Med. 88, 102 (1976)

9. KLEINBERGER, G., LECHNER, K., PICHLER, M., GASSNER, A., DRUML, W.: Gerinnungsstörungen bei akutem Leberversagen und ihre Substitution. Infusionstherapie 6, 137 (1979)

10. KREUGER, A.: Exchange transfusion with frozen blood. Vox. Sang. 30, 349 (1976)

11. LECHLER, E.: Plasma und Plasmafraktionen in der Therapie von Gerinnungsstörungen. Internist 15, 461 (1974)

12. LECHLER, E.: Das Problem der Thrombogenität bei der Substitutionstherapie mit Konzentraten vom PPSB-Typ. Forsch. Ergeb. Transf. Med. & Immunhaemat. 4, 89 (1978)

13. LIM, R. C., OLCOTT, C., ROBINSON, A. J., BLAISDELL, F. W.: Platelet response and coagulation changes following massive blood replacement. J. Trauma 13, 577 (1973)

14. LOHRMANN, H. P., BULL, M. J., DECTER, J. A., YANKEE, R. A., GRAW, R. G.: Platelet transfusion from HLA compatible unrelated donors to alloimmunized patients. Ann. intern. Med. 80, 9 (1974)

15. MURPHY, S.: Platelet transfusion. In: Progress in hemostasis and thrombosis (ed. Th. H. SPAET), vol. 3, p. 289. New York, San Francisco, London: Grune & Stratton 1976

16. POOL, J. G., SHANNON, A. E.: Production of high-potency concentrates of antihemophilic globulin in a closed-bag system. New Engl. J. Med. 273, 1443 (1965)

17. RASCHE, H.: Blutgerinnungsfaktor XIII und Fibrinstabilisierung. Klin. Wschr. 53, 1137 (1975)

18. RASCHE, H., BINDEWALD, H., KÖHLE, W., SCHECK, R., HEINRICH, R., SEIBERT, K.: Notfallbehandlung von Blutungskomplikationen bei Hemmkörper-Hämophilie mit aktivierten Prothrombinkomplex-Konzentraten. Dtsch. med. Wschr. 102, 319 (1977)

19. SCHIMPF, K.: Die kontrollierte Selbstbehandlung der Bluter. Blut 38, 3 (1979)

20. SCHIPPER, H. G., JENKINS, C. S., KAHLE, L. H., ten CATE, J. W.: Antithrombin III transfusion in disseminated intravascular coagulation. Lancet 1978 I, 854

21. STAMPE, D.: Technische Probleme der Thrombocytenkonzentrat-Herstellung und ihre klinische Bedeutung. Infusionstherapie 4, 152 (1977)

22. STEPHAN, W., PRINCE, A. M., BROTMAN, B., van den Ende, M. C.: Wirksamkeitsnachweis der Sterilisation humaner Gerinnungsfaktoren mit ß-Propiolacton und UV-Bestrahlung. Blut 40, 82 (1980)

23. THOMAS, D.: Haemostasis. Brit. med. Bull. 33, No. 3 (1977)

24. THOMAS, D.: Thrombosis. Brit. med. Bull. 34, No. 2 (1978)

25. UMLAS, J., SAKHUJA, R.: The effect on blood coagulation of the exclusive use of transfusions of frozen red cells during and after cardiopulmonary bypass. J. thorac. cardiovasc. Surg. 70, 519 (1975)

26. URBANIAK, S. J., CASH, J. D.: Blood replacement therapy. Brit. med. Bull. 33, 273 (1977)

Die Therapie mit Blutkomponenten im Bereich der Intensivmedizin
Von B. Blauhut

Unter *Intensivtherapie* versteht man die Behandlung von vitalen Funktionsstörungen durch ein besonders geschultes Personal, also Ärzte und Schwestern, mit Hilfe einer dafür eigens geschaffenen Ausrüstung, die sich sowohl auf den technischen Ersatz des Ausfalles einer Organfunktion im Intervall als auch auf die dabei lückenlose Aufrechterhaltung der übrigen Organfunktionen und auf die praktikable Organisation von Diagnostik, Therapie und Arbeitsablauf bezieht.

Der Intensivpatient ist in der Regel durch eine gravierende Funktionsstörung oder den Funktionsausfall nicht nur eines, sondern zumeist mehrerer Organe gleichzeitig gekennzeichnet. Diese *Polymorbidität* ergibt sich aus dem Patientenalter, der spezifischen Problematik vorbestehender Krankheiten (Nervensystem, Lunge, Herz, Gefäße, parenchymatöse Organe, Muskulatur, Knochen), aber auch im Rahmen chirurgischer Eingriffe (Größe, Zeit, Zahl) oder als Folge eines stattgehabten Polytraumas, der häufig damit verbundenen Massivtransfusion sowie der verschiedenen Schockformen (kardiogen, Volumenmangel, Verteilungsstörung, Sepsis). Schließlich seien noch endo- und exogene Vergiftungen wegen ihres speziellen Krankheits- und pharmakokinetischen Ablaufes erwähnt.

Aus der kurz dargestellten Problematik des Intensivpatienten ergibt sich, daß die Therapie mit Blutkomponenten am sinnvollsten fallspezifisch, d. h. patientenindividuell, vor allem aber zeitgerecht sowie qualitativ und quantitativ richtig durchzuführen ist. In diese Überlegungen sind die gesamtdiagnostischen Kriterien und intensivtherapeutischen Maßnahmen des jeweiligen Patienten mit einzubeziehen, außerdem ist der therapeutisch wechselnden Priorität der erkrankten Organe sowie dem zu erwartenden Krankheitsverlauf und der Prognose Rechnung zu tragen.

Im Bereich der Intensivmedizin ist die Therapie mit Blutkomponenten ([1], [6], [14]) im wesentlichen darauf ausgerichtet, Volumenmangel zu korrigieren, die Sauerstofftransportkapazität zu erhöhen, vorliegende Gerinnungsstörungen auszugleichen, den kolloidosmotischen Druck und die unspezifische Abwehr zu normalisieren.

Die Zufuhr von Blutkomponenten erfolgt trotz Vorliegens genauer diagnostischer, therapeutischer und Bilanzparameter nach Trendwerten. Der Zeitpunkt der Substitution sollte vor Auftreten klinisch-funktioneller Folgen liegen, die sich aus dem Mangel einer oder mehrerer Komponenten ergeben. Die quantitativen Überlegungen hinsichtlich des Ersatzes richten sich außer nach dem Bedarf auch nach der möglichen Aufnahmekapazität des Patienten.

Aufgabe der nun folgenden Ausführungen soll es daher sein, Indikation und therapeutische Anwendung
I. der zellulären und
II. der nichtzellulären Blutkomponenten im intensivmedizinischen Bereich unter Berücksichtigung von Labor- und klinischen Parametern kurz darzustellen.

I. Zelluläre Blutkomponenten

Erythrozytenzufuhr

Die Indikation zur Erythrozytengabe ist hinsichtlich Zeitpunkt und Quantität von einer Reihe von Einflußgrößen abhängig. Das die Zahl der Sauerstoffträger beeinflussende Blutvolumen, bestimmt vom Wasser-Elektrolyt- und Säuren-Basen-Haushalt, unterliegt beim Intensivpatienten häufigen Schwankungen. Der Sauerstoffgehalt wiederum ist abhängig von der Sauerstoffaffinität der Erythrozyten und der Sauerstoffsättigung und beinhaltet somit die pulmonalen Veränderungen. Schließlich sind Herzzeitvolumen, peripherer Kreislauf, weiters Blutviskosität und schließlich der oft nicht berücksichtigte Sauerstoffbedarf des Organismus für die Entscheidung zur Verabreichung von Sauerstoffträgern von Bedeutung.

Tabelle 1. Erythrozytenzufuhr

Laborparameter

(obligat)

Hämoglobin
Hämatokrit
Blutgasanalyse
Serumionogramm
Blutzucker } täglich
Osmolarität
Kolloidosmotischer Druck
Laktat
(Eisenspiegel)

(nicht obligat)

Blutvolumenbestimmung
Viskositätsbestimmung
Arteriovenöse Sauerstoffdifferenz

Die Bestimmung dieser Einflußgrößen ist oft auch aus anderer Indikation notwendig und das tatsächliche erythrozytäre Defizit in Zusammenhang mit den üblichen <u>Laborwerten</u> (Tabelle 1) meßbar. Für die praktikable Routine reicht normalerweise eine Reihe von Standarduntersuchungen, in kurzen Intervallen untersucht und im

Verlauf betrachtet, aus. So sind tägliche Bestimmungen von Hämoglobin und Hämatokrit in Zusammenhang mit Blutgasanalyse, Serumionogramm, Blutzucker, Osmolarität, Laktat, kolloidosmotischem Druck und dem wöchentlich überprüften Eisenspiegel über einen Erythrozytenmangel aussagekräftig. Bei den nicht obligaten Parametern gibt die arteriovenöse Sauerstoffdifferenz - gemischtvenös meßbar in der Arteria pulmonalis oder venös in der Vena cava superior - Hinweis auf einen erhöhten zellulären Sauerstoffbedarf (10). Hinzu kommen die klinischen Größen (Tabelle 2), wie Blutdruck, Puls, zentralvenöser Druck, Herzzeitvolumen, schließlich Temperatur, Nierenfunktion, Körpergewicht und Quantitierung des Blutverlustes unter Berücksichtigung der Blutproben, die zur Überprüfung der einzelnen Organfunktionen täglich in zeitlich definierten Abständen abgenommen werden.

Tabelle 2. Erythrozytenzufuhr

Klinische Parameter

Blutdruck
Puls
Zentralvenöser Druck
(Herzzeitvolumen)
Temperatur   } täglich
Stundenharn
Gewicht
Erythrozytenverlust (Blutung, Blutproben!)

Im Gegensatz zum Nichtintensivpatienten, der einen Verlust von 15 - 20 % seines Blutvolumens durchaus kompensieren kann, werden Blutverluste vom Intensivpatienten schlecht toleriert. Erythrozyten werden dann ersetzt, wenn ein Abfall des patientenindividuellen Hämoglobins bzw. Hämatokrits zu beobachten ist. Der jeweilige Wert richtet sich danach, ob bei dem betreffenden Patienten z. B. ein akutes Nierenversagen oder eine Sepsis vorliegt oder pulmonale Veränderungen im Vordergrund stehen. Bei Berücksichtigung aller Labor- und klinischen Parameter wird in der Regel mit der Erythrozytensubstitution begonnen, wenn das Hämoglobin unter 110 g/l sinkt und der Hämatokrit unter 35 % abfällt. Erythrozyten als Vollblut werden (Tabelle 3) nur noch bei der Massivtransfusion (nach Gabe von acht, maximal einer Woche alten Erythrozytenkonzentraten) als Frischblut oder möglichst frisches Vollblut (6) verwendet.

Eine bei Intensivpatienten nicht selten vorkommende Indikation für Frischblut bzw. möglichst frisches Vollblut ist die hypovolämische Anämie mit Thrombozytopenie und Mangel an plasmatischen Gerinnungsfaktoren bei chronischem Leberzellschaden. Dabei ist der Grad des Mangels jeder Komponente und die Frage der quantitativen Deckung durch Vollblut zu überlegen und eventuell der Therapie mit Erythrozytenkonzentraten, fresh frozen plasma bzw. Gerinnungsfaktoren und Thrombozytenkonzentraten der Vorzug zu geben. Der posttransfusionelle Hämoglobinanstieg richtet sich

Tabelle 3. Erythrozytenzufuhr

Vollblut: (Hb = 56 g)	Frischblut "möglichst frisch"	(Alter: < 12 h) (Alter: < 48 h)
Indikation:	1. Massivtransfusion (Notwendigkeit der Gabe von mehr als ca. 1,5 ml/kg KG/min, ca. 50 % des Blutvolumens)	
	(2.) Hypovolämische Anämie mit Thrombozytopenie, Mangel an plasmatischen Gerinnungsfaktoren bei Leberzellschaden (praktikabler als Einzelsubstitution)	
Hb-Anstieg:	6 ml/kg KG → um 10 g/l	
Filter:	Standardtransfusionsfilter (170 µ)	
Erwärmung:	Mikrowellen, Durchlauferwärmer	
Vorteil:	Metabolisches Risiko geringer	
Nachteile:	1. Immunologisches Risiko erhöht 2. Infektionsrisiko erhöht 3. Gefahr der Volumenüberlastung	

nach der Größe des vorbestehenden Verlustes. Im Normalfall ist bei der Transfusion von 6 ml Vollblut pro kg Körpergewicht ein Hämoglobinanstieg um 10 g/l zu erwarten. Frischblut oder möglichst frisches (bis zu 48 h altes) Blut wird, wenn bei 4°C gelagert, durch Mikrowellen oder Durchlauferwärmer erwärmt und zwecks Vermeidung eines Thrombozytenverlustes über Standardtransfusionsfilter transfundiert. Im Bereich der Intensivmedizin sollte Vollblut, auch als Frischblut, eine seltene und wohlüberlegte Transfusionsart bleiben, da gerade hier die Gefahr der Volumenbelastung sehr schnell gegeben ist.

Die häufigste, im intensivmedizinischen Bereich verwendete Präparation bei der Erythrozytenzufuhr ist das Erythrozytenkonzentrat (Tabelle 4), das wegen der Abnahme des 2,3-DPG-Gehaltes der gelagerten Erythrozyten und der im allgemein schlechten Kompensationsfähigkeit des Intensivpatienten nicht älter als eine Woche sein sollte. Indiziert ist die Erythrozytenzufuhr bei der Anämie, d. h. bei einem patientenindividuellen Hämoglobinabfall, in der Regel unter 110 g/l. Bei der hypovolämischen Form wird zwecks Verminderung des immunologischen und infektiösen Risikos (2, 7, 15, 19) mit isoonkotischem Humanalbumin kombiniert. Kommen schließlich Thrombozytopenie und Koagulopathien hinzu, so werden zum Erythrozytenkonzentrat Thrombozyten mittels Konzentrat oder thrombozytenreichem Plasma und Gerinnungsfaktoren bzw. fresh frozen plasma zugesetzt. Ein Hämoglobinanstieg um 10 g/l kann bei der reinen Zufuhr des Konzentrates mit 3 ml/kg Körpergewicht erreicht werden. Die Transfusion über Mikrofilter zwecks Vermeidung von Mikrozirkulationsstörungen ist bereits ab dem ersten Konzentrat indiziert, wenn voraussichtlich mehr als drei Erythrozytenkonzentrate verabreicht werden sollen. Die Transfusion über Mikrofilter erfolgt auch bei einem Konzentrat, wenn

Tabelle 4. Erythrozytenzufuhr

Erythrozytenkonzentrat:	"Häufigst verwendete Präparation" (maximal eine Woche alt!)
Indikation:	1. Normovolämische Anämie 2. Hypovolämische Anämie, kombiniert mit Humanalbumin 3. Anämie (normo-/hypovolämisch) und/oder Thrombozytopenie und/oder Koagulopathien, kombiniert mit Thrombozytenkonzentraten und/oder Gerinnungsfaktoren
Hb-Anstieg:	3 ml/kg KG → um 10 g/l
Filter:	Mikrofilter ($\bar{<}$ 40 µ): Verwendung bei Transfusion von > 3 Konzentraten, bei Beatmungsfällen schon ab erstem Konzentrat
Erwärmung:	Mikrowelle, Durchlauferwärmer
Vorteile:	Immunologisches Infektionsrisiko verringert Infektionsrisiko vermindert Geringe Volumenbelastung
Nachteile:	Metabolische Risiken Gerinnungspotential erniedrigt

es sich um pulmonal vorgeschädigte Patienten oder Beatmungsfälle handelt. Die geringe Volumenbelastung, das verminderte immunologische und Infektionsrisiko lassen somit das maximal eine Woche alte Erythrozytenkonzentrat für die intensivmedizinischen Belange als besonders geeignet erscheinen. Sonderpräparationen des Erythrozytenkonzentrates stellen die gewaschenen, gefilterten und tiefgefrorenen Erythrozyten (Tabelle 5) dar. Zwecks Verhinderung der Immunisierung sind die beiden ersten Formen bei potentiellen Transplantatempfängern und bei lang transfundierten Intensivpatienten mit thrombozytären, leukozytären oder plasmatischen Antikörpern indiziert. Nach Berichten von PERSIJN (13) sollte aufgrund besserer Überlebenszeiten transplantierter Nieren vor der Transplantation ein dreimal gewaschenes Erythrozytenkonzentrat verabreicht werden, alle weiterhin notwendigen, also auch während und nach der Transplantation, sollten leukozytenfrei, d. h. nach Passage durch einen Baumwollfilter (8), transfundiert werden. Tiefgefrorene Erythrozyten werden in der Mehrzahl der Fälle seltenen Blutgruppen vorbehalten bleiben.

Granulozytenzufuhr

Bei der Gabe von Granulozyten im intensivmedizinischen Bereich handelt es sich derzeit um eine noch umstrittene Therapieform, da einmal quantitativ wirksame Zellmengen über längere Zeit noch nicht zur Verfügung stehen und zum anderen klinisch-praktikable

Tabelle 5. Erythrozytenzufuhr

Erythrozytenkonzentrat:	Gewaschen: 3 x mit 750 ml NaCl 0,9 % = leukozytenarm ca. 4 % Plasma ca. 8 % weiße Zellen Verbrauch: Sofort bis 6 h nach dem Waschen Gefiltert: Baumwollfilter = leukozytenfrei
Indikation:	1. Transplantatempfänger (Nierentransplantation: Eurotransplant 1979: 1 gewaschenes Konzentrat vor Transplantation, alle weiteren gefiltert) 2. Transfusionspatienten mit Antikörpern (thrombozytär, leukozytär, plasmatisch) Tiefgefroren: Selten bevorratete Blutgruppen
Hb-Anstieg:	3 ml/kg KG → um 10 g/l
Filter:	Standardtransfusionsfilter (170 µ)
Erwärmung:	Zumeist nicht mehr notwendig
Vorteile:	Immunologisches Risiko verringert Infektionsrisiko vermindert Geringe Volumenbelastung
Nachteile:	Metabolische Risiken Gerinnungspotential erniedrigt

Methoden zur Erfassung des Granulozytenumsatzes bzw. einer Bildungsstörung, z. B. beim septischen Schock, fehlen.

Als Laborparameter (Tabelle 6) dienen uns derzeit die absolute, kammergezählte Granulozytenzahl, die Elektrophorese bzw. die quantitativen Immunglobulinwerte sowie eine ausführliche Bakteriologie. Das klinische Zustandsbild des Patienten, vor allen Dingen der Temperaturverlauf und die sorgfältige Inspektion vorhandener Lokalbefunde geben in Zusammenhang mit anderen Routinebefunden oft wertvolle Hinweise auf den Beginn bzw. den Verlauf einer Infektion.

Derzeit darf die Verabreichung von Granulozyten (Tabelle 7) (3, 4, 9) im Bereich der Intensivmedizin als eine seltene und kurzfristige Therapieform angesehen werden. Die Indikation ergibt sich bei der Granulozytopenie im Rahmen eines akuten, häufig septischen oder anaphylaktischen, nicht malignen Zustandsbildes bei einer Zellzahl von unter 1.000/mm³. Voraussetzung ist, daß das chirurgische Grundleiden saniert ist, kein zweites chronisches Zusatzleiden vorliegt, die Antibiotikatherapie und auch die Behandlung mit Immunglobulinen ausgeschöpft sind. Der Pa-

Tabelle 6. Granulozytenzufuhr

Laborparameter	
Granulozytenzahl (Kammerzählung)	2 x täglich
Elektrophorese, quantitativ Immunglobulinwerte	2 x wöchentlich
Bakteriologie Blutzucker Trachealsekret Harn (Liquor) Wunden, Drains	1 x täglich
Klinische Parameter	
Temperatur axillär rektal	2stündlich
Wunden Ulzera (Inspektion und Pflege!)	6stündlich

Allgemein: Berücksichtigung der Routinebefunde im Bereich der Intensivmedizin

Tabelle 7. Granulozytenzufuhr. "Seltene, eher kurzfristige Therapieform"

Indikation:	Granulozytopenie bei akutem, häufig septischem, nicht malignem Krankheitsbild (z. B. septischer Schock)
Voraussetzungen:	1. Granulozytenzahl < 1.000/mm³ 2. Chirurgisches Grundleiden saniert, kein chronisches Zusatzleiden 3. Maximale Antibiotikatherapie, maximale Immunglobulintherapie (?) 4. Temperatur > 38°C: 12 - 24 h 5. Patient: Isolierung, optimale Pflege!
Granulozytenkonzentration:	Zellzahl abhängig von Spenderzellzahl (Konditionierung) und Zellseparatortyp
Minimalzufuhr:	2×10^{10} Zellen/m² KO/Tag
Zeit:	1 Woche
Immunologie:	HLA-kompatibel, negativer cross-match
Therapieerfolg:	Fieberlyse, Besserung des Lokalbefundes, Negativierung der Blutkultur, dann erst Zellzahlanstieg (träge!)

Tabelle 8. Thrombozytenzufuhr

Laborparameter	
Quick	
PTT	
Fibrinogen	
Thrombinzeit	1 x täglich
Thrombinkoagulasezeit	sonst
Äthanoltest	2 - 4 - 6 - 8
Thrombozyten	stündlich
Blutbild	
Hämatokrit	
Blutgasanalyse	

Klinische Parameter	
Inspektion von Haut und Schleimhaut	
Augenhintergrunduntersuchung	4- bis 6stündlich
Quantitierung des Blutverlustes	

Allgemein: Berücksichtigung der Routinebefunde im Bereich der Intensivmedizin

tient ist in dieser Phase räumlich zu isolieren und körperlich optimal zu pflegen. Ist unter diesen Maßnahmen ein Temperaturabfall nach spätestens 24 h nicht zu erzielen, sollten Granulozyten in einer Mindestdosis von 2×10^{10} Zellen pro m² Körperoberfläche und Tag maximal eine Woche lang verabreicht werden. Die Berücksichtigung des HLA-Systems zwischen Spender und Empfänger ist infolge der Latenzzeit von 12 - 24 h möglich. Als Therapieerfolg steht nicht das Ansteigen der Granulozytenzahl im Vordergrund, sondern die Fieberlyse, die Besserung des Lokalbefundes und die Negativierung der Blutkultur.

Thrombozytenzufuhr

Im intensivmedizinischen Bereich stellt die Thrombozytensubstitution eine häufigere, aber ebenfalls kurzfristige Therapieform dar. Die Thrombozytopenie (16) beim Intensivpatienten tritt zumeist im Rahmen einer erworbenen Gerinnungsstörung, seltener angeboren, auf. Gerinnungsstörungen im Intensivbereich können Ausdruck einer Permeabilitätsstörung der Gefäßwand, einer Thrombozytopenie oder einer Koagulations- und Fibrinolysestörung sein. Klinisch stehen eine Bildungsstörung und Verlustsyndrom infolge Blutung, Verbrauchskoagulopathie und Hyperfibrinolyse in Abhängigkeit von der Zeit sowie dem Ausmaß und Verlauf des jeweiligen Grundleidens im Vordergrund. Infolge der Polymorbidität des Intensivpatienten und der Komplexität der normalen und gestörten Hämostase finden sich im Intensivbereich zumeist kombinierte Gerinnungsstörungen von wechselnder Genese und wechselndem Verlauf.

Tabelle 9. Thrombozytenzufuhr. "Häufigere, eher kurzfristige Therapieform"

Indikation:	Thrombozytopenie mit Blutungsneigung infolge akuten Verbrauches, Verlustes, Verdünnung oder Bildungsstörung der Thrombozyten
Voraussetzungen:	1. Thrombozytenzahl $< 30.000/mm^3$ 2. Optimaltherapie der plasmatischen Gerinnungsstörungen (meist gleichzeitig vorliegend) 3. Optimaltherapie der übrigen gestörten Blutparameter 4. Günstige Prognose des Grundleidens

Eine Thrombozytopenie beim Intensivpatienten ist häufig infolge des bekannten Grundleidens zu erwarten bzw. anhand der täglichen Befundkontrolle (Tabelle 8) zu erfassen. Dies setzt die Möglichkeit der täglichen Kontrolle der Globalwerte der Gerinnung, wie Quick, PTT, Fibrinogen, Thrombozytenzahl, sowie des Blutbildes und der Blutgasanalyse auch bei nicht manifester Gerinnungsstörung voraus. Bei ausgebildeter Gerinnungsstörung kommen Thrombinzeit, Thrombinkoagulasezeit und Äthanoltest hinzu. Die Kontrollabstände sind nach klinischem Ermessen zu stellen. In gleicher Weise ist der Inspektion von Haut und Schleimhaut, nötigenfalls des Augenhintergrundes sowie der Quantitierung des Blutverlustes Rechnung zu tragen.

Im intensivmedizinischen Bereich ist die Thrombozytengabe (Tabelle 9) bei thrombozytopenischer Blutungsneigung gerechtfertigt, die gewöhnlich bei einer Zellzahl von $30.000/mm^3$ zu beobachten ist. Voraussetzung einer sinnvollen Substitutionstherapie ist jedoch die optimale Behandlung des die Gerinnungsstörung verursachenden Grundleidens und die pharmakologische Therapie (Heparin, Aprotinin) der Gerinnungsstörung selbst, einschließlich des Ersatzes plasmatischer Gerinnungsfaktoren. Die häufigste beim Intensivpatienten auftretende Form der Gerinnungsstörung ist die sogenannte Verbrauchsreaktion mit Thrombozytenzahlen zwischen 70.000 und $90.000/mm^3$. Hier schon muß die Heparintherapie einsetzen. Zusätzliche Erythrozytenverluste sind auszugleichen. Die Prognose des Grundleidens sollte jedoch das Gesamtausmaß des therapeutischen Vorgehens bestimmen.

Die Menge der transfundierten Thrombozyten bestimmt unter anderem den klinischen Erfolg. In Tabelle 10 sind die durchschnittlichen Zellzahlen der derzeit verfügbaren Thrombozyteneinheiten angegeben. Daraus ist ersichtlich, daß die Thrombozytenkonzentrate vom Zellseparator am zellreichsten, daher volumenmäßig im Verhältnis zur Zellzahl am wenigsten belastend sind und nur ein Spender verwendet werden muß. Weniger als 4×10^{11} Zellen sollten nicht transfundiert und ein rascher Zellanstieg auf über $100.000/mm^3$ angestrebt werden, da die Blutungsneigung in den funktionsgestörten Organen, wie z. B. im Gehirn, zusätzliche Komplikationen verursachen kann. Die Wiederholungsdosen

Tabelle 10. Thrombozytenzufuhr

Herstellungsmöglichkeiten	
1. Zellseparation:	Zellzahl abhängig von Spenderzellzahl und Zellseparatortyp
	Thrombozytenkonzentrat 4×10^{11} bis 1×10^{12} Zellen (IFC, CFC)
2. Differentialzentrifugation:	Thrombozytenkonzentrat $0,4 \times 10^{11}$ Zellen
	Thrombozytenreiches Plasma $0,6 \times 10^{11}$ Zellen/Einheit
3. Frischblut:	$0,8 \times 10^{11}$ Zellen/Einheit
Minimalzufuhr:	4×10^{11} Zellen: erstrebter Anstieg am ersten Transfusionstag: $> 100 \times 10^3/mm^3$
Immunologie:	HLA-Berücksichtigung nicht unbedingt erforderlich
Therapieerfolg:	Sistieren der Blutungsneigung bzw. Blutung, stabile Zellzahl!

richten sich nach dem Anstieg der Thrombozytenzahl eine Stunde nach der Ersttransfusion und nach der zur Verfügung stehenden Art der Zellpräparation. Soweit aus klinischer Sicht vertretbar, ist die HLA-Kompatibilität zwischen Spender und Empfänger anzustreben. Der Therapieerfolg ist am Sistieren der Blutungsneigung oder Blutung und an der Stabilisierung der Zellzahl erkennbar.

II. Nichtzelluläre Blutkomponenten

Zufuhr von Gerinnungsfaktoren

Die Senkung der Gerinnungsfaktoren (5, 17, 18) (Tabelle 11) infolge Verbrauches, Verlustes, Verdünnung oder Bildungsstörung tritt zumeist im Rahmen einer Gerinnungsstörung auf. Die Definition der Art einer Gerinnungsstörung sollte zu Beginn einer jeglichen Gerinnungstherapie stehen. Zumeist lassen sich Gerinnungsstörungen pharmakologisch, d. h. mit Heparin und/oder Aprotinin, behandeln. Kommt es trotz einer solchen Therapie zur Senkung der Gerinnungsfaktoren in Höhe der hämostatischen Mindestaktivität und zum Auftreten einer Blutungsneigung, so werden die fehlenden Faktoren unter Fortführung der pharmakologischen Therapie ersetzt. Beide Therapieformen müssen dann gegeneinander ausgewogen werden, um die Faktorenbildungsrate über die des Verbrauches zu heben. Die im Rahmen einer solchen Gerinnungsstörung oft gleichzeitig auftretende Thrombozytopenie

Tabelle 11. Zufuhr von Gerinnungsfaktoren

Labor- und klinische Parameter:	Wie bei Thrombozytenzufuhr
Indikation:	Senkung der Gerinnungsfaktoren in Höhe der hämostatischen Mindestaktivität und Blutungsneigung infolge akuten Verbrauches, Verlustes, Verdünnung oder Bildungsstörung
Voraussetzungen:	1. Definition der Art der Gerinnungsstörung und des sie verursachenden Grundleidens 2. Vor Substitution Einleitung der eventuell notwendigen pharmakologischen Therapie (Heparin, Aprotinin) und Aufrechterhaltung derselben bis drei Tage nach Normalisierung der Gerinnungsstörung (Klinik!) 3. Gleichzeitige Therapie der oft begleitenden Thrombozytopenie und Störungen der übrigen Blutparameter

und Anämie werden in bereits beschriebener Weise korrigiert. Gleichrangig muß jedoch das die Gerinnungsstörung auslösende Grundleiden behandelt werden.

In Tabelle 12 sind die Plasmakonzentrationen, Halbwertszeiten in Stunden, hämostatischen Mindestaktivitäten der Gerinnungsfaktoren sowie die Möglichkeiten der Substitution derselben anhand der angeführten Präparate nach VINAZZER (persönliche Mitteilung) zusammengefaßt.

Die Substitution von Gerinnungsfaktoren (Tabelle 13) richtet sich nach dem klinischen Zustandsbild und den Laborbefunden, wobei ein Gerinnungsprofil über 4 - 8 h oft aussagekräftiger als ein Einzelwert ist. Bei Werten in Höhe der hämostatischen Mindestaktivität ohne Blutungsneigung wird eine Befundkontrolle die Verlaufstendenz anzeigen. Der Faktorenersatz ist mittels Frischplasma, Gerinnungspräparaten und Frischblut möglich, wobei letzteres in seiner Anwendung durch den Erythrozytenbedarf limitiert ist. Art und Ausmaß der Erniedrigung der Gerinnungsfaktoren bestimmen Wahl und Menge des zuzuführenden Präparates. Ziel der Erstdosis an Gerinnungsfaktoren ist es, die hämostatische Aktivität beim Intensivpatienten möglichst rasch zu normalisieren. Nach den in bestimmten Zeitabständen durchgeführten Laborkontrollen der Gerinnungswerte müssen dann die zumeist notwendigen Repetitionsdosen weniger hoch veranschlagt und sogar weniger häufig gegeben werden. Der klinische Erfolg ist am Sistieren der Blutungsneigung bzw. Blutung und an der Normalisierung der Laborbefunde zu erkennen.

Zufuhr von Humanalbumin

Im Bereich der Intensivmedizin lassen sich Eiweißmangelerscheinungen <u>labormäßig</u> (Tabelle 14) in der Elektrophorese, mittels

Tabelle 12. Zufuhr von Gerinnungsfaktoren – Eigenschaften

Faktor	Plasmakonzentration	Halbwertszeit (h)	Hämostatische Mindestaktivität	Präparat
I	200 – 450 mg%	110 – 112	100 mg%	Humanfibrinogen, Cohn I, Kryopräzipitat
II	6 – 10 mg%	41 – 72	40 %	PPSB, Bebulin, Prothromplex
V	0,7 mg%	12 – 15	25 %	Frischplasma (FFP), ACC 76
VII	0,1 mg%	2 – 5	10 %	PPSB, Bebulin, F. VII-Konzentrat
VIII	0,5 – 1 mg%	10 – 18	40 %	Kryopräzipitat, F. VIII-Konzentrat
IX		18 – 30	40 %	PPSB, Bebulin, Prothromplex
X	10 mg%	20 – 42	25 %	PPSB, Bebulin, Prothromplex
XI		10 – 20	20 %	Plasma
XII	1 mg%	50 – 70	0 %	nicht erforderlich
XIII	1 – 4 mg%	100 – 200	10 %	Plasma, F. XIII-Konzentrat

Tabelle 13. Zufuhr von Gerinnungsfaktoren

1. Befundkontrolle: (nach 3 h)	Bei Werten in Höhe der hämostatischen Mindestaktivität und Fehlen einer Blutungsneigung, sonst
2. Faktorenersatz:	Frischplasma - FFP (fresh frozen plasma) 15 ml/kg KG Gerinnungspräparate $\text{Anstieg \% } = \dfrac{\text{Erforderliche Einheiten} \times 4}{\text{kg} \times 3}$ $\text{Erforderliche Einheiten} = \dfrac{\text{Anstieg \%} \times \text{kg} \times 3}{4}$ Frischblut limitiert durch Erythrozytenbedarf
3. Ziel der Erstdosis:	Anhebung der hämostatischen Mindestaktivität Angeborene Defekte: > 25 % Erworbene Defekte: > 50 %
4. Repetitionsdosen:	Abhängig von Klinik, Befund und Tagesverlauf des Gerinnungsprofils
5. Therapieerfolg:	Sistieren der Blutungsneigung oder Blutung, Normalisierung der Laborbefunde
6. Gefahren:	Hepatitisrisiko irrelevant (Vitaltherapie!)

Tabelle 14. Zufuhr von Humanalbumin

Laborparameter Elektrophorese (mit Gesamteiweiß) Kolloidosmotischer Druck Stickstoffbilanz	1 x täglich
Klinische Parameter	
Verluste nach außen: Blut-, Plasma-, Sekretverlust, Niere Verluste nach innen: Interstitium: Ödem Körperhöhlen: Bauch-, Brusthöhle, third space Kreislauf: RR, Puls, ZVD, PCW, Stundenharn	2 - 4 - 6 - 8 stündlich

Allgemein: Berücksichtigung der Routinebefunde im Bereich der Intensivmedizin

Tabelle 15. Zufuhr von Humanalbumin

Indikation:	1. Volumenmangel 2. Hypalbuminämie (Eiweißbildungsstörung, Eiweißverlust, Überlastung der Bindungskapazität)

Voraussetzungen:	Berücksichtigung bei
	1. Volumenmangel:
	    Sauerstofftransportkapazität
	2. Hypalbuminämie:
	    Behandlung des Grundleidens, hochkalorische Ernährung, Sympathikolyse, Anabolika

Dosierung:	Volumenmangel: Nach klinischer Symptomatik (5%ig: isoonkotisch) Hypalbuminämie: (20%ig: hyperonkotisch) 1. 20 - 40 g: Aufnahmetag 2. 2 x intravasales Defizit/Tag
Therapieerfolg:	Normalisierung der klinischen Symptomatik und der Laborwerte

Bestimmung des kolloidosmotischen Druckes und im Nachweis einer negativen Stickstoffbilanz erfassen. Klinisch weisen Verluste nach außen oder innen und schließlich die Kreislaufverhältnisse darauf hin.

Humanalbumin wird vorwiegend beim Volumenmangel und bei der Hypalbuminämie verabreicht (10) (Tabelle 15). Beim Volumenmangel werden isoonkotische Lösungen verwendet, wobei die zuführbare Menge vom zumutbaren Abfall des Hämoglobins bzw. Hämatokrits begrenzt wird, d. h. der Sauerstofftransportkapazität muß Rechnung getragen werden. Die Hypalbuminämie kann Folge einer Eiweißbildungsstörung oder eines Eiweißverlustes sein oder bei Überlastung der Bindungskapazität zum Tragen kommen. Beim Intensivpatienten ist die Substitutionstherapie der Hypalbuminämie mit hyperonkotischem Humanalbumin zumeist kurzfristiger Natur. Im Vordergrund dieser Therapie stehen die Behandlung des die Hypalbuminämie verursachenden Grundleidens und die Durchführung einer suffizienten hochkalorischen Ernährung einschließlich Sympathikolyse zur Erzielung einer anabolen Stoffwechsellage. Aufgrund der in der Regel vorliegenden Katabolie und des häufig erniedrigten kolloidosmotischen Druckes scheint es empfehlenswert, besonders beim chirurgischen Intensivpatienten am Aufnahmetag 20 - 40 g hyperonkotisches Humanalbumin zu verabreichen. Ein nach Vorliegen der Laborbefunde nachgewiesenes intravasales Defizit an Albumin sollte in doppelter Menge pro Tag bis zur Normalisierung der Werte ersetzt werden.

Tabelle 16. Zufuhr von Immunglobulinen

Labor- und klinische Parameter:	Wie bei Granulozytenzufuhr
Indikation (?):	1. Septisches Zustandsbild 2. Hypogammaglobulinämie
Voraussetzungen:	1. Sanierung des Grundleidens 2. Sinnvolle Antibiotikatherapie 3. Hochkalorische Ernährung! 4. Sympathikolyse, Anabolika
Vorgehen und Dosierung:	1. Regel: Gezielt, nicht blind! Nach quantitativen Immunglobulinwerten 2. Intravenös! 3. 1 - 3 ml/kg KG (Intraglobin) 1 - 3 ml/kg KG (Gamma-Venin) Zeit: drei Tage
Therapieerfolg:	Laborwerte im Bereich der Norm

Zufuhr von Immunglobulinen

Nach wie vor scheint der Wert der Immunglobulintherapie umstritten zu sein (12). Nach den Untersuchungen von LACKNER (11) ist beim Intensivpatienten eine Verminderung der spezifischen und unspezifischen humoralen sowie zellulären Abwehr nachzuweisen. Die Indikation zur Immunglobulingabe (Tabelle 16) ergibt sich derzeit aus dem klinischen, oft septischen Zustandsbild und der labormäßig nachweisbaren quantitativen Erniedrigung der Immunglobulinwerte. Im Vordergrund dieser Therapie steht jedoch die Sanierung des Grundleidens, die sinnvolle Anwendung von Antibiotika und die Erzielung einer anabolen Stoffwechsellage auf der Basis einer adäquaten Ernährung. In der Regel erfolgt die Immunglobulingabe nicht blind, sondern nach Vorliegen der quantitativ bestimmten Immunglobulinwerte. Die Dosierung beträgt beim betapropiolactonbehandelten Gammaglobulin 1 - 3 ml/kg KG (Intraglobin) und beim pepsinbehandelten 1 - 3 ml/kg KG (Gamma-Venin). Wegen der schlechten Resorptionsverhältnisse beim Intensivpatienten werden sie zumeist intravenös und über drei Tage verabreicht. Die Begrenzung der Therapie ergibt sich aus der Rückkehr der Laborwerte zur Norm.

Zusammenfassung

Die Therapie mit Blutkomponenten im Bereich der Intensivmedizin muß infolge der Polymorbidität des Patienten individuell, vor allem zeitgerecht und qualitativ sowie quantitativ richtig gestaltet werden, um zusätzliche Folgen bei Mangel einer oder mehrerer Komponenten zu verhindern. Allgemein kann gelten:

1. Vollblut soll zumeist nur im Rahmen der Massivtransfusion Anwendung finden.

Das maximal eine Woche alte Erythrozytenkonzentrat stellt in Kombination mit Humanalbumin, Thrombozytenkonzentrat und Gerinnungsfaktoren die häufigst verwendete Präparation dar; gewaschene, gefilterte und tiefgefrorene Erythrozytenkonzentrate haben Sonderindikationen.

2. Die Granulozytentransfusion erfolgt derzeit nur beim akuten septischen und granulozytopenischen Zustandsbild, die häufigere Anwendung stellt im wesentlichen ein quantitatives Problem dar.

3. Die Thrombozytensubstitution wird bei den zumeist mit einer Thrombozytopenie einhergehenden Gerinnungsstörungen durchgeführt.

4. Humanalbumin wird im wesentlichen bei Volumenmangel oder einer Hypalbuminämie infundiert.

5. Quantitativ erniedrigte Immunglobuline sind durch Immunglobulinzufuhr zu korrigieren.

Literatur

1. ABDULLA, W., FREY, R., WITZKE, G.: Bluttransfusion und Blutgerinnung. Stuttgart: Fischer 1979

2. BERGMANN, H.: Risiken der Transfusionstherapie. In: Erlanger Anästhesie Seminare (ed. E. RÜGHEIMER), Bd. 2, p. 89. Bubenreuth: Medizin Media Analyse 1977

3. BERKMANN, E. M., EISENSTAEDT, R. S., CAPLAN, S. N.: Supportive granulocyte transfusion in the infected severely neutropenic patient. Transfusion 18, 693 (1978)

4. BORBERG, H.: Leukozytengewinnung durch Zentrifugationsmethoden. Symposium Leukozytentransfusion, 21. - 22.4.1978, Wetzlar

5. BOVE, J. R.: Fibrinogen - is the benefit worth the risk. Transfusion 18, 129 (1978)

6. BUCHER, U.: Die Vollblutkonserve. In: Akute Volumen- und Substitutionstherapie mit Blut, Blutbestandteilen, Plasmaersatz und Elektrolyten. Klinische Anästhesiologie (eds. F. W. AHNEFELD, C. BURRI, M. HALMAGYI), Bd. 1, p. 9. München: Lehmanns 1971

7. BUSCH, H., v. EISENHART-ROTHE, B., SASSE, U. K.: Transfusionsrisiken. Medizinische Information 5, 1 (1975)

8. DIEPENHORST, P., SPROKHOLT, R., PRINS, H. K.: Removal of leucocytes from whole blood and erythrocytes by filtration through cotton wool. Vox Sang. 23, 308 (1972)

9. GRAUBNER, M., LÖFFLER, H., MUELLER-ECKHARDT, C.: Die Granulocytentransfusion - ein Überblick. Inn. Med. 4, 316, 380 (1977)

10. HALMAGYI, M.: Die selektive Anwendung von Blut und Blutbestandteilen in der Therapie. In: Akute Volumen- und Substitutionstherapie mit Blut, Blutbestandteilen, Plasmaersatz und Elektrolyten. Klinische Anästhesiologie (eds. F. W. AHNEFELD, C. BURRI, M. HALMAGYI), Bd. 1, p. 65. München: Lehmanns 1971

11. LACKNER, E.: Immunologische Aspekte in der postoperativen Phase (Intensivmedizin). XVI. Gemeinsame Tagung der Deutschen, Schweizerischen und Österreichischen Gesellschaften für Anaesthesiologie, Reanimation und Intensivtherapie, 5. - 8.9.1979, Innsbruck

12. MANZ, R.: Das Verhalten der Gammaglobuline bei septischen Patienten einer Intensivpflegestation. Anaesthesist 24, 322 (1975)

13. PERSIJN, G. G., COHEN, B., LANSBENGEN, Q., van ROOD, J. J.: Retrospective and prospective studies on the effect of blood transfusion in renal transplantation in the Netherlands. Eurotransplant Meeting, 29.9.1979, Leiden

14. RÜGHEIMER, E.: Wirkung und Nebenwirkung von Blut und Blutbestandteilen bei der Therapie akuter Volumenmangelzustände. In: Akute Volumen- und Substitutionstherapie mit Blut, Blutbestandteilen, Plasmaersatz und Elektrolyten. Klinische Anästhesiologie (eds. F. W. AHNEFELD, C. BURRI, M. HALMAGYI), Bd. 1, p. 41. München: Lehmanns 1971

15. SCHRICKER, K. Th.: Das transfusionsbedingte Hepatitisrisiko und die Möglichkeiten seiner Vermeidung. In: Erlanger Anästhesie Seminare (ed. E. RÜGHEIMER), Bd. 2, p. 97. Bubenreuth: Medizin Media Analyse 1977

16. SEIDL, S.: Die Thrombozytentransfusion. Stuttgart: Fischer 1968

17. VINAZZER, H.: Das Verhalten des Hämostasesystems bei Bluttransfusionen. In: Erlanger Anästhesie Seminare (ed. E. RÜGHEIMER), Bd. 2, p. 114. Bubenreuth: Medizin Media Analyse 1977

18. VINAZZER, H.: Gerinnungsstörungen in der Praxis. Stuttgart: Fischer 1972

19. ZÖCKLER, H.: Die Stellung der Bluttransfusion - Indikation und Kontraindikation. In: Erlanger Anästhesie Seminare (ed. E. RÜGHEIMER), Bd. 2, p. 75. Bubenreuth: Medizin Media Analyse 1977

Probleme der Massivtransfusion und Bluterwärmung
Von G. Hossli

1. Vorbedingungen

Bekanntlich sind für eine Massivtransfusion in <u>technischer und organisatorischer Hinsicht</u> verschiedene Vorkehrungen zu treffen, wie z. B.
- die Sicherung von mehreren weitlumigen venösen Zufuhrwegen,
- die Verwendung von Blutkonservenbehältern und Transfusionsbestecken, die eine Transfusion unter Druck erlauben,
- die Beschaffung oder Bereithaltung der erforderlichen großen Mengen von Konservenblut.

Bei einer Massivtransfusion können eine Reihe von <u>pathophysiologischen Problemen</u> auftreten, die zwar grundsätzlich bei jeder Transfusion von konserviertem Blut bestehen, jedoch bei der in der Regel langsam erfolgenden Gabe von wenig Blut praktisch keine Rolle spielen. Für das Ausmaß der Gefährdung des Patienten sind offenbar nicht nur die gesamthaft verabreichte Blutmenge, sondern auch die Zeit, innert welcher das Blut gegeben wurde, entscheidend.

2. Definition

Die Definition der Massivtransfusion ist eine Ermessensfrage. Außerdem bestehen hinsichtlich der Komplikationen große individuelle und auch von zahlreichen äußeren Gegebenheiten abhängige Unterschiede. Es ist bekannt, wie einerseits selbst enorme Mengen von Transfusionsblut, die rasch verabreicht werden mußten, reaktionslos ertragen wurden (Wir haben z. B. in der Gefäßchirurgie solche Fälle mit mehr als 80 Beuteln, d. h. etwa 30 l, während mehrstündigen Notoperationen erlebt) und wie andererseits oft schon nach rascher Applikation weniger Blutkonserven ernsthafte Störungen auftraten. Es läßt sich kaum mehr als die folgende, banal klingende Regel ableiten: Die Zahl und der Schweregrad der <u>Komplikationen</u> nimmt zu, je mehr Blut transfundiert wird, <u>je älter die Konserven</u> sind, je größer die <u>Transfusionsgeschwindigkeit</u> ist, je <u>kälter die Konserven</u> sind und auch, wenn es unter dem zu raschem Ersatz zwingenden Blutverlust zu einem <u>schweren Schock</u> kam. Man muß mit der Möglichkeit einer akuten Gefährdung im allgemeinen dann rechnen, wenn mehr als die Hälfte des normalen Blutvolumens mit einer Geschwindigkeit von mehr als 1,5 ml/kg KG/min zugeführt wird, was bei einem Erwachsenen etwa der <u>Gabe von mehr als 3.000 ml (acht Blutkonserven) innerhalb von 20 min</u> gleichkommt (<u>12</u>) (Vorsichtigerweise setzen wir die Grenze schon bei sechs Konserven, d. h. bei 2.100 ml, innert 40 min an).

3. Pathophysiologische Probleme

Einige der folgenden Störungen sind bei der Verwendung von alten Konserven ausgesprochener; durch Traumatisierung des Blutes, wie z. B. langem Transport und Schütteln, werden sie verstärkt (Sie sind mit * bezeichnet):

3. 1. Hämolyse, Hyperkaliämie, 2,3-Diphosphoglycerat(2,3-DPG)-Abfall *

Bei der Konservierung mit ACD-Stabilisator (acid citrate dextrose, pH 5,0) überleben nach zweiwöchiger Lagerung bei 4°C etwa 85 %, nach dreiwöchiger Lagerung etwa 70 % der Erythrozyten im Empfängerkreislauf. Mit CPD-Stabilisator (citrate phosphate dextrose, pH 5,65) ist die Überlebensrate geringgradig erhöht; vor allem aber vermag er den 2,3-DPG-Abfall mit der sich daraus ergebenden Verschlechterung der Sauerstoffabgabe an das Gewebe um mindestens sieben Tage zu verzögern (5). Der stoffwechselbedingte Kaliumaustritt und der Zerfall der Erythrozyten (Hämolyse) führt in alternden Konserven zu einem Anstieg des Kaliumspiegels auf mehrfach über der Norm liegende Werte (4, 17). Er wirkt sich in der Regel deswegen nicht fatal aus, weil nicht ausschließlich "altes" Blut transfundiert wird, so daß infolge des raschen Abstroms des mit dem Konservenblut zugeführten Kaliums in den interstitiellen Raum und nach intrazellulär keine Hyperkaliämie von gefährlichem Ausmaß entstehen kann. Außerdem findet mit der Erwärmung des transfundierten Blutes im Empfänger ein gewisser Kaliumwiedereintritt in die Erythrozyten statt.

3. 2. "Zitratintoxikation", Mangel an freiem Kalzium

Bei normaler Leberfunktion wird das mit der Stabilisatorlösung zugeführte Zitrat sehr rasch metabolisiert (siehe auch unter 3. 3.) und Kalzium sofort aus den Depots (Knochen) mobilisiert. Die sogenannte "Zitratintoxikation" ist vorwiegend eine hypokalziämisch bedingte neuromuskuläre Störung (18), mit tetanischen Krämpfen, aber auch Myokarddepression und Rhythmusstörungen. Ursache der Hypokalziämie ist das in der Konserve enthaltene freie "Exzeßzitrat", das in einem Überschuß von etwa 30 % zu der zur Kalziumbindung notwendigen Menge vorliegt. Erst nach sehr großen Massivtransfusionen (mehr als 10 l ACD-Blut (22)) treten die charakteristischen Symptome auf. Die für die Entstehung der kardiozirkulatorischen Veränderungen erforderlichen hohen Zitratspiegel von 50 - 80 mg% können zwar ausnahmsweise schon bei Schnelltransfusionen von 500 ml innert 5 min vorkommen, aber sie bleiben nur wenige Augenblicke bestehen; allerdings kann die Toleranzgrenze in der Massivtransfusionssituation durch den hämorrhagischen Schock, Azidose anderer Genese, Leberinsuffizienz, Hypothermie usw. reduziert sein.

Die Prophylaxe bzw. Therapie kann durch die Gabe eines stark ionisierten Kalziumsalzes (Kalziumchlorid) erfolgen; sie ist umstritten. Die Beurteilung der Notwendigkeit und die adäquate

Dosierung sind schwierig, weil im konkreten Fall der aktuelle
Grad der Zitratmetabolisierung und der Kalziummobilisierung
nicht bekannt sind. Man kann sich an die mancherorts geltende,
aus der Erfahrung hergeleitete Faustregel (z. B. 22) halten,
daß bei Schnelltransfusionen mit der Applikation von 0,5 g Kalziumchlorid auf je zwei bis drei CPD-Blutkonserven (beginnend
etwa mit der sechsten Konserve) das Exzeßzitrat ausreichend kompensiert wird. Gerade in letzter Zeit wurde nun aber erneut die
Notwendigkeit einer Kalziumgabe überhaupt in Frage gestellt (15).

3. 3. pH-Veränderungen, Bedeutung der Azidität des Konservenblutes *

Die Bildung saurer Produkte aus dem Erythrozytenstoffwechsel
führt zur zusätzlichen, über die Ansäuerung durch den Stabilisator hinausgehenden Azidose des Konservenblutes: Der pH sinkt
z. B. nach 20tägiger Lagerung von anfangs 7,0 auf 6,65 ab (22).
Man könnte deshalb nach Massivtransfusion im Empfänger eine
Azidose erwarten. Sie tritt jedoch nicht oder nur sehr kurzfristig auf: Durch den Abbau des Zitrats zu Bikarbonat entsteht
im Endeffekt sogar eine Alkalose (22). Eine therapeutische Puf-
fersubstitution ist somit nur bei nachgewiesener metabolischer
Azidose (Blutgasanalyse) sinnvoll.

3. 4. Gerinnungsstörungen *

Die unter Massivtransfusion oft auffällige diffuse Blutungsneigung (hämorrhagische Diathese) ist bedingt durch das mangelhafte
Gerinnungspotential des konservierten Blutes: Fehlen von ioni-
siertem Kalzium, der Thrombozyten, der Faktoren V und VIII, Abnahme des Faktors VII, des Prothrombins und des Fibrinogens.
Nach acht bis zehn Konserven empfiehlt sich deshalb die Umstellung auf Frischblut (d. h. bei uns weniger als 48 h alte Konserven) oder wenigstens dessen intermittierende Gabe. Selten
sind zusätzlich Thrombozytenkonzentrate, FFP (fresh frozen plasma) und Fibrinogen erforderlich.

Besondere Aktualität besitzen wegen der prophylaktischen Möglichkeiten die beiden folgenden Komplikationen:

3. 5. Störungen der Mikrozirkulation durch Mikroaggregate *

Bei der Transfusion von Konservenblut passieren Mikroaggregate,
die sich vor allem aus zusammengelagerten Thrombo-, Leuko- und
Erythrozyten oder deren amorphen Zerfallsbestandteilen sowie aus
Fetttröpfchen bilden und Größen bis zu mehr als 200 µm erreichen, vielfach die gewöhnlichen Filter der Transfusionsbestecke.
Sie werden in einem gewissen Umfang in den Lungenkapillaren zurückgehalten und können mindestens teilweise die Strombahn ver-
legen; ob sie eine Mitursache der sogenannten "Transfusionslunge" sind, ist umstritten.

Bei der Gabe kleiner Mengen von frischem Blut spielen Mikroaggregate keine Rolle; unter den Bedingungen einer Massivtransfusion, d. h. beim Schock mit auch neural gestörter Mikrozirkulation und veränderten Fließeigenschaften des Blutes (erhöhte Viskosität) und bei der Verwendung alter Konserven (sieben bis zehn Tage alte Konserven enthalten eventuell mehr als 140.000 Mikroaggregate pro ml (7)), können sie von Bedeutung sein. Die Frage, ob die mit einer Konserve zugeführten Mikropartikel die gleiche Bedeutung als "releasing factor" vasoaktiver Stoffe haben, wie die bei Schock im Organismus selber gebildeten, ist zur Zeit noch nicht geklärt (2).

Auf alle Fälle scheint es nicht falsch zu sein, besonders dann, wenn größere Mengen von Konservenblut in kurzer Zeit gegeben werden müssen, Mikroporenfilter zu verwenden. Über ihre Zweckmäßigkeit, die zu stellenden Anforderungen, die technische Ausführung und über die Wirksamkeit ist in den letzten Jahren eine immense Literatur entstanden (z. B. 6, 10); es scheint daraus hervorzugehen, daß die systematische Verwendung von Bestecken mit geeigneten Mikroporenfiltern bei Massivtransfusionen mancherorts dazu beigetragen hat, die Häufigkeit und das Ausmaß transfusionsbedingter pulmonaler Störungen zu senken.

Die Bedürfnisse der Notfallpraxis - nämlich rascher und zugleich wenig traumatisierender Blutdurchlauf - und der Theorie - nämlich enge Maschengröße und somit nur für die normalen "festen" bzw. verformbaren Blutbestandteile durchlässig - widersprechen sich teilweise. Bei uns gilt die Forderung an Mikroporenfilter, daß sie nichtverformbare Partikel von mehr als 20 μm Größe zurückhalten und eine Durchlässigkeit für mindestens sechs Beutel Konservenblut, das etwa sieben Tage alt ist, unter Druck innert 40 min aufweisen sollten. Der Einsatz solcher Filter erscheint uns grundsätzlich bei der Verabreichung von mehr als sechs Blutkonserven in der Traumatologie und während Programmoperationen rationell.

Die meisten Mikroaggregate sind im "buffy coat" enthalten, der bei der Herstellung von buffy coat-armen Erythrozytenkonzentraten entfernt wird. Durch die immer häufigere Verwendung solcher Konzentrate im Rahmen der heute an Bedeutung gewinnenden Therapie mit Blutkomponenten spielt vielleicht das Mikroporenfilter zukünftig doch nicht eine derart wichtige Rolle.

Bei der Frischbluttransfusion sind Mikroporenfilter nicht indiziert, da ein großer Teil der noch funktionsfähigen und empfindlichen Thrombozyten ebenfalls wegfiltriert und geschädigt würde.

3. 6. Abkühlung durch kaltes Konservenblut

Eine auf relativ einfache Weise vermeidbare Gefahr stellt die Abkühlung dar, welche durch die massive Gabe von kaltem Konservenblut entsteht. Im oligämischen Schock bestehen bekanntlich Vasokonstriktion, Verminderung des Herzzeitvolumens, des Blutdruckes, der Koronarperfusion mit Myokarddepression, inadäquate Gewebeperfusion und in der Folge metabolische Azidose. Auch eine Hypothermie hat ungünstige Auswirkungen auf das kardiovaskuläre System einschließlich der peripheren Durchblutung und des Säuren-Basen-Gleichgewichtes. Die klinische Erfahrung zeigt, daß die Mortalität in den Fällen, die eine Massivtransfusion erfordern, durch die Verwendung erwärmten, statt direkt aus dem Kühlschrank entnommenen Konservenblutes niedriger gehalten werden kann (z. B. 13). Ein normothermer Organismus ist eher in der Lage, das Zitrat zu metabolisieren, die Kalium- und Kalziumveränderungen abzufangen sowie die übrigen, mit jeder Blutgabe verbundenen pathophysiologischen Probleme zu bewältigen.

Experimentell läßt sich die Bedeutung der kardialen Hypothermie als mögliche Ursache transfusionsbedingter Herzstillstände untersuchen (z. B. 1, 3): Dem Kammerflimmern pflegen mit dem Absinken der Herztemperatur durch Massivtransfusion von Kaltblut charakteristische Prodromi vorauszugehen, welche von der offenen Herzchirurgie mit der Herz-Lungen-Maschine und induziertem Kreislaufstillstand durch Blutstromkühlung bekannt sind: Verlängerung der QT-Strecke, Zuspitzung der P-Welle, Erweiterung und Deformation des QRS-Komplexes, Bradykardie, atrioventrikuläre Dissoziation, Extrasystolie. Als absolut kritische Temperatur werden meist 28°C in der rechten Kammer angegeben. Kammerflimmern kann aber schon bei höheren Temperaturen auftreten, besonders, da unter den Bedingungen, die eine Massivtransfusion erfordern, die Situation durch die Summation von Zitratbelastung, Kalziummangel, Hyperkaliämie, Schockzustand mit metabolischer Azidose usw. kompliziert werden kann. Die relativ kritische Temperaturzone für den Körperkern beginnt in diesen Fällen etwa bei 34 - 32°C. Theoretische Überlegungen ergeben, daß sie schon erreicht werden kann, wenn innerhalb von 20 min die Hälfte des normalen Blutvolumens durch Konservenblut von 4°C ersetzt wird. Klinische Berichte belegen die Richtigkeit dieser Überlegungen: Die Gabe von mehr als 100 ml/min bei einem Erwachsenen kann bereits gefährlich sein (3, 9, 20).

Für die Erwärmung von kaltem Konservenblut stehen heute vor allem zwei Methoden zur Verfügung:

3. 6. 1. Die Durchlauferwärmung, bei welcher das Blut durch einen Wärmespender geleitet wird. Meist wird zu diesem Zweck an das Transfusionsbesteck ein Verlängerungsschlauch von mehreren Metern Länge angeschlossen, der aufgerollt und in ein thermostatisch temperiertes Wasserbad mit einem Rührwerk gelegt oder direkt zwischen elektrisch geheizten Wärmeplatten befestigt wird. Dabei muß der durch das Verlängerungsstück bedingte erhöhte Widerstand in Kauf genommen werden. Ferner wird der Durchfluß des noch kalten und damit visköseren Blutes durch das Filter des vor der Erwärmungsvorrichtung geschalteten Transfusionsbesteckes etwas behindert. Vor allem aber ist die Aufwärmung abhängig von der Blutdurchlaufgeschwindigkeit: Sie ist gerade bei einer besonders hohen Einlaufgeschwindigkeit, wie sie bei raschem Notblutersatz erforderlich ist, am geringsten.

3. 6. 2. Die Schnellaufwärmung der Gesamtkonserve mittels Mikrowellen. In wenigen Minuten kann mit einem Gerät eine Vielzahl von kalten Blutkonserven (Beutel oder Flaschen) aufgewärmt wer-

den. Es soll deshalb in der Operationsabteilung oder in der
Notfallstation an zentraler Stelle aufgestellt werden, um so
im Bedarfsfall praktisch gleichzeitig auch mehrere Patienten
mit rasch nacheinander gewärmten Blutkonserven versorgen zu
können.

Vor mehr als 15 Jahren wurde bei uns ein Gerät gemeinsam mit
der Firma Brown-Boveri entwickelt, das seither regelmäßig im
Einsatz steht*. In Serien vergleichender Untersuchungen (11)
vor und nach der Diathermieerwärmung konnten in der osmotischen
Resistenz der Erythrozyten, im Plasmahämoglobingehalt, in den
blutchemischen Werten, den Erythro-, Leuko- und Thrombozyten
keine Veränderungen festgestellt werden. Die Überlebenszeit der
Erythrozyten blieb normal. Es wurden Tausende von Blutkonserven-
flaschen auf diese Weise erwärmt und ohne Zeichen einer Störung
verabreicht.

Da in den letzten Jahren zunehmend Konservenblut in Plastikbeuteln verwendet wird, bei welchen die Mikrowellen nicht unproblematisch sind, mußte dies beim Bau eines neuen Gerätes berücksichtigt werden; dieses ist vereinfacht und verkleinert worden;
es gestattet die rasche Aufwärmung sowohl von Glasflaschen wie
von Plastikbeuteln mit 400 - 500 ml Inhalt in 90 - 150 s von
4°C auf 32 - 35°C. Auch mit diesem verbesserten Gerät wurden an
Blutproben vor und nach der Erwärmung keine signifikanten Veränderungen festgestellt (14); dies deckt sich mit den Angaben
über ähnliche Geräte mit dem gleichen Funktionsprinzip (8, 19,
21). Um eine lokale Überhitzung und damit partielle Hämolyse
zu verhindern, muß eine gute Durchmischung während der Aufwärmung, die unter langsamem, gleichmäßigem Drehen der Konserve
im Mikrowellenfeld stattfindet, gewährleistet sein; bei nicht
vollständiger Füllung des Beutels oder sehr hohem Hämatokrit
mit hoher Viskosität ist diese Sicherheit nicht mehr gegeben
(16); Erythrozytenkonzentrate sollten deshalb vor der Mikrowel-
lenerwärmung z. B. mit physiologischer Kochsalzlösung verdünnt
werden.

Zusammenfassung

Bei der Transfusion großer Mengen von Konservenblut innert kurzer Zeit bestehen Probleme der Hyperkaliämie, der 2,3-DPG-Ver-
minderung, des mangelhaften Gerinnungspotentials, der Mikroag-
gregatbildung, besonders wenn ältere Konserven verwendet werden
müssen; ferner kann eine vorübergehende Hypokalziämie durch die
zugeführte Exzeßzitratmenge entstehen. Sie sind meist nicht von
sehr großer Bedeutung. Immerhin scheint sich die Verwendung von
Mikroporenfiltern zu bewähren. Eine Hauptgefahr bildet die Abkühlung des Herzens durch die Gabe von Konservenblut direkt aus

---
*Heute: Haemotherm, Firma Bosch.

dem Kühlschrank; sie führt zu Verminderung der Herzleistung, zu Arrhythmien, Bradykardie und eventuell Kammerflimmern. Zur Aufwärmung stehen grundsätzlich zwei Methoden zur Verfügung: Mittels eines warmen Wasserbades oder mit elektrisch geheizten Wärmeplatten wird der verlängerte, aufgerollte Schlauch des Infusionsbesteckes auf Körperwärme temperiert (Durchlauferwärmung). Es können aber auch mit Mikrowellen die Blutkonserven als Ganzes aufgewärmt werden. Diese Diathermieaufwärmung bietet den Vorteil der raschen Bereitstellung auch größerer Mengen von Transfusionsblut bei idealer Temperatur. Das Gerät muß jedoch so beschaffen sein, daß eine gleichmäßige Durchmischung während der Einwirkung der Mikrowellen stattfindet, um eine homogene Erwärmung zu gewährleisten und damit eine lokale Überhitzung mit Hämolysegefahr zu verhindern.

Literatur

1. AEBERHARD, P., JENNY, M.: Die Einwirkung massiver Kaltblutinfusion auf die Herztätigkeit beim Hund. Langenbecks Arch. Chir. 315, 69 (1966)

2. BERGMANN, H.: Die Bedeutung der Bluttransfusions-Mikrofilter bei der Verhütung der Schocklunge. Anästhesiologie und Intensivmedizin 20, 249 (1979)

3. BOYAN, C., WILLIAM, S., HOWLAND, S.: Blood temperature: a critical factor in massive transfusion. Anesthesiology 22, 559 (1971)

4. BRAUN, L.: Bluttransfusion, Hyperkaliämie und Herztätigkeit. Langenbecks Arch. Chir. 313, 107 (1965)

5. BUCHER, U.: Ersatz der ACD-Lösung durch die CPD-Lösung. Hämodiagn./Ther. Zentrallaboratorium Blutspendedienst SRK 2, 10 (1973)

6. BUSCH, H., RITTMEYER, P.: Mikrofiltration und andere Transfusionsprobleme in der Intensivmedizin. Beiträge zu Infusionstherapie und klinische Ernährung - Forschung und Praxis, Bd. 3. Basel, München, Paris, London, New York, Sydney: Karger 1979

7. CONNELL, R., SWANK, R.: Pulmonary microembolism after blood transfusion. Ann. Surg. 177, 40 (1973)

8. DU PLESSIS, J. M. E., BULL, A. B., BESSELING, J. L. N.: Radio frequency inducation heating of blood for massive transfusion. Anesth. Analg. 46, 96 (1967)

9. DYBKJAER, E., ELKJAER, P.: The use of heated blood in massive blood replacement. Acta anaesth. scand. 8, 271 (1964)

10. FREY, R.: Blutmikrofiltration und Schocklunge. Stuttgart, New York: Fischer 1979

11. FREYSZ, Th., SCHWARZ, H., HOSSLI, G.: Ein neuartiges Gerät zur raschen Aufwärmung von Frischblutkonserven. Anaesthesist 13, 174 (1964)

12. HOSSLI, G.: Probleme der Massivtransfusion. Helv. chir. Acta 42, 629 (1975)

13. HOSSLI, G., KOCH, E.: Gefahren der Massivtransfusion von kaltem Konservenblut und Möglichkeiten der Anwendung von Mikrowellen zur raschen Aufwärmung von Blutkonserven. Anaesthesiologie und Wiederbelebung 90, 362 (1975)

14. KÄGI, P.: Hämatologische Untersuchungen über Veränderungen durch Bluterwärmung mit Mikrowellen. Dissertation, Zürich 1976

15. KAHN, R. C., JASCOTT, D., CARLON, G. C., SCHWEIZER, O., HOWLAND, W. S., GOLDINER, P. L.: Massive blood replacement: Correlation of ionized calcium, citrate and hydrogen ion concentration. Anesth. Analg. 58, 274 (1979)

16. LINKO, K., HYNYNEN, K.: Erythrocyte damage caused by the HaemothermR microwave blood warmer. Acta anaesth. scand. 23, 320 (1979)

17. LIPPMANN, M., MYHRE, B. A.: Hazards of massive transfusion. J. Amer. Ass. Nurse Anesthetists, 269 - 277, June 1975

18. MOORE, F. D.: Metabolic care of the surgical patient. Philadelphia: Saunders 1959

19. RESTALL, Ch. J., LEONARD, P. F., TASWELL, H. F., HOLADAY, R. E.: A microwave blood warmer. Anesth. Analg. 46, 625 (1967)

20. RÜGHEIMER, E., GRIMM, H.: Kalt- und Warmtransfusion beim hämorrhagischen Schock. Bibliotheca Haematologica 20, 101 (1964)

21. STAPLES, P. J., GRINER, P. F.: Extracorporal hemolysis of blood in a microwave blood warmer. New Engl. J. Med. 285, 317 (1971)

22. STOECKEL, H., STOBER, B.: Zur Problematik der Massivtransfusion mit ACD-Blut. Prakt. Anästh. 5, 237 (1970)

Zusammenfassung der Diskussion zum Thema:
„Die klinische Bedeutung der Komponententherapie"

FRAGE:
Seit einigen Jahren wird das Für und Wider der Vollblutkonserven gegenüber der Komponententherapie diskutiert. Handelt es sich dabei nur um vordergründige Überlegungen der Hersteller oder ergeben sich aus den bisher vorliegenden Erfahrungen neue Indikationen für Vollblut oder Komponenten? Ist aus hämatologischer Sicht die Blutkomponententherapie sinnvoll, welche Indikationsbereiche ergeben sich in diesem Bereich, wo liegen die Grenzen?

ANTWORT:
Die Hämatologie bedient sich der Blutkomponententherapie in weitem Umfange. So wird man z. B. einem Patienten mit chronischer Anämie und Thrombozytenwerten unter $10.000/mm^3$, der zu einer Operation ansteht, wegen der möglichen Volumenüberlastung kein Vollblut, sondern Erythrozyten- und Thrombozytenkonzentrate transfundieren. Auch bei der Behandlung onkologischer Patienten sollte man sich auf das beschränken, was die Patienten brauchen. Das wird in den meisten Fällen das Erythrozytenkonzentrat und nicht die Vollblutkonserve sein.

FRAGE:
Ist aus der Sicht der operativen Fächer die Anwendung von Vollblut und/oder Blutkomponenten lediglich ein Problem der Organisation der Blutbanken oder stellt sich auch hier die Frage der gezielten Substitution häufiger als früher vermutet?

ANTWORT:
Die Gegenargumente gegen die Verwendung von Erythrozytenkonzentraten im operativen Bereich beziehen sich vor allem auf die Praktikabilität der Anwendung bei Massivtransfusionen, auf die Schwierigkeiten, diese Konzentrate rasch zu transfundieren, und auf die Überlegung, daß ja auch Volumen substituiert werden muß. In den Kliniken, die sich auf die Verwendung von Blutkomponenten umgestellt haben, hat sich gezeigt, daß die Teilsubstitution verschiedener Faktoren durchaus sinnvoll ist. So ist z. B. die Kombination von Erythrozytenkonzentraten mit einem Volumenersatzmittel in vielen Fällen ausreichend, um intraoperative Verluste zu ersetzen. Die hierbei zu beachtenden Grenzen sind im Beitrag von LUNDSGAARD-HANSEN definiert.

Eine 100%ige Verwendung von Blutkomponenten ist in der operativen Medizin sicherlich nicht möglich und auch nicht anzustreben. Statistiken der Kliniken, die schon längere Zeit mit Blutkomponenten arbeiten, haben gezeigt, daß ca. 85 % der Konserven

als Erythrozytenkonserven und 15 % als Vollblut in Form des
Frischblutes verwendet werden. Die Empfehlung von VALERI (24)
auf eine 100%ige Blutkomponententherapie erscheint zumindest
zur Zeit nicht erstrebenswert. Eine Teillösung nach dem Berner
System erscheint dagegen empfehlenswert.

FRAGE:
Bringt die Umstellung auf Blutkomponenten für die Blutbanken
eine Ersparnis? GANZONI hat immer wieder betont, daß hierdurch
der Bedarf an Blut mit einer wesentlich kleineren Zahl von Spendern gedeckt werden könnte.

ANTWORT:
Bei der Einführung des Komponentenprogrammes in Bern ging es
primär darum, die Spenderpopulation zu schonen, indem aus dem
Plasma spezifische Fraktionierprodukte hergestellt werden können, die sonst durch zusätzliche Spenden - oder Plasmapherese -
gewonnen werden müssen. Nach Einführung der Blutkomponententherapie an der Blutspendezentrale Ulm des DRK-Blutspendedienstes
konnte ein gestiegener Humanalbuminbedarf mit der gleichen Spenderzahl gedeckt werden. Umgekehrt zeigt die Ulmer Statistik jedoch, daß der Albuminverbrauch in den der Ulmer Zentrale angeschlossenen Häusern nicht gestiegen ist, d. h. daß das notwendige Volumen zu den Erythrozytenkonzentraten in Form von Volumenersatzmitteln gegeben wurde.

Allgemein kann folgende Überlegung angestellt werden: Man rechnet in industrialisierten Ländern heute mit einem Bedarf von
50.000 Konserven pro 1 Million Einwohner pro Jahr.

Werden nun von 80 % dieser Blutkonserven Erythrozytenkonzentrate hergestellt, so lassen sich pro Konserve 200 ml Plasma gewinnen, das sind im Jahr 8.000 l Plasma. Diese Menge müßte ohne Komponentenprogramm anderweitig beschafft werden. Aus dieser
Menge können etwa 200 kg Albumin hergestellt werden. Dies entspricht genau der Menge, die nach der Studie des Europarates im
Prinzip genügen sollte, um einen normalen Bedarf pro 1 Million
Einwohner zu decken. In der Schweiz liegt der Verbrauch zur Zeit
bei ca. 300 kg pro 1 Million Einwohner, in der Bundesrepublik
Deutschland sogar bei ca. 400 kg pro 1 Million Einwohner pro
Jahr. Hier deckt das Komponentenprogramm zwar nicht den gesamten Albuminbedarf, kann jedoch die Zahl der notwendigen Blutspenden deutlich senken.

Aus der Sicht des Anwenders ergeben sich weiterhin finanzökonomische Aspekte. Die Untersuchungen der Berner Gruppe haben
ergeben, daß bei Verwendung von Erythrozytenkonzentraten und
Volumenersatzmitteln gegenüber der Verwendung von Vollblutkonserven Ersparnisse von 10 - 20 % erzielt werden können. Voraussetzung ist, daß innerhalb der angegebenen Grenzen nicht Albumin, sondern Ersatzmittel infundiert werden (Einzelheiten siehe
LUNDSGAARD-HANSEN et al. (14)).

FRAGE:
Welche Probleme treten bei der Massentransfusion bei der Verwendung von Erythrozytenkonzentraten auf?

ANTWORT:
Die rasche Transfusion unverdünnter Erythrozytenkonzentrate mit Hk-Werten von 70 % ist sicher manchmal schwierig. Die Aufschwemmung mit einer Elektrolytlösung löst diese Probleme, erfordert aber zweifelsohne mehr personellen und zeitlichen Aufwand. Früher als bei der Verwendung von Vollblutkonserven stellt sich als zweites Problem die Frage der Verdünnungskoagulopathie. Hier ist der Einsatz von tiefgefrorenem Frischplasma oder von Frischblut angezeigt (siehe Beitrag LUNDSGAARD-HANSEN).

FRAGE:
Wie kann man das Problem der Versorgung mit Frischblut an Krankenhäusern ohne eigene Blutbank lösen?

ANTWORT:
In Österreich werden Krankenhäusern ohne eigene Blutbank Listen von Spendern ihres geographischen Bereiches zur Verfügung gestellt, die bei Blutspendeterminen von Blutzentralen des betreffenden Bundeslandes gewonnen worden sind. Ergibt sich nun die Notwendigkeit einer Frischbluttransfusion, so hat das Krankenhaus die Möglichkeit, aus dieser Liste die geeigneten Spender herauszusuchen und direkt einzubestellen.

FRAGE:
Was ist unter Frischblut, was unter Warmblut zu verstehen? Gibt es hier einheitliche Definitionen?

ANTWORT:
In den Richtlinien der Deutschen Gesellschaft für Bluttransfusion und Immunhämatologie ist die Grenze, bis zu der eine Konserve als Frischblut bezeichnet wird, mit 72 h festgelegt. Dies ist eine willkürliche und durch keine grundsätzlichen Überlegungen gedeckte Aussage. BERGMANN hat sich der Definition von BUCHER (2) angeschlossen, wonach von Frischblut nur gesprochen werden sollte, solange die Konserve nicht älter als 12 h ist. Diese Definition entspringt der Überlegung, daß bis zu diesem Zeitraum keine ins Gewicht fallenden biochemischen und funktionellen Veränderungen in der Blutkonserve abgelaufen sind. Außerdem geschieht dies aus praktischen Gründen. Bis zu 12 h müssen gegenüber einer 4 h alten Konserve bei den Thrombozyten und beim Faktor VII Verluste der Funktion um 20 % in Kauf genommen werden. Alle anderen Faktoren sind noch in fast optimalem Zustand erhalten. Es hat sich gezeigt, daß mit dieser Definition die Anforderungen an Frischblutkonserven nahezu vollständig gedeckt werden können. Bei Anerkennung etwa einer 4-Stunden-Grenze ist dies jedoch unerfüllbar. Blutkonserven mit einer Lagerungsdauer von über 12 h sind bei Anforderungen, bei denen auf mög-

lichst kurze Lagerungszeit Wert gelegt wird, als "möglichst
frische Blutkonserven" zu bezeichnen.

Bei der Beschickung der Herz-Lungen-Maschine hat sich nach
HOSSLI die Verwendung von Blut bis zu einem Alter von 48 h als
praktikabler Wert herausgestellt.

Einen gewissen Ausweg kann auch hier das Blutkomponentenprogramm bieten. Bei der Notwendigkeit von Massivtransfusionen
sollten möglichst frische Erythrozytenkonzentrate eingesetzt
werden unter gleichzeitigem Einsatz von tiefgefrorenem Frischplasma. Ist Frischblut vorhanden, so kann dieses selbstverständlich zusätzlich eingesetzt werden. Bei der Verwendung von
tiefgefrorenem Frischplasma sollte allerdings gewährleistet
sein, daß dieses tatsächlich aus frischen Konserven gewonnen
wurde. Es gibt Analysen von Frischplasma, die ganz erhebliche
Qualitätsunterschiede hinsichtlich der in ihnen enthaltenen
Faktorenaktivitäten aufwiesen.

FRAGE:
Wie und über welchen Zeitraum sind die in Thrombozytenkonzentraten enthaltenen Thrombozyten funktionsfähig?

ANTWORT:
Die allgemeine Meinung geht dahin, daß die Thrombozyten unmittelbar nach Herstellung der Konzentrate voll funktionsfähig
sind. Die Schäden an den Thrombozyten treten auf durch die
Lagerung. Sie sind bereits ca. 4 h nach der Präparation nachweisbar. Darauf beruht die Forderung, Thrombozytenkonzentrate
nach der Herstellung so rasch wie möglich zu transfundieren.
Unabhängig davon hat sich jedoch gezeigt, daß eine Lagerung
bis zu 72 h bei 22°C möglich ist (4, 15, 20, 21). In vitro-
Untersuchungen von STAMPE (22) zeigten, daß es günstiger ist,
Thrombozyten in Form von plättchenreichem Plasma zu lagern,
das dann erst unmittelbar vor Gebrauch in das Plättchenkonzentrat überführt werden sollte. Offenbleiben muß, inwieweit
diese in vitro-Befunde mit einer in vivo-Funktion und -Überlebenszeit korrelieren. Die Ergebnisse dieser Untersuchung stehen noch aus.

FRAGE:
Gibt es neben der Komponententherapie für das Vollblut nur noch
die Indikation Frischblut?

ANTWORT:
Bei konsequenter Anwendung der Blutkomponententherapie sollte
Vollblut tatsächlich nur mehr als Frischblut angewendet werden.
Alles, was als möglichst frische Konserve bezeichnet wird, bezieht sich bereits auf das Erythrozytenkonzentrat, unter der
Vorstellung, daß sich aus den dargestellten Gründen die Komponententherapie im angegebenen Umfang durchsetzt. Prinzipiell
sollte bei Massentransfusionen der Grundsatz gelten, möglichst

frisches Blut einzusetzen. Muß älteres Blut verwendet werden, sollten buffy coat-arme Erythrozytenkonzentrate eingesetzt werden.

Diese Aussage gilt für Massentransfusionen. Bei einem begrenzten Ersatz müssen selbstverständlich auch ältere Konserven verwendet werden, um das Gesamtsystem ökonomisch gestalten zu können.

FRAGE:
Das Frischblut wurde von der Aktivität der Gerinnungsfaktoren und Thrombozyten her definiert. Es wurde jedoch auch die Forderung erhoben, möglichst frische Erythrozytenkonzentrate zu transfundieren. Mit welchem Funktionsverlust muß bei den Erythrozyten in Konzentraten gerechnet werden? Haben die Erythrozyten im älteren buffy coat-armen Konzentrat eine eingeschränkte Funktion?

ANTWORT:
Generelle Unterschiede bestehen nicht. Hinsichtlich der Sauerstoffaffinität und -abgabefähigkeit sind deutliche Unterschiede in Abhängigkeit vom Alter der Konserve zu sehen. Je älter die Konserven sind, um so länger wird es dauern, bis die Erythrozyten ihre Funktionsfähigkeit nach Transfusion (2,3-DPG-Gehalt) wiedererlangt haben. Die Idee von VALERI und Mitarbeitern (25) einer "Verjüngungskur" der Erythrozyten ist bestechend, wenn sie mit einem vertretbaren technischen Aufwand realisierbar wäre.

FRAGE:
Bei der Diskussion um die Einführung der Blutkomponententherapie wird immer wieder auf die Bedeutung der Entfernung des buffy coat hingewiesen. Gibt es bestimmte "Qualitätskriterien", die erfüllt sein müssen, um von einem buffy coat-armen Erythrozytenkonzentrat sprechen zu können?

ANTWORT:
Zunächst scheint die Aussage wichtig, daß bei der Aufbereitung einer Konserve in die Blutkomponenten die Entfernung des buffy coat keinen Mehraufwand bedeutet. Es werden damit Bestandteile des Blutes entfernt, die zum Erythrozytenkonzentrat per definitionem nicht mehr gehören. Das Konzentrat der Blutspendezentrale des DRK-Blutspendedienstes in Ulm enthält im Mittel noch 10 % der ursprünglich darin enthaltenen Thrombozyten, Granulozyten werden zu etwa 80 % abgepreßt. Daneben werden noch vier Fünftel des Plasmas abgezogen. Es kann davon ausgegangen werden, daß diese Erythrozytenkonzentrate nahezu mikroaggregatfrei sind (7).

Bei der Herstellung buffy coat-armer Erythrozytenkonzentrate ist die Technik der Zentrifugation von entscheidender Bedeutung. Ein optimaler Wert scheint durch relativ lange Zentrifugation bei niedriger g-Zahl erreichbar zu sein. Bei kurzer Zentrifu-

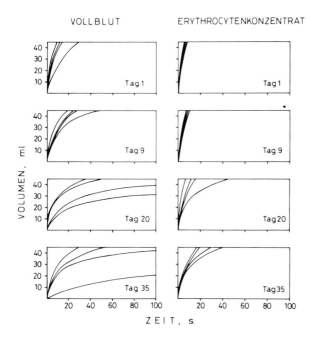

Abb. 1. Durchflußgeschwindigkeit bei 12 µm-Membranfiltern. Die mittlere Durchflußzeit für die Tage 0, 1, 9, 20 und 35 betrug für Vollblut (die Werte für Erythrozytenkonzentrate sind in Klammern angegeben) 12,4 ± 2,9 (8,5 ± 2,4), 16,0 ± 9,5 (7,0 ± 0,8), 29,2 ± 13,5 (8,7 ± 1,5), 93,3 ± 88 (19,6 ± 16,6) und 74,3 ± 58 (26,1 ± 11,4) s

gation und hoher g-Zahl werden offensichtlich viele Leukozyten von den Erythrozyten in das Sediment geschleudert und können damit nicht mehr mit dem buffy coat entfernt werden. Eine Zentrifugationszeit von 7 min bei 2.000 g hat sich in Ulm bewährt.

Vergleichende Messungen zwischen Vollblut und Erythrozytenkonzentraten hinsichtlich ihrer Durchflußgeschwindigkeit durch ein 12 µm-Membranfilter zeigten, daß die Durchflußraten bei Erythrozytenkonzentraten auch bei höherem Alter der Konserve sehr viel höher lagen als bei dem gleichaltrigen Vollblut (Abb. 1). Die Bestimmung der Filterrückstände nach Passage von Vollblut und von Erythrozytenkonzentraten ergab ein entsprechendes Bild (Abb. 2). Die Gewichtsrückstände, ausgedrückt in mg, liegen bei den Vollblutkonserven um den Faktor 2 - 3 höher als bei den entsprechend alten Erythrozytenkonzentraten (7).

Diese Ergebnisse zeigen, daß bei dieser Art der Herstellung von Erythrozytenkonzentraten auf die Verwendung von Mikrofiltern verzichtet werden kann. Es ist demnach anzustreben, daß alle Hersteller von seiten der Produktion die gleichen Voraussetzungen erfüllen.

FRAGE:
Stellt die Entfernung des buffy coat das entscheidende Kriterium

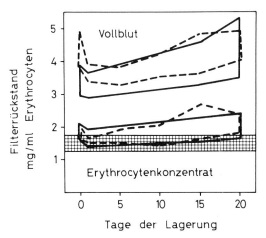

Abb. 2. Gewichtsrückstände auf den 12 µm-Filtern nach Passage von Vollblut und von Erythrozytenkonzentraten in Abhängigkeit von der Lagerdauer. Studie A (-----): Von je 30 Vollblut- und Erythrozytenkonzentraten wurden zu jedem Zeitpunkt fünf Präparate untersucht; alle Spenden stammten vom gleichen Tag. Studie B (———): Je fünf Vollblut- und Erythrozytenkonzentrate wurden nach Blutentnahme und Präparation in vier gleiche Portionen unterteilt. Die Flächen umfassen 2 S.D.; schraffiert: Leerwert (7)

dar für die Verwendung dieses Erythrozytenkonzentrates anstelle anderer Erythrozytenpräparationen oder von Vollblut?

ANTWORT:
In Tabelle 1 sind vier Gruppen von Erythrozytenpräparationen aufgelistet und sollen hinsichtlich ihrer Einflußnahme auf Volumen, nichthämolytische Transfusionsreaktionen, Mikroaggregate und Hepatitishäufigkeit beurteilt werden. Man erkennt, daß sich alle Präparationen gleichermaßen vermindernd auf das Volumen auswirken. Die nichthämolytischen Transfusionsreaktionen werden durch die leukozytenarmen bzw. tiefgefrorenen Erythrozytenpräparationen noch deutlicher herabgesetzt als es mit den ungewaschenen, aber auch gewaschenen Erythrozytenkonzentraten möglich ist. Die Mikroaggregate sind im nicht gewaschenen, buffy coat-haltigen Erythrozytenkonzentrat verständlicherweise am höchsten, in gewaschenen Präparationen sind sie mäßig verringert, in buffy coat-armen Konzentraten ist dieser Gehalt am geringsten. Die Zahl der Leukozyten wird durch das Waschen der Erythrozyten nur mäßig reduziert. Bei der Frage der Hepatitis ist eine fragliche Verminderung lediglich bei den tiefgefrorenen Erythrozyten zu diskutieren. Es muß betont werden, daß durch die Entfernung des buffy coat die bei der Vollblutkonserve als Nachteil empfundenen "Schlacken" entfernt worden sind. Aus dieser Sicht ist die Herstellung buffy coat-armer Erythrozytenkonzentrate durchaus wünschenswert.

Tabelle 1. Vergleichende Kriterien bei verschiedenen Erythrozytenkonzentratpräparationen

	ungewaschen	gewaschen	leukozytenarm buffy coat-arm	Filter	gefroren
Volumen	→	→	→	→	→
nichthämolytische Transfusionsreaktionen	(↓)	→	⇒	⇒	⇒
Mikroaggregate	–	(↓)	→	⇒	⇒
Leukozyten, Thrombozyten	–	L58* T89*	L71* T91*	L96* T90* 96* 98*	L99* T99*
Hepatitishäufigkeit	–	–	– ?	– ?	(↓)

* % Elimination

FRAGE:
Liegen Angaben vor, auf welche Hämatokritwerte Erythrozytenkonzentrate eingedickt werden sollen?

ANTWORT:
Konzentrate mit einem Hämatokrit von 85 % sind ohne vorherige Aufschwemmung nicht mehr transfundierbar. Darüber hinaus ist zu bedenken, daß mit einer zu hohen Eindickung der Albumingehalt der Konzentrate so abnimmt, daß eventuell wieder früher von Volumenersatzmitteln auf Humanalbumin übergegangen werden muß. Ein Hämatokritwert zwischen 70 und 75 % wird heute allgemein als akzeptabel bezeichnet.

FRAGE:
Ist damit zu rechnen, daß bei einem zu hohen Hämatokritwert die Versorgung der Erythrozyten mit Glukose zum limitierenden Faktor für die Haltbarkeit der Konserve wird?

ANTWORT:
Damit soll erst bei Hämatokritwerten von über 85 % zu rechnen sein (11, 12). KÖRNER und Mitarbeiter fanden, daß signifikante Unterschiede zwischen Vollblut und Erythrozytenkonzentraten im Gehalt von ATP und Glukose im Verlauf fünfwöchiger Lagerung nicht auftraten (11).

FRAGE:
Ist die Verwendung von Mikrofiltern bei der Transfusion von Vollblut angezeigt?

ANTWORT:
Trotz ausführlicher Diskussion ergibt sich keine einheitliche Meinung, da wesentliche Fragen noch offen erscheinen. Die mechanische Komponente der Mikrofiltration steht außer Zweifel. Nach den Untersuchungen von BERGMANN (1), KLEINE (10), RITTMEYER (9, 23), REUL (17) erscheint die Mikrofiltration von Blut als wesentlicher Bestandteil der Verhütung der posttraumatischen pulmonalen Insuffizienz. Allerdings steht bisher der Beweis noch aus, daß die in der Konserve gebildeten Aggregate humoral ebenso negative Auswirkungen haben wie die im Organismus entstandenen. REUL weist in seiner Arbeit nach, daß bei Patienten ein unterschiedlich klinischer Verlauf stattfand, je nachdem, ob Blut durch ein Transfusionsgerät bzw. durch ein Mikrofilter gegeben worden war. Bei Patienten, die mikrofiltriertes Blut erhielten, konnte er nach einer Massivtransfusion keine Embolie in präkapillaren Arteriolen beobachten.

KLEINE, VOGEL und WALTER beschreiben die Probleme der Bluttransfusion bei Polytraumatisierten. Sie konnten zeigen, daß die avDO$_2$ nach der Transfusion durch Feinstfilter sich kaum verändert, im Gegensatz zur Transfusion durch großporige Mikrofilter bzw. normale Transfusionsgeräte. Die Drucke in der A. pulmonalis

normalisierten sich nach der Retransfusion feinstgefilterten
Blutes, während sie nach der Transfusion normal gefilterten
Blutes anstiegen. RITTMEYER wies nach, daß das EEG von Patienten nach Transfusion von Blut durch 10 µm-Filter keine Veränderungen zeigte, wogegen nach einer Filtrierung mit 40 µm-Filtern oder Normalfiltern EEG-Veränderungen nachweisbar waren (9).
Schließlich konnte auch KLEINE durch Lungenszintigramme nachweisen, daß eine Filtrierung durch ein 10 µm-Filter im Gegensatz zu anderen Filtergrößen am effektivsten ist (10).

Bei Frischblut bis zu 48 h ist eine Anwendung von Mikrofiltern
nicht nötig (noch keine Mikroaggregate) bzw. sogar kontraindiziert (funktionsfähige Thrombozyten sollen übertragen und nicht
durch Mikrofilter zurückgehalten werden!).

FRAGE:
Gilt die Aussage, daß Mikrofilter bei Verwendung von buffy coat-armen Erythrozytenkonzentraten nicht notwendig sind, auch für
Intensivtherapiepatienten?

ANTWORT:
Untersuchungen von GOLDMANN haben gezeigt, daß in dreimal gewaschenen Erythrozytenkonzentraten 58 % der Leukozyten und 89 %
der Thrombozyten eliminiert sind. Aus den buffy coat-armen Konzentraten sind nach GANZONI 71 % Granulozyten und 91 % Thrombozyten entfernt. Hinsichtlich des Ausgangsmaterials der Mikroaggregate, Granulozyten und Thrombozyten, sind die buffy coat-armen Erythrozytenkonzentrate als günstiger anzusehen als die
dreimal gewaschenen Erythrozyten, bei denen der Verzicht auf
Mikrofiltration anerkannt ist.

Einschränkend ist zu sagen, daß die Qualitätskriterien einer
buffy coat-armen Erythrozytenaufbereitung keinesfalls festgelegt sind, was aber notwendig wäre. Hersteller und Anwender
sollten sich also auf gewisse Qualitätskriterien bei der Herstellung von Erythrozytenkonzentraten einigen. Eine laufende
Qualitätskontrolle in bezug auf Granulozyten- und Thrombozytenzahl bei der Herstellung von Konzentraten ist sinnvoll.

FRAGE:
Welche Porengrößen müssen Mikrofilter besitzen?

ANTWORT:
90 % sämtlicher Mikroaggregate sind in ihrem Durchmesser kleiner als 40 µm. Es ist daher damit zu rechnen, daß durch einen
40 µm-Filter der Großteil der Mikroaggregate passieren kann.
Sinnvoller erscheint daher die Verwendung von 10 µm-Filtern.

FRAGE:
Werden bei der Herstellung von Erythrozytenkonzentraten andere
Stabilisatoren verwendet als bei den Vollblutkonserven? Welcher

Stabilisator ist unter den Gesichtspunkten der Komponententherapie heute als der beste anzusehen?

ANTWORT:
Die erste Frage ist mit Nein zu beantworten. Zu diskutieren ist, inwieweit der CPD-Stabilisator die 2,3-DPG-Konzentration nicht so absinken läßt wie der ACD-Stabilisator. Außerdem ist die CPD-Konserve weniger sauer als die Konserve mit ACD-Stabilisatoren. Allerdings hat KLEINE gezeigt, daß im CPD-stabilisierten Blut mehr Aggregate auftreten als im ACD-Blut. Zu einer gegenteiligen Meinung kam die Gruppe um GERVIN (8). Nach ihren Ergebnissen finden sich zwischen ACD- und CPD-Blut keine zahlenmäßigen Unterschiede; ACD-Blut enthält jedoch mehr kleinere, CPD-Blut mehr größere Mikroaggregate.

Es sollte überprüft werden, ob nicht grundsätzlich ein Stabilisatorwechsel ins Auge gefaßt werden sollte, der Grund dafür wäre eine bessere Funktion der Erythrozyten bei Verwendung des CPD-Stabilisators. Die Lagerungszeit von Erythrozyten kann bei Verwendung von CPD-Adenin von drei auf fünf Wochen erhöht werden. In den USA steht deshalb die Einführung dieses neuen Stabilisators bevor. Diesem Ziel dient auch die Erhöhung der Glukosemenge auf das Eineinhalbfache der bisher üblichen Menge.

FRAGE:
Gibt es bei der Verwendung von Erythrozytenkonzentraten Universalspender und Universalempfänger? Welche Erythrozytenkonzentrate sollen für Notfälle vorrätig gehalten werden?

ANTWORT:
Im Prinzip ist dafür ein Erythrozytenkonzentrat der Blutgruppe 0 geeignet. Es muß jedoch klargestellt werden, daß dieses nur für den echten Notfall gelten kann. Es darf keinesfalls daraus resultieren, daß 0-Blut auch dann eingesetzt wird, wenn lediglich eine Kreuzprobe zur rechten Zeit versäumt worden ist.

Es wurde diskutiert, ob für die angesprochenen Notfälle 0 Rh-negatives Blut bevorratet werden sollte. Prinzip sollte sein, immer die Blutgruppe festzustellen, um zumindest blutgruppengleiches Blut transfundieren zu können.

In Vietnam wurde als "universal donor blood" ausschließlich 0 Rh-positives Blut verwendet; 0 Rh-negatives Blut war für spezifische Empfänger mit Kreuzprobe reserviert. Voraussetzung für die Verwendung von 0 Rh-positivem Blut ist jedoch, daß eine Sensibilisierung gegen den Rhesusfaktor D nicht anzunehmen ist (wie bei jugendlichen männlichen Erwachsenen) und daß die Empfänger solchen Blutes bei späteren Transfusionen an einem Ort betreut werden, wo Anti-D-Antikörper - falls vorhanden - entdeckt werden können.

FRAGE:
Soll das Vorkreuzen von Konserven vor geplanten chirurgischen Eingriffen großzügig erfolgen oder ist die Zahl der zu kreuzenden Konserven eher restriktiv anzugeben?

ANTWORT:
Vorkreuzen soll in sinnvoller Weise zum geplanten chirurgischen Eingriff erfolgen. Es hat sich gezeigt, daß bei einer zu strengen Indikationsstellung häufig pseudoakute Notfallsituationen entstehen, d. h. die Kreuzproben unter zeitlichem Druck durchgeführt werden müssen. FRIEDMAN (5) hat in einer Sammelstatistik aus 300 Krankenhäusern in den USA anhand von über 500.000 Patienten Empfehlungen für den durchschnittlichen Konservenbedarf bei 63 üblichen selektiv-chirurgischen Eingriffen herausgebracht. Auch ROUAULT und GRUENHAGEN beschäftigen sich mit einer ähnlichen Problematik (18).

Jedes Krankenhaus sollte bemüht sein, solche Kataloge für seinen Bereich aufzustellen. Auf der Basis dieser Zusammenstellung sollte dann der jeweilige Konservenbedarf präoperativ abgecheckt werden.

FRAGE:
Mit welcher Elektrolytlösung sollte ein Erythrozytenkonzentrat aufgeschwemmt werden?

ANTWORT:
Die heute allgemein empfohlenen 100 ml 0,9%ige Kochsalzlösung sind bei der Transfusion weniger Konserven zu akzeptieren. Problematisch kann der hohe Natriumanteil jedoch bei Massivtransfusionen werden. Es ist daher zu diskutieren, ob die Elektrolytlösung in ihrer Zusammensetzung nicht besser einer Ringer-Laktat-Lösung entsprechen sollte. Untersuchungen von GÄNSHIRT und WALKER (6) mit ACD-stabilisierten Erythrozytenkonzentraten und Ringer-Laktat-Lösung stellten allerdings eine leichte Hämolyse bei dieser Suspension fest. Bei der Verwendung von CPD-stabilisierten Erythrozytenkonzentraten ist generell die Verwendung kalziumhaltiger Lösungen wie Ringer-Lösung wegen der Gefahr der Induktion von Gerinnungsvorgängen problematisch. In jedem Fall muß darauf geachtet werden, daß die Aufschwemmung mit isotonen Elektrolytlösungen erfolgt, da bei zu niedrigem Elektrolytanteil Hämolysen auftreten. Dies muß besonders bei der Verwendung von elektrolytarmem Albumin beachtet werden. Darüber hinaus muß die verwendete Lösung zuckerfrei sein.

FRAGE:
Welches Therapieregime empfiehlt sich im Hinblick auf die Gerinnungsfaktoren bei der Massivtransfusion von Erythrozytenkonzentraten?

ANTWORT:
Neben der Verwendung von Frischblut hat sich besonders der Einsatz des tiefgefrorenen Frischplasmas bewährt. Die Gerinnungsfaktorenkonzentrate haben heute nur mehr bei ganz enggestellten Indikationen eine Berechtigung, keinesfalls jedoch mehr zur ungezielten Substitution bei fraglichen Gerinnungsstörungen, wie dies heute noch weit verbreitet geschieht (Einzelheiten siehe Beitrag RASCHE).

Der Vorteil des tiefgefrorenen Frischplasmas gegenüber den spezifischen Konzentraten liegt darin, daß es nicht nur alle Gerinnungsfaktoren, sondern auch die natürlichen Inhibitoren der Gerinnung enthält. Damit lassen sich offenbar die meist schwer charakterisierbaren, abnormen Blutungstendenzen beim massiv Transfundierten (Verdünnung oder Verbrauch?) besser korrigieren.

FRAGE:
Wann ergibt sich die Indikation zur Thrombozytentransfusion unter intensivmedizinischen Bedingungen?

ANTWORT:
In diesem Bereich ist zu diskutieren, ob eine echte Prophylaxe nicht besser ist als eine Therapie. Die von RASCHE angegebenen Grenzzahlen von 30.000 Thrombozyten pro mm^3 sollen für die Massivtransfusion gelten, in der Intensivtherapie diskutiert BERGMANN eine höhere Grenze, die bei ungefähr 50.000 Thrombozyten pro mm^3 liegen kann.

Bei einer Thrombozytopenie durch eine Verdünnungskoagulopathie nach Massivtransfusionen ist - wahrscheinlich schon aus logistischen Gründen - ein Grenzwert von 30.000 Thrombozyten tolerabel. Erst bei Vorliegen einer zusätzlichen Komplikation wie Sepsis, Verbrauchskoagulopathie oder ähnlichem ist die höhere Grenze zu diskutieren.

FRAGE:
Ist es möglich, die Effektivität einer Thrombozytenkonzentrattransfusion zu verifizieren?

ANTWORT:
Die begrenzte Funktionsfähigkeit der Thrombozyten läßt erwarten, daß in vielen Fällen unwirksame Thrombozyten transfundiert werden. Diese Frage ist aber nicht eindeutig zu beantworten. Die Bestimmung der Zahl der Thrombozyten im Blut gibt einen Hinweis, unterstützt werden kann dieser Befund durch die Bestimmung der Blutungszeit.

Ein anderes Problem verdient jedoch Beachtung. Bei der Einnahme von Acetylsalicylsäure durch den Blutspender sind die Thrombozyten in ihrer Aggregationsfähigkeit irreversibel geschädigt. Die Zahl der Thrombozyten ist in diesen Fällen normal, ihre Funktion jedoch nicht sichergestellt. Es sollte heute die Regel sein, daß Blutspender für die Herstellung von Thrombozytenkonzentraten fünf bis zehn Tage vor der Spende keine entsprechenden Medikamente eingenommen haben.

FRAGE:
Hat die Gabe von Fibrinogen alleine überhaupt noch eine Berechtigung?

ANTWORT:
In Amerika ist beabsichtigt, das Fibrinogen als Monosubstanz ganz aus dem Markt zu nehmen. Muß Fibrinogen gegeben werden, fehlen mit Sicherheit auch andere Faktoren, so daß sich die Gabe eines Kombinationspräparates empfiehlt.

FRAGE:
Wie ist das Heparin bei einer manifesten Verbrauchskoagulopathie zu dosieren?

ANTWORT:
Bei der Verbrauchskoagulopathie können verschiedene Formen unterschieden werden, das kompensierte Stadium mit einem steady state und einer Mehrproduktion von Gerinnungsfaktoren und vermehrter Elimination, das überkompensierte Stadium, das eine Erhöhung des Hämostasepotentials aufweist, und schließlich das dekompensierte Stadium, die Verbrauchskoagulopathie im engeren Sinne.

In den ersten beiden Fällen ist die Heparintherapie völlig unproblematisch. Wir streben hier eine Verlängerung der Prothrombinzeit auf das Doppelte an und eine Verlängerung der Partialthromboplastinzeit auf 10 - 15 s. Äußerst problematisch ist die Heparinanwendung bei der dritten Form. Hier sollte versucht werden, unter Einsatz von low dose-Heparin und Gefrierplasma bzw. Gerinnungsfaktorenkonzentraten eine Normalisierung der Partialthromboplastinzeit und der Prothrombinzeit zu erzielen (siehe auch Beitrag RASCHE).

FRAGE:
Welche Qualitätskriterien müssen durch tiefgefrorenes Frischplasma erfüllt werden?

ANTWORT:
Das Blut muß innerhalb von 5 h nach der Abnahme aufgearbeitet und das Plasma tiefgefroren worden sein. Das Einfrieren muß in Form des sogenannten Schockgefrierens bei -80°C erfolgen, die Aufbewahrung des Plasmas geschieht bei -40°C.

ALBUMINSUBSTITUTION

FRAGE:
Die Indikation zur Gabe von Albumin wird anhand des Gesamteiweißwertes oder des kolloidosmotischen Druckes gestellt. Gibt es Aussagen über die Auswirkungen einer solchen Therapie auf die beiden genannten Größen?

ANTWORT:
Mitarbeiter des Zentrums für Anästhesiologie der Universität Ulm suchten diese Frage in mehreren Untersuchungsreihen zu klären (J. KILIAN, D. GLÜCK, W. K. HIRLINGER). Zunächst wurde bei 100 Patienten der Chirurgie untersucht, wie oft und in welcher Menge die Patienten Albumin erhalten hatten. Insgesamt bekamen 37 Patienten während ihres stationären Aufenthaltes Albumin, acht lediglich intraoperativ, 14 postoperativ, 15 intraoperativ und postoperativ. Der Gesamteiweißspiegel war bei 22 dieser Patienten präoperativ bestimmt worden und fand sich in drei Fällen unter einen Wert von 56 g/l erniedrigt. Im postoperativen Verlauf wurde am ersten und zweiten postoperativen Tag der Gesamteiweißwert 34mal bestimmt und fand sich 16mal erniedrigt, am dritten bis fünften postoperativen Tag waren neun der 24 Bestimmungen erniedrigt, zwischen dem sechsten und zehnten postoperativen Tag war der Gesamteiweißwert 24mal bestimmt worden und war in keinem Falle pathologisch erniedrigt. Intraoperativ wurden durchschnittlich 20 g Albumin gegeben, postoperativ am ersten und zweiten Tag durchschnittlich 40 g, am dritten bis fünften Tag durchschnittlich 60 g/die gegeben. Zwischen dem sechsten und zehnten Tag lag die durchschnittliche Albuminzufuhr bei 36 g/die.

In einer zweiten Serie wurden bei Intensivtherapiepatienten die Auswirkungen einer 20%igen Albumingabe auf Gesamteiweiß, Albumin und KOD überprüft. Es wurden zwei Kollektive gebildet, die eine Gruppe erhielt kein Albumin, die andere wurde nach der von LUNDSGAARD-HANSEN angegebenen Formel substituiert. Als Soll-Wert wurden 56 g/l Gesamteiweiß angenommen. In der Kontrollgruppe stieg das Gesamteiweiß von 54 g/l auf 55 g/l an, in der Substitutionsgruppe von 52 auf 56 g/l. Das Albumin sank in der Kontrollgruppe von 30 auf 29 g/l, in der Behandlungsgruppe stieg es von 31 auf 34 g/l an. Der KOD blieb in der Kontrollgruppe mit 23 mm Hg konstant, in der Substitutionsgruppe stieg er von 23 auf 24 mm Hg an.

Bildet man die Differenz zwischen dem errechneten und dem tatsächlichen Anstieg des Gesamteiweißspiegels, so zeigt sich, daß der tatsächliche Anstieg nach Infusion um 4,3 g/l hinter dem berechneten Wert zurückbleibt, 24 h nach Infusion beträgt die Differenz immer noch 3,7 g/l.

Es ist daraus zu schließen, daß eine Substitution nach der angegebenen Formel bei Intensivpatienten offensichtlich nicht ausreicht, den Albuminspiegel in gewünschter Weise anzuheben. Eine Überprüfung des Therapieerfolges scheint in jedem Falle angezeigt.

In einer dritten Serie untersuchten wir bei je zehn Patienten
die Auswirkungen einer Albumininfusion und einer Gelatineinfusion bei Patienten, die eine Hüftgelenkstotalendoprothese implantiert bekamen. Auch hier wurden Gesamteiweiß, Albumin, KOD
und Hk präoperativ, postoperativ, 4 und 24 h postoperativ bestimmt. Es zeigte sich in der Albumingruppe eine Konstanz der
untersuchten Werte direkt postoperativ gegenüber den präoperativen Werten, im Gegensatz zur Gelatinegruppe, die direkt postoperativ einen starken Abfall aller untersuchten Werte zeigte.
4 und 24 h postoperativ war in beiden Gruppen ein Abfall der
KOD-, Gesamteiweiß- und Albuminwerte festzustellen. Auffällig
war, daß 4 h postoperativ die Hämatokritwerte in der Gelatinegruppe angestiegen waren, wahrscheinlich als Hinweis auf eine
limitierte intravasale Verweildauer des Gelatinepräparates.

FRAGE:
Muß zur Substitution von Albumin die von LUNDSGAARD-HANSEN angegebene Formel modifiziert werden?

ANTWORT:
Gerade im Bereich der Intensivtherapie ist mit einem vergrößerten Verteilungsraum zu rechnen, d. h. der tatsächliche Bedarf
zur Erreichung des Soll-Wertes wird höher liegen als er sich
aus der angegebenen Formel ergibt. Dennoch kann die Formel zur
Schätzung eines Erstbedarfs herangezogen werden, der Effekt muß
laborchemisch jedoch überprüft werden.

Der Abfall des Gesamteiweißwertes in der postoperativen Phase
erklärt sich vorwiegend durch die Einlagerung von Albumin in
das traumatisierte Gewebe des Operationsgebietes. Dies kann bis
zu 30 % des postoperativen Albumindefizits betragen.

Die Ergebnisse bestätigen die Befunde aus Bern, wonach auf die
intraoperative Substitution von Albumin in weitem Umfange verzichtet werden kann. Die Mobilisation von endogen vorhandenem
Albumin in der postoperativen Phase kann abgewartet werden,
sollte jedoch überprüft werden.

FRAGE:
Gilt diese Aussage für alle Patientengruppen?

ANTWORT:
Besonders bei älteren Patienten zeigten sich mehrmals sehr ausgeprägte Abfälle in der Gesamteiweißkonzentration nach Gelatineinfusion. In diesen Fällen war die körpereigene Kompensationsfähigkeit offensichtlich nicht in der Lage, die Verluste durch
Operation und durch abwanderndes Volumenersatzmittel zeitgerecht
auszugleichen, d. h. die Patienten waren zumindest vorübergehend sowohl in bezug auf den Gesamteiweißwert als auch gemessen
am KOD in einer kritischen Phase. Bei älteren Patienten ist zumindest am Ende eines operativen Eingriffes die Albuminsubstitution einer Substitution mit Ersatzmitteln vorzuziehen.

Insgesamt ist anzustreben, gewisse Mindestwerte nicht zu unterschreiten. Besonders in der Intensivtherapie scheint das Erreichen von "Normalwerten" gar nicht möglich zu sein. Hier scheint die Messung des kolloidosmotischen Druckes die günstigste Leitgröße zur Albuminsubstitution zu sein. Dabei ist zu bedenken, daß der KOD durch Persistieren des Plasmaersatzmittels im Kreislauf erhöht wird, und daß in Anwesenheit eines Plasmaersatzmittels durch den Anteil relativ kleiner Moleküle die Meßergebnisse von den Eigenschaften der verwendeten Membran im Onkometer abhängig sind.

FRAGE:
Ist das Albumin, das wir infundieren, "biologisch aktiv" oder muß aufgrund des Herstellungsverfahrens mit Funktionseinbußen gerechnet werden?

ANTWORT:
Am ehesten sind Abstriche in der Wirksamkeit bei den Bindungseigenschaften des Albumins zu erwarten, da diese wahrscheinlich am empfindlichsten sind. Für eine weitere wichtige Eigenschaft des Albumins, die onkotische Aktivität, liegen bisher keine Befunde vor, wonach diese durch den Herstellungsprozeß gegenüber dem nativen Albumin verändert wäre. OTT aus der BENNHOLD-Gruppe (16) hat Untersuchungen über das mittlere Molekulargewicht und die onkotische Wirksamkeit der verschiedenen Serumeiweißfraktionen vorgelegt. Seine Ergebnisse stimmen mit denen der Berner Gruppe überein, wonach 1 g% Albumin einen onkotischen Druck von 4 mm Hg ausübt. Diese Zahlen wurden bei der Untersuchung der üblichen Handelspräparate für Serum und Albumin gewonnen.

Allerdings ist zu beachten, daß der onkotische Druck kein Parameter ist für die "Aktivität" eines Präparates. Wesentlich empfindlicher scheint die Überlebenszeit zu sein. Untersuchungen darüber sind nicht bekannt, sollten jedoch durchgeführt werden. Weiter ungeklärt ist die Frage der Bindungsstellen des Albumins, die durch den Herstellungsprozeß eventuell verändert werden. Es ist auch noch nicht abzusehen, inwieweit Medikamente durch Verminderung der nicht an Albumin gebundenen wirksamen Fraktion in ihrer Wirksamkeit durch eine exzessive Albumintherapie beeinträchtigt werden.

Schließlich ist zu diskutieren, inwieweit durch die Herstellung die Permeabilitätskonstante des Präparates unverändert geblieben ist. Auch hierüber fehlen entsprechende Befunde.

Sollte der chemische Fraktionierungsprozeß einen Aktivitätsverlust zur Folge haben, so ist damit zu rechnen, daß die Serumkonserve diesen Verlust nicht aufweist, da sie einem wesentlich schonenderen Verfahren der Herstellung unterworfen ist. Untersuchungen in dieser Richtung liegen jedoch bisher nicht vor.

FRAGE:
Ist zu erwarten, daß durch die Hb-Lösungen oder durch die Fluorcarbone die Blutkomponententherapie in der heutigen Form geändert werden wird?

ANTWORT:
Die Grenzen und Möglichkeiten der Transfusion von Hämoglobinlösungen sind heute noch nicht genau zu definieren. Bei den Fluorcarbonen muß das Problem der Speicherung weiterhin als nicht gelöst angesehen werden.

FRAGE:
Können Erythrozytenkonzentrate mit der Mikrowellentechnik erwärmt werden?

ANTWORT:
Aufgrund der engen Lagerung der korpuskulären Bestandteile in Erythrozytenkonzentraten ist bei Anwendung dieser Technik jedenfalls bei einem Hämatokrit von über 70 % mit einer unkontrollierten lokalen Überhitzung in der Konserve zu rechnen (13). Die klinische Erfahrung zeigt, daß Hämolysen dann nicht auftreten, wenn die Erythrozytenkonzentrate vor der Erwärmung mit 100 ml Flüssigkeit aufgeschwemmt werden.

Literatur

1. BERGMANN, H.: Die Bedeutung der Mikrofiltration bei der Bluttransfusion. Infusionstherapie 5, 2 (1978)

2. BUCHER, U.: Die Vollblutkonserve. In: Akute Volumen- und Substitutionstherapie mit Blut, Blutbestandteilen, Plasmaersatz und Elektrolyten. Klinische Anästhesiologie (eds. F. W. AHNEFELD, C. BURRI, M. HALMAGYI), Bd. 1, p. 9. München: Lehmanns 1972

3. COLLINS, J. A.: Pulmonary dysfunction and massive transfusion. In: Surgical hemotherapy (eds. J. A. COLLINS, P. LUNDSGAARD-HANSEN). Bibliotheca Haematologica, vol. 46, p. 220. Basel: Karger 1980

4. FILIP, J., ASTER, R.: Relative hemostatic effectiveness of human platelets stored at 4°C and 22°C. J. Lab. clin. Med. 91, 618 (1978)

5. FRIEDMAN, B. A.: An analysis of surgical blood use in United States hospitals with application to the maximum surgical blood order schedule. Transfusion 19, 268 (1979)

6. GÄNSHIRT, K. H., WALKER, W. H.: Inkompatibilität von Erythrozytenkonzentrat mit Infusionslösungen. Forsch. Erg. Transf. Med. & Immunhaemat. 3, 651 (1977)

7. GANZONI, A. M., REUFF, U., STAMPE, D., KOERNER, K., KILIAN, J.: Mikroaggregate in gelagertem Blut. Vergleichende Untersuchungen an Vollblut und buffycoatfreiem Erythrozytenkonzentrat. Anaesthesist 27, 115 (1978)

8. GERVIN, A. S., MASON, K. G., WRIGHT, C. B.: Microaggregate volumes in stored human blood. Surg. Gynec. Obstet. 139, 519 (1974)

9. HEUWING, B., RITTMEYER, P.: Befunde nach Mikrofiltration im Empfängerblut. Beiträge zu Infusionstherapie und klinische Ernährung - Forschung und Praxis, Bd. 3, p. 21 (1979)

10. KLEINE, N., NAUCK, M.: Darstellung der Mikrokoagel im kleinen Kreislauf. In: Infusionslösungen. Technische Probleme in der Herstellung und Anwendung. Klinische Anästhesiologie und Intensivtherapie (eds. F. W. AHNEFELD, H. BERGMANN, C. BURRI, W. DICK, M. HALMAGYI, E. RÜGHEIMER), Bd. 14, p. 221. Berlin, Heidelberg, New York: Springer 1977

11. KOERNER, K., KOHNE, E., KLEIHAUER, E., GANZONI, A. M.: In vitro-Untersuchungen von Vollblut und buffycoatfreiem Erythrozytenkonzentrat in ACD-Adenin. Forsch. Erg. Transf. Med. & Immunhaemat. 5, 505 (1978)

12. KREUGER, A., AKERBLOM, O., HÖGMAN, C. F.: A clinical evaluation of CPD-adenine blood. Vox Sang. 29, 81 (1975)

13. LINKO, K., HYNYNEN, K.: Erythrocyte damage caused by the Haemotherm^R microwave blood warmer. Acta anaesth. scand. 23, 320 (1979)

14. LUNDSGAARD-HANSEN, P., BUCHER, U., TSCHIRREN, B., HAASE, S., KUSKE, B., LÜDI, H., STANKIEWICZ, L. A. HÄSSIG, A.: Red cells and gelatin as the core of a unified program for the national procurement of blood components and derivatives. Vox Sang. 34, 261 (1978)

15. MURPHY, S.: Harvesting of platelets for transfusion and problems of storage. In: The blood platelet in transfusion therapy. Progress in clinical and biological research (eds. T. GREENWALT, G. JAMIESON), vol. 28, p. 101. New York: Alan R. Liss Inc. 1978

16. OTT, H.: Die Errechnung des kolloidosmotischen Druckes aus dem Eiweiß-Spektrum und das mittlere Molekulargewicht der Serumeiweißfraktionen. Klin. Wschr. 34, 1079 (1956)

17. REUL, G. J., GREENBERG, S. D., LEFRAK, E. A., McCOLLUM, W. B., BEALL, A. C., JORDAN, G. L.: Prevention of post-traumatic pulmonary insufficiency. Arch. Surg. 106, 389 (1973)

18. ROUAULT, C., GRUENHAGEN, J.: Reorganization of blood ordering practices. Transfusion 18, 448 (1978)

19. SCHMIDT, H., GUTZMANN, U., WALKER, W. H.: Filterrückstände in gelagerten Vollblutkonserven und in Erythrozytenkonzentraten. XVI. Gemeinsame Tagung der Deutschen Gesellschaft für Anaesthesiologie und Intensivmedizin, der Schweizerischen Gesellschaft für Anaesthesiologie und Reanimation, der Österreichischen Gesellschaft für Anaesthesiologie, Reanimation und Intensivtherapie, 5. - 8.9.1979, Innsbruck

20. SLICHTER, S.: Preservation of platelet viability and function during storage of concentrates. In: The blood platelet in transfusion therapy. Progress in clinical and biological research (ed. T. GREENWALT, G. JAMIESON), vol. 28, p. 83. New York: Alan R. Liss Inc. 1978

21. SLICHTER, S., HARKER, L.: Preparation and storage of platelet concentrates. II. Storage variables influencing platelet viability and function. Brit. J. Haemat. $\underline{34}$, 403 (1976)

22. STAMPE, D.: Technische Probleme der Thrombozytenkonzentratherstellung und ihre klinische Bedeutung. Infusionstherapie $\underline{4}$, 152 (1977)

23. TATALOVIC, J., SCHIPPAN, D.: EEG-Befunde vor, während und nach Transfusion mit und ohne Mikrofilter. Beiträge zu Infusionstherapie und klinische Ernährung - Forschung und Praxis, Bd. 3, p. 29 (1979)

24. VALERI, C. R.: Blood components in the treatment of acute blood loss: use of freeze-preserved red cells, platelets and plasma proteins. Anesth. Analg. Curr. Res. $\underline{54}$, 1 (1975)

25. VALERI, C. R., VALERI, D. A., DENNIS, R. C., VECCHIONE, J. J., EMERSON, C. P.: Biochemical modification and freeze preservation of red blood cells. A new method. Crit. Care Med. $\underline{7}$, 439 (1979)

Die Leukozytentransfusion

Von H. Borberg

Obwohl die Infektionshäufigkeit und der tödliche Ausgang infektiöser Komplikationen mit fallender Leukozytenzahl steigen, werden Leukozytentransfusionen selbst bei eindeutigem Erfordernis und bei klarer Indikationsstellung relativ selten durchgeführt. Dabei weist die Entwicklung auf die Notwendigkeit hin, der Kontrolle infektiöser Komplikationen mehr Aufmerksamkeit als bisher zu schenken.

Während von 1954 bis 1959 noch der weitaus größte Teil der Patienten mit Leukämien am National Cancer Institute der USA an Blutungen oder an Blutungen in Kombination mit einer Infektion verstorben sind, lag die Todesziffer in den nachfolgenden Jahren (1965 bis 1971) bei nur noch 23 %, während im gleichen Zeitraum 74 % der Patienten an Infektionen verstarben (11). Diese Daten entsprechen den Erfahrungen anderer onkologischer Kliniken, vielleicht mit der ergänzenden Beobachtung, daß früher seltene Infektionen, z. B. durch Candida und anaerobe Bakterien, häufiger beobachtet werden. 60 - 90 % aller infektiösen Komplikationen des onkologischen Krankenguts werden jedoch durch gramnegative Erreger hervorgerufen (11, 16), die normalerweise wenig pathogen sind und deren Kontrolle durch antibiotische Maßnahmen nicht unproblematisch ist.

Die bakteriologische Situation ist neben der numerischen von nicht geringerer Bedeutung. Resistenz und Selektion von Erregern, die auf die erhältlichen Antibiotika nicht mehr ansprechen, stellen die Bakteriologie und die pharmazeutische Forschung in zunehmendem Maße vor Schwierigkeiten, so daß man fragen muß, ob es in Zukunft noch möglich sein wird, der Zunahme des Hospitalismus Herr zu werden. Es versteht sich, daß auch die ökonomischen Probleme bei der Entwicklung immer neuer Antibiotika die Frage nach therapeutischen Ergänzungen gerechtfertigt erscheinen läßt.

Der Begriff der Leukozytentransfusion wird unter technisch-präparativen Gesichtspunkten dem der Granulozytentransfusion vorgezogen, weil beim heutigen Entwicklungsstand der Gewinnungsverfahren eine Reinigung der einzelnen leukozytären Elemente mit so großen Verlusten einhergeht, daß eine Transfusion nur wenig sinnvoll erscheint. Unter klinischen, den Empfänger betreffenden Gesichtspunkten beinhaltet der Begriff der Leukozytentransfusion jedoch die Substitution von Granulozyten zur Kontrolle der Folgen einer Granulozytopenie. Granulozytopenien können Folgen einer Mangelbildung oder einer Verteilungsstörung sein, im weiteren Sinne beinhalten sie auch die Funktionsstörungen, wenn man, wie z. B. bei der chronischen granulomatösen Erkrankung des Kindesalters oder beim Job's-Syndrom, die geringe Anzahl an völlig normal funktionsfähigen Granulozyten meint.

Granulozytenverteilungsstörungen stellen aus numerischen, kinetischen und organisatorischen Gründen beim gegenwärtigen Entwicklungsstand eine noch nicht gesicherte Indikation dar. Sinnvoller, aber nahezu ebenso selten, ist der Einsatz von Granulozytentransfusionen bei den Granulozytenfunktionsstörungen des Kindesalters. Am ehesten bieten die häufig vorkommenden Knochenmarksinsuffizienzen die Möglichkeit, die antibiotische Behandlung durch Granulozytentransfusionen zu ergänzen, oder verdienen es, da sie oft mit immunologischen Defekten vorkommen, in Kombination mit Immunglobulinen als biologische Alternative entwickelt zu werden.

Insuffizienzen des Knochenmarks können exogener wie endogener Natur sein. Am häufigsten kommen Knochenmarksdepressionen als Folge der zytostatischen Behandlung von Leukämien und Tumoren vor. Weniger häufig sind Agranulozytosen auf toxischer, allergischer oder gemischt toxisch-allergischer Grundlage. Eine Minderproduktion von Blutzellen kann aber auch endogen im Rahmen eines natürlichen Krankheitsverlaufs entstehen. Durch Ausfall etwa beim aplastischen Syndrom durch Fibrose sowie bei der Osteomyelofibrose oder durch Verdrängung der normalen Hämatopoese bei Leukämien und Tumoren kann ein vergleichbarer Mangel an zellulären Blutkomponenten auftreten.

Diese Unterscheidung zwischen exogener Knochenmarksdepression und endogener Knochenmarksinsuffizienz ist prognostisch wichtig. Während Knochenmarksdepressionen überwiegend zeitlich begrenzt sind, stellen die endogenen Insuffizienzen als natürliche Folge des Krankheitsablaufes durchweg einen permanenten, nur schwer abwendbaren Zustand dar. Daraus folgt, daß im ersten Fall der Einsatz zur Überbrückung einer vorhersehbaren Frist günstiger ist. Es ist daher außerordentlich wichtig, vor Beginn risikoreicher Behandlungen, z. B. einer Tumortherapie, das entstehende Risiko zu bedenken und ebenso vor Beginn der Behandlung organisatorische Wege einer Risikominderung zu finden, insbesondere nachdem heute brauchbare methodische Möglichkeiten zur Gewinnung ausreichender Granulozytenmengen zur Verfügung stehen. Wenn, wie eingangs erwähnt, die Infektionshäufigkeit mit fallender Leukozytenzahl steigt, muß man sich fragen, warum bei einer so klaren Beziehung der breite Einsatz von Granulozytentransfusionen nicht eher verwirklicht wurde.

An erster Stelle ist die Schwierigkeit, ausreichende Granulozytenmengen zu gewinnen, anzuführen. Da die Zahl der im strömenden Blut zirkulierenden Zellen im Vergleich zu anderen Blutzellen gering ist, müssen Granulozyten, um transfusionsfähig zu werden, auf eine ausreichend hohe Konzentration angehoben werden. Damit ist es erforderlich, große Blutvolumina aufzuarbeiten, bei veno-venösen Arbeitsbedingungen ein beträchtlicher Zeitaufwand. Die Problematik wird ferner an folgenden kinetischen Daten deutlich: Bei einem ca. 70 kg schweren Menschen wird die im strömenden Blut befindliche Granulozytenmenge auf etwa 5×10^{10} geschätzt. Der kleinere Teil dieser Zellzahl zirkuliert, während der größere Teil im sogenannten marginalen Pool ruht. Der Tagesumsatz eines gesunden Menschen wird auf fast 10×10^{10} Granulozyten geschätzt, beim Infektpatienten liegt er um ein

Vielfaches höher. Die Halbwertszeit der Granulozyten beträgt
6 - 7 h, ihre Überlebenszeit im Gewebe wird auf einen bis
höchstens vier Tage geschätzt, wobei zu berücksichtigen ist,
daß über diese sicherlich wichtigste Lebensspanne der Granulozyten die geringsten Informationen vorliegen. Aus diesen Daten
ergibt sich, daß Granulozyten nicht nur schwierig anzureichern
sind, sondern daß sie auch umgehend verwendet werden müssen,
will man noch eine sinnvolle Wirkung erwarten. Ferner erfordert
der schnelle Verbrauch einen laufenden Nachschub.

Belastende präparative Bedingungen, wie sie z. B. bei der reversiblen Leukozytenadhäsion auftreten können, stellen eine
einwandfreie Funktion der Granulozyten in Frage. Da Granulozyten von besonderer Empfindlichkeit gegenüber anderen präparativen Einflüssen, wie mechanische Erschütterung, unsachgemäße
Lagerung, sind, kann es bei noch vorhandener Vitalität schnell
zu einem weitgehenden Verlust einzelner oder aller Funktionsparameter und damit zum Ausbleiben des Transfusionserfolges kommen. Unter den weiteren Variablen der Granulozytentransfusion
ist die Histokompatibilität von besonders hohem Stellenwert (7,
9, 10). In der Praxis verliert dieser Einflußfaktor jedoch an
Bedeutung, wenn man berücksichtigt, daß es nur bei 10 - 15 %
der Spender-Empfänger-Paarungen möglich ist, eine befriedigende
Histokompatibilität zu erreichen.

Von den Empfängerfaktoren hat die Größe des Empfängers besondere Bedeutung, wie Untersuchungen FREIREICHS (7, 12) ergeben haben. Damit ist erklärt, warum die Transfusionsergebnisse bei
Kindern besser sind als bei Erwachsenen. Schließlich muß eine
vorausgegangene Sensibilisierung durch Frischblut, Thrombozytenkonzentrate oder Schwangerschaften besonders hervorgehoben
werden, nachdem bekannt ist, daß präexistente oder sich im Verlauf einer Transfusionsserie bildende Antikörper den Erfolg von
Granulozytentransfusionen in Frage stellen.

Wenn man neben diesen rein technischen Faktoren die organisatorischen und ökonomischen Schwierigkeiten berücksichtigt, wird
deutlich, warum Granulozytentransfusionen erst allmählich an
Verbreitung gewinnen.

Heute lassen sich Granulozyten für Transfusionszwecke mit fünf
verschiedenen Möglichkeiten gewinnen:
1. der Sedimentationsleukapherese unter Verwendung von Sedimentationsbeschleunigern,
2. der intermittierenden oder diskontinuierlichen Zentrifugation,
3. der Zentrifugation mit kontinuierlichem Blutdurchfluß,
4. der Filtrationsleukapherese oder reversiblen Leukozytenadhäsion,
5. den Kombinationsverfahren, insbesondere der Kombination von
   Durchlaufzentrifugation und Filtrationsleukapherese.

Bei der Sedimentationsleukapherese wird ähnlich wie bei der konventionellen Blutspende ein bestimmtes Blutvolumen gewonnen und
nach Zusatz von Sedimentationsbeschleunigern differentialzentrifugiert, so daß Thrombozyten und Leukozyten zurückbehalten wer-

den, während die nicht benötigten Blutkomponenten in den Spender zurückfließen. Die mehrfache Wiederholung dieses Vorgangs liefert akzeptable Thrombozyten- und Granulozytenmengen unter ökonomischen Bedingungen. Das Entwicklungspotential dieses Verfahrens scheint jedoch limitiert zu sein.

Während das diskontinuierliche Zentrifugationsprinzip den Vorzug der einfachen Handhabung hat, und das komplette Einmalsystem vor der Gefahr einer Infektübertragung unter Spendern schützt, hat es den Nachteil, daß nur limitierte Blutvolumina, die 10 l nicht übersteigen, aufgearbeitet werden können.

Der Vorzug des kontinuierlichen Prinzips liegt in der Möglichkeit einer optimalen Leukozytengewinnung, von Nachteil ist die schwierige Handhabung, die eine lange Einarbeitungszeit erforderlich macht, der unbefriedigende Service und das Fehlen von Zentrifugentöpfen zur einmaligen Verwendung. Allerdings scheinen diese Nachteile durch die neue Generation der Präparatoren mit kontinuierlichem Blutfluß (IBM Modell 2997) eliminiert zu sein. Zentrifugationsverfahren haben grundsätzlich den Vorzug der universellen Einsatzmöglichkeit. Sie können zur Thrombozytengewinnung, Depletionsbehandlung von Leukämien und zur Plasmaaustauschbehandlung in gleicher Weise eingesetzt werden. Demgegenüber dient die reversible Leukozytenadhäsion ausschließlich der Granulozytengewinnung. Obwohl beim derzeitigen Entwicklungsstand Blutzellseparatoren mehr Zellen zu besserer Qualität liefern, wäre es verfehlt, die Filtrationsleukapherese abzuqualifizieren. Sie ist in der Klinik bereits mit Erfolg eingesetzt worden (4, 6, 13, 14, 19, 20), besitzt ein erhebliches Entwicklungspotential, bedarf aber intensiver Anstrengungen, um voll kompetitiv zu sein.

Während sich mit der Sedimentationsleukapherese aus unkonditionierten Spendern $1 - 2 \times 10^{10}$ Granulozyten gewinnen lassen, erhält man aus steroidkonditionierten Spendern $1,5 - 3 \times 10^{10}$ Zellen (5).

Blutzellseparatoren mit intermittierendem Durchfluß liefern nach eigener Erfahrung $1 - 2 \times 10^{10}$ ohne und bis maximal 6×10^{10} Granulozyten bei einer Vorbehandlung der Spender mit Steroiden und Ätiocholanolon. Obwohl diese Geräte wegen ihrer hohen Drehzahl auch eine hohe Extraktionseffizienz aufweisen, ist doch von Nachteil, daß durch die erforderlichen Retransfusionspausen der übrigen Blutkomponenten die aufzuarbeitenden Blutvolumina limitiert sind, so daß beim Einsatz des diskontinuierlichen Arbeitsprinzips die Durchschleusung hoher Blutvolumina zum Erzielen maximaler Erträge anzustreben ist. Trotz der ursprünglich niedrigen Extraktionseffizienz von nur 20 % lassen sich aus den Blutzellseparatoren mit kontinuierlichem Durchfluß doppelt so hohe Granulozytenmengen gewinnen. In der Mehrzahl der Fälle lassen sich Blutvolumina von 14 l und mehr aufarbeiten, und der Einsatz der verschiedenen Hilfsmittel steigert die Extraktionseffizienz auf 40 - 60 % der durch die Maschine fließenden Leukozyten. Durchschnittliche Erträge im Bereich von $3,5 \times 10^{10}$ Zellen können mit dem Einsatz aller Hilfsmittel sowohl mit den Geräten der älteren als auch der jüngeren Generation gewonnen werden (2).

Die reversible Leukozytenadhäsion liefert nach eigener Erfahrung zwischen $2 - 3 \times 10^{10}$ Granulozyten von unkonditionierten bzw. $3 - 8 \times 10^{10}$ Granulozyten aus steroidvorbehandelten Spendern (4, 19, 20). Hier liegt das Problem in der mangelnden Prädiktivität der Erträge, der unzulänglichen Elutionseffizienz und der noch nicht optimalen Qualität der gewonnenen Granulozyten.

Mit der Kombination von Blutzellseparation im kontinuierlichen Durchfluß und der reversiblen, repetitiven Leukozytenadhäsion (RRLA) lassen sich routinemäßig aus nicht konditionierten Spendern 5×10^{10} Granulozyten gewinnen, während nach einer Vorbehandlung mit Methylprednisolon $7,5 \times 10^{10}$ Granulozyten zur Verfügung gestellt werden können (3).

Sieht man die eingangs genannten kinetischen Daten als Richtwerte an und berücksichtigt man, daß $1 - 2 \times 10^{10}$ Granulozyten pro Tag als absolutes Versorgungsminimun angesehen werden, wird deutlich, daß unter rein numerischen Gesichtspunkten eben brauchbare Granulozytenmengen für die Behandlung von Granulozytenbildungsstörungen gewonnen werden können. Für die Behandlung von Granulozytenverteilungsstörungen, bei denen die produktive Potenz des Knochenmarks weit höher liegt als die der Blutzellseparatoren oder der Filtrationsleukapherese, dürften diese Zellmengen nicht ausreichen, es sei denn, daß zusätzliche Substitutionsmöglichkeiten, z. B. durch den Einsatz gelagerter oder konservierter Granulozyten, möglich werden würden. Die typische Indikation zur therapeutischen Granulozytensubstitution zeigt Tabelle 1.

Tabelle 1. Die Indikation zur therapeutischen Granulozytentransfusion

---

I. Granulozytenzahl unter 500/mm³

II. Anhaltende Temperaturen über 38°C

III. Sepsis, eventuell Sepsisverdacht, bedrohlicher Organbefall mit Problemkeimen

IV. Erschöpfung konventioneller Therapiemöglichkeiten (optimale antibiotische Therapie)

V. Zeitlich limitierte Knochenmarksdepression

Die Verfügbarkeit ausreichender Leukozytenmengen von guter bis ausreichender Qualität für Transfusionszwecke hat zu einer Verschiebung des Interesses von der präparativ-technischen Seite auf die Empfängerproblematik geführt. Die zur Effizienzbestimmung herangezogenen Parameter zeigt Tabelle 2. Diese Zusammenstellung muß durch den Hinweis ergänzt werden, daß ein einzelner Parameter für sich allein keine ausreichende Beurteilungsmöglichkeit gestattet. Erst die gleichzeitige Auswertung möglichst vieler Untersuchungen erlaubt unter Anwendung statistischer Mittel eine überzeugende Ermittlung des Stellenwerts von

Tabelle 2. Erfolgskriterien von Granulozytentransfusionen

I. Labortechnisch

1. Posttransfusionelle Granulozytenzahl nach 1 und nach 12 h
   a) in µl (increment)
   b) in µl/m² Körperoberfläche (corrected increment)
2. Recovery (= % des theoretischen Maximalanstiegs)
3. Verteilung und Überlebenszeit bestimmt durch
   a) Y-Chromatinnachweis (eventuell Ph^1-Chromosom)
   b) Hautfensterung (Rebuck Technik)
   c) Nachweis von Orogranulozyten
   d) Radioaktive Markierung ($DF^{32}P$, ^{99}Tc-S-Kolloid)

II. Klinisch

1. Fieberlyse
2. Bakterielle Konversion
3. Rückbildung und Ausheilung von lokalen Infektionen

III. Statistisch

1. Überlebenszeit
   a) der infektiösen Episode
   b) der Grunderkrankung
2. Überlebensrate
3. Remissionsquote bei Leukämien

Granulozytentransfusionen. Die klinische Effizienz von Leukozytentransfusionen liegt nach einer Zusammenstellung von HESTER anhand der Daten eines Internationalen Symposions in London zwischen 42 und 80 % (12). Die Effektivität gemessen am posttransfusionellen Zellanstieg ist besonders im Hinblick auf die Unterschiede zwischen der Transfusion von Leukozyten aus Blutzellseparatoren und der Filtrationsleukapherese den Arbeiten von GRAW zu entnehmen (9). Die Wirksamkeit bei der Reduktion der Fieberdauer wurde von HIGBY beschrieben (13). Der Nachweis von Orogranulozyten, von Zellen also, die durch eine Spülung des Mundes aus der Mundschleimhaut zu gewinnen sind, demonstriert, daß die transfundierten Zellen tatsächlich ins Gewebe gelangen (1). Diese Befunde bestätigen frühere Untersuchungen mit radioaktiv markierten Granulozyten, mit denen nachgewiesen wurde, daß transfundierte Granulozyten tatsächlich ins Gewebe gelangen und sich in entzündeten Bereichen ansammeln. Von McCREDIE (15, 16) wurde berichtet, daß Granulozytentransfusionen in beträchtlichem Umfang bei Infektionen mit gramnegativen Erregern und bei Pilzbefall wirksam sind. Nach Ergebnissen der Arbeitsgruppe in Houston haben prophylaktische Leukozytentransfusionen die Ergebnisse der Leukämiebehandlung weiter verbessert. Da im initialen Stadium der Erkrankung kaum noch Patienten an Infektionen verloren gehen, liegt die Gesamtüberlebensrate der Leukosepatienten mit Granulozytentransfusionen im Vergleich zu denen ohne diese supportive Maßnahme deutlich höher.

Tabelle 3. Kriterien der Spenderauswahl

I. Motivation

II. Physische Eignung
1. Durchflußintensive Armvenen
2. Ausschluß potentieller Risiken
   a) Blutungsquellen
   b) Herz-, Kreislaufschäden
   c) Krampfbereitschaft
   d) übertragbare Infektionskrankheiten

   } durch Anamnese, klinische Untersuchung, EKG, Thoraxübersicht, labormedizinischen Status, HAA, WaR, gegebenenfalls Zusatzuntersuchungen

III. Histokompatibilität (AB0, Rh, HLA)
1. Identische oder kompatible Verwandte
2. Möglichst kompatible Fremdspender
3. Im Notfall: nur AB0-verträgliche Spender

Leukozytentransfusionen sind, sofern die Zellen mit Blutzellseparatoren gewonnen wurden, gut verträglich. Präexistente Antikörper lassen den Transfusionserfolg vermissen und können natürlich auch, insbesondere bei schneller Transfusion, zu Temperaturanstiegen führen (9, 10). Bei lang dauernder Knochenmarksdepression und fehlender immunologischer Kompetenz besteht die Möglichkeit einer Graft-versus-Host-Reaktion (8, 18). Dieses Problem läßt sich durch eine Bestimmung der Immunkompetenz des Empfängers und durch eine Vorbestrahlung der Leukozytenkonzentrate unter Kontrolle bringen. Die Verträglichkeit von Leukozyten aus der Filtrationsleukapherese ist wesentlich schlechter. Werden diese Zellen zu schnell transfundiert, kann es zu schweren Schüttelfrösten kommen. Auch bei sehr langsamer Transfusion sind nachfolgende Temperaturanstiege kaum vermeidbar. Das wesentlichste Hindernis für eine breite Anwendung von Granulozytentransfusionen in der Klinik liegt im Fehlen eines ausreichenden präparativen Potentials, meist bedingt durch Personalmangel. Weitere Probleme entstehen häufig durch eine unzulängliche Vorbereitung und Organisation.

Tabelle 4. Voruntersuchungen des Empfängers

---

1. Histokompatibilität (AB0-System, Rh, HLA)
2. Ausschluß von Leukozytenantikörpern
   a) Leukozytenagglutinierende Antikörper
   b) Lymphozytotoxische Antikörper
   c) Granulozytenspezifische Antikörper

Bisher wird an Granulozytentransfusionen oft erst dann gedacht, wenn sich die Situation des Patienten unnötig verschlechtert hat. In einer derart schwierigen Situation muß, weil die nötigen Voruntersuchungen nicht mehr durchführbar sind, durchweg "blind" transfundiert werden. Unter diesen Bedingungen fallen die Ergebnisse zwangsläufig schlechter als nötig aus. Die Kriterien der Spenderauswahl zeigt Tabelle 3, die erforderlichen Voruntersuchungen des Empfängers Tabelle 4. Die in beiden Tabellen aufgeführten Untersuchungen sollten rechtzeitig, d. h. am besten bei der ersten stationären Aufnahme, durchgeführt werden. Die bereits jetzt zusammengestellte Spenderliste enthält die Spender in der Reihenfolge ihrer Eignung mit Adresse und Telefonnummer. Sie sind anhand dieser Liste im Notfall jederzeit abrufbar. Tritt der Bedarfsfall ein, werden die vorliegenden klinischen Daten an den Präparationsbereich übermittelt, so daß die Leukozytengewinnung zum frühest möglichen Zeitpunkt unter optimaler Indikationsstellung so gezielt wie möglich durchgeführt wird. Zur Kontrolle des Transfusionserfolges ist die Erstellung eines Transfusionsberichtes mit minimalem Aufwand sinnvoll. Es kann nicht nachdrücklich genug darauf hingewiesen werden, daß nur die Berücksichtigung aller organisatorischen Möglichkeiten sicherstellt, daß vor allem bei kritischen Situationen die Entwicklung für den Patienten günstig verläuft.

Zusammenfassend läßt sich feststellen, daß im Rahmen der onkologischen Intensivpflege Granulozytentransfusionen eine wertvolle Bereicherung der bisher möglichen antibiotischen Behandlung bakterieller Komplikationen darstellen können. Es ist durchaus vorstellbar, daß eine Ergänzung der zellulären durch eine zusätzliche humorale Substitution das Defizit der körpereigenen Abwehr ausgleichen kann und damit nicht nur eine Ergänzung, sondern auch eine Alternative zur antibiotischen Therapie bieten kann.

Literatur

1. ARNOLD, R., PFLIEGER, H., DIETRICH, M., HEIMPEL, H.: Blut 35, 405 (1977)

2. BORBERG, H.: In: Cell-separation and cryobiology, p. 301. Stuttgart: Schattauer 1978

3. BORBERG, H.: Exp. Hemat. 6, Suppl. 3, 104 (1978) (Abstract)

4. DJERASSI, I., GOLDMAN, J. M., MURRAY, K. H.: Exp. Hemat. 5, Suppl. 1, 49 (1977)

5. DJERASSI, I.: Exp. Hemat. 5, Suppl. 1, 139 (1977)

6. DJERASSI, I., KIM, J. S., OHANISSIAN, H.: In: Cell-separation and cryobiology, p. 168. Stuttgart: Schattauer 1978

7. FREIREICH, E. J., HESTER, J. P., McCREDIE, K. B.: In: Cell-separation and cryobiology, p. 262. Stuttgart: Schattauer 1978

8. FORD, J. M., CULLEN, M. H., LUCEY, J. J., TOBIAS, J. S., LISTER, T. A.: Lancet 1976 II, 1167

9. GRAW, R. G. jr., HERZIG, G., PERRY, S., HENDERSON, E. S.: New Engl. J. Med. 287, 367 (1972)

10. GRAW, R. G. jr., GOLDSTEIN, I. M., EYRE, H. J., TERASAKI, P. I.: Lancet 1970 II, 77

11. HERSH, E. M., BODEY, G. P., NIES, B. A., FREIREICH, E. J.: J. Amer. med. Ass. 193, 99 (1965)

12. HESTER, J. P., McCREDIE, K. P., FREIREICH, E. J.: Blut 32, 253 (1976)

13. HIGBY, D. J., HENDERSON, E. S.: Ann. Rev. Med. 26, 289 (1975)

14. HIGBY, D. J.: Exp. Hemat. 5, Suppl. 1, 57 (1977)

15. McCREDIE, K. B., HESTER, J. P., FREIREICH, E. J.: Exp. Hemat. 5, Suppl. 1, 33 (1977)

16. McCREDIE, K. B., HESTER, J. P., DICKE, K. A., FREIREICH, E. J.: Current problems in cancer III, $\underline{1}$, 4 (1978)

17. PFLIEGER, H., ARNOLD, R., DIETRICH, M., GOLDMANN, S. F., NIETHAMMER, D.: Helv. paed. acta $\underline{32}$, 241 (1977)

18. SALFNER, B., BORBERG, H., KRÜGER, G., SCHUMACHER, K., SIEBEL, E.: Blut $\underline{36}$, 27 (1978)

19. SCHIFFER, Ch. A., BUCHHOLZ, D. H., AISNER, J., BETTS, S. W., WERNIK, P. H.: Amer. J. Med. $\underline{58}$, 373 (1975)

20. SENN, H. J., MEURET, G., de FLIEDNER, V., FOPP, M.: In: Cell-separation and cryobiology, p. 163. Stuttgart. Schattauer 1978

Therapie mit Immunglobulinen unter besonderer Berücksichtigung der Frage nach der Wirksamkeit von intravenös appliziertem Gammaglobulin bei bakteriellen Infektionen

Von K. H. Duswald und J. Ring

1. Entwicklung der i.m. Gammaglobulinpräparate

1. 1. Allgemeine Voraussetzungen

Das Thema "Immunglobuline" steht sicher nicht ohne Grund am Ende dieser Diskussion über die Therapie mit Blutkomponenten. Zu einer Reihe von Fragen bestehen hier noch kontroverse Meinungen. Paradoxerweise reicht der therapeutische Einsatz von Immunglobulinen bereits in das vorige Jahrhundert zurück. E. von BEHRING legte 1890 mit der Anwendung xenogener Eiweißkörper in Form eines Antidiphtherieserums vom Schaf den Grundstein zur passiven Immunisierungsbehandlung. Sensibilisierungserscheinungen gegen das artfremde Eiweiß verhinderten in den folgenden 50 Jahren eine weite Verbreitung dieser Therapie. Es war deshalb ein großer Fortschritt, als Anfang der 40er Jahre humane Gammaglobulinpräparate mit Hilfe des von COHN eingeführten Fraktionierungsverfahrens isoliert und klinisch eingesetzt werden konnten. Mit der Prophylaxe gegen Viruserkrankungen, insbesondere gegen Masern und infektiöse Hepatitis, hatten STOKES und NEEFE (31) erste Erfolge erzielt. Als BRUTON et al. 1952 (4) das angeborene Fehlen der Gammaglobuline im Serum von Kindern als Ursache für rezidivierende bakterielle Infekte erkannten, bestätigte sich klinisch, daß die Gammaglobulinfraktion alle Antikörperaktivitäten des menschlichen Serums enthält. Es zeigte sich, daß bei Patienten mit Antikörpermangelsyndrom (AMS) durch Anwendung von Gammaglobulinen auch bakterielle Infektionen zu verhindern waren (28). Aus diesem Grund wurde das nur i.m. applizierbare Präparat auch bald bei bakteriellen Infektionen jeglicher Art erprobt, ohne daß dabei ähnliche Erfolge zu erzielen waren (2).

1. 2. i.m. Präparate

Für die intramuskuläre Anwendung von Gammaglobulinen haben sich heute lediglich Präparate zur postexpositionellen Prophylaxe viraler Erkrankungen oder zur Vorbeugung einer Sensibilisierung nach rhesusinkompatiblen Schwangerschaften durchgesetzt (2, 12). Dabei werden bis auf wenige Ausnahmen nicht mehr das aus einem Pool von 1.000 Spendern gewonnene Standardgammaglobulin, sondern spezielle Immunglobuline, sogenannte Hyperimmunglobuline, verwendet, die durch Selektion von Spendern mit besonders hohen spezifischen Antikörpertitern gewonnen werden. Tabelle 1 gibt eine Übersicht über zur Zeit verfügbare Präparate. Die Aufstellung ist keineswegs vollständig, da stetig neue Präparate hinzukommen.

Tabelle 1. Indikationen für intramuskulär applizierbare Gammaglobulinpräparate

---

Standardgammaglobulin:
Infektiöse Hepatitis

Spezielle Immunglobuline:
(Hyperimmunglobuline)

Gesicherte Indikationen:
Tetanus
Tollwut
Hepatitis B
Anti-D (Rh_o)

Fragliche Indikationen:
Vaccinia
Röteln
Masern
Pertussis
Mumps
Varizellen-Zoster
FSME

---

2. Entwicklung der i.v. Gammaglobulinpräparate

2. 1. Allgemeine Voraussetzungen

Durch die in den 50er Jahren einsetzende intensive physikalischchemische und immunologische Erforschung der Immunglobuline wurde klar, daß für die Therapie bakterieller Infektionen die i.m. Injektion aus folgenden Gründen nicht geeignet war:

a) Es müssen erheblich größere Mengen an Antikörpern zugeführt werden, als dies bei i.m. Applikation möglich ist (2),
b) nach i.m. Injektion wird der maximale Serumspiegel von 30 % der applizierten Dosis frühestens am vierten Tag post injectionem erreicht (2, 16),
c) die i.m. Injektion ist schmerzhaft und bei hämorrhagischer Diathese nicht durchführbar.

Das Hauptproblem bei der Entwicklung i.v. applizierbarer Gammaglobulinpräparate bestand in der Verträglichkeit. Standardgammaglobulin führt nämlich nach i.v. Anwendung durch unspezifische Komplementaktivierung zu anaphylaktoiden Reaktionen. Um diese Reaktionen auszuschließen, wird es heute in mehreren, sehr unterschiedlichen Verfahren in einer Weise verändert, daß die spontane Komplementaktivierung, also ohne Antigenkontakt, nicht mehr möglich ist. Die daraus resultierenden Unterschiede in der Zusammensetzung der einzelnen i.v. Gammaglobulinpräparate sind ein Grund für die eingangs erwähnten Kontroversen. Andere Gründe liegen in der Vielzahl sich widersprechender in vitro- und in vivo-Befunde über die Wirksamkeit der i.v. Präparate.

2. 2. Einfluß der menschlichen Immunglobuline auf die Abwehr bakterieller Infektionen

Bevor über die Anwendung der i.v. Präparate gesprochen werden soll, muß kurz auf die heutigen Kenntnisse über Art und Funktion der menschlichen Immunglobuline, soweit sie der Infektabwehr dienen, eingegangen werden. Die körpereigene Abwehr gegen bakterielle Infektionen hat sowohl humoral wie zellulär spezifische und unspezifische Mechanismen zur Verfügung, die vielfältig ineinandergreifen (Tabelle 2).

Tabelle 2. Faktoren der Abwehr bakterieller Infektionen (Nach HAHN, 1976) (11). Erläuterungen im Text

	Spezifisch	Unspezifisch
Humoral	IgG, IgM, IgA	Komplementsystem C 1 Properdin, Faktor B
Zellulär	T-Lymphozyten	Phagozyten neutrophile Granulozyten mononukleäre Phagozyten

Die spezifischen Antikörper sind dabei nach Antigenkontakt in der Lage, bakterielle Toxine zu neutralisieren, Bakterien zu agglutinieren, mit den unspezifischen Faktoren des Komplementsystems Entzündungsmediatoren freizusetzen und Bakterienmembranen direkt zu zerstören oder mit Hilfe der neutrophilen Granulozyten - in geringerem Maße auch durch mononukleäre phagozytierende Zellen - die Keime zu eliminieren (Opsonierung) (11). Normalerweise lassen sich im Serum gesunder Individuen fünf Hauptklassen von Antikörpermolekülen unterscheiden, von denen IgG, IgA und IgM in der Tabelle 3 aufgeführt sind (15). IgD und IgE sind nicht enthalten, sie spielen für die Therapie heute noch keine Rolle. IgG stellt mit einer mittleren Serumkonzentration von 1.200 mg% den Hauptanteil dar. Der Gesamtpool an IgG beträgt normalerweise 1 g pro kg Körpergewicht, wobei ca. 50 % intravasal zirkulieren (10, 36). Aus der Halbwertszeit von 20 Tagen läßt sich eine Abbaurate von täglich 3,5 %, also ca. 2,5 g errechnen. Durch eine entsprechende Syntheserate wird beim Gesunden ein Gleichgewicht aufrechterhalten. In jedem Individuum kommen vier Subklassen von IgG vor, die mit IgG 1, 2, 3 und 4 bezeichnet werden. Sie unterscheiden sich strukturell nur sehr gering in der Aminosäurensequenz der schweren Ketten. Daraus resultieren aber unterschiedliche biologische Funktionen: Spezifische Komplementaktivierung und Bindung an Makrophagen zeigen im wesentlichen IgG 1 und 3, die beiden anderen Subklassen sind erheblich schwächer wirksam (18). Das IgA, welches

Tabelle 3. Biochemische und biologische Eigenschaften der für die Infektabwehr wichtigen Immunglobuline IgG, IgA und IgM sowie ihrer Subklassen

Antikörperklasse	IgG				IgA		IgM
Subklasse	IgG 1	IgG 2	IgG 3	IgG 4	IgA 1	IgA 2	
Serumkonzentration (mg%)	800	400	100	40	200	20	150
Molekulargewicht (x 10^3)	150	150	150	150	160	500	900
Sedimentationskonstante (S)	7	7	7	7	7, 11,	15	19
Halbwertszeit (Tage)	23	23	16	23	6	6	5
Komplementaktivierung (C 1)	++	+	++	–	–	–	+
Bindung an							
Makrophagen	++	+	++	+/–	–	–	–
Granulozyten		++			–		–

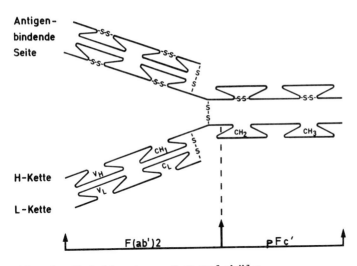

Abb. 1. Modell eines IgG-Moleküls
H-Kette: schwere Kette (heavy chain)
L-Kette: leichte Kette (light chain)
VH: variabler Teil der H-Kette
Ch1, 2, 3:   konstanter Teil der H-Ketten (Domänen)
VL: variabler Teil der L-Ketten
CL: konstanter Teil der L-Ketten
F(ab):   fragment antigen binding, monovalent
Fc: fragment carboxyterminal
pFc´:   Fc-Teil ohne Disulfidbrücke zwischen den H-Ketten
F(ab´)$_2$: antigenbindende Seite, bivalent durch Erhaltung der Bisulfidbrücke zwischen den H-Ketten

strukturell dem IgG vergleichbar ist, wird vornehmlich in Sekreten von Schleimhäuten nachgewiesen. Seine therapeutische Bedeutung ist noch nicht exakt definiert. Dagegen wird von dem mit einem Molekulargewicht von 900.000 größten Antikörpermolekül, dem IgM, einem Pentamer des IgG-Moleküls, oftmals behauptet, daß es zur Abwehr gramnegativer Keime am wichtigsten sei. Dies ist umstritten. IgM ist zwar nach erstmaligem Antigenkontakt schon nach zwei Tagen als sogenannter Akutphasenantikörper nachweisbar. Experimentelle Befunde (17) zeigen aber, daß IgM nur zusammen mit Komplement eine gleich starke Opsonierungsfähigkeit aufweist wie IgG. Ohne Komplement ist IgG wirksamer, was damit erklärt wird, daß an Zellmembranen neutrophiler Granulozyten nur Rezeptoren für IgG-Fc, nicht aber für IgM nachweisbar sind (27).

2. 3. Struktur der i.v. Gammaglobulinpräparate

Trotz der großen Unterschiede in der Präparierungstechnik haben alle Präparate eines gemeinsam: Sie enthalten ausschließlich IgG oder dessen Bruchstücke. IgA ist nur minimal, IgM überhaupt nicht enthalten. Abb. 1 zeigt das Modell eines IgG-Moleküls, das im wesentlichen aus je zwei identischen Aminosäurenketten besteht, die als H-Ketten (heavy chains) und L-Ketten (light chains) bezeichnet werden. Die Ketten sind durch Disulfid-Bindungen untereinander verbunden. Man unterscheidet ferner zwei antigenbindende Enden (F(ab) = fragment antigen binding) mit variabler Aminosäurensequenz von dem Fc-Fragment (fragment carboxyterminal), das nur von Teilen der schweren Kette gebildet wird.

Bei der Herstellung der i.v. Präparate werden im wesentlichen zwei Wege beschritten: Einmal die chemische oder physikalische Stabilisierung, wobei das IgG-Molekül als Ganzes erhalten bleibt. Zum anderen unter enzymatischer Abspaltung des für die biologischen Funktionen mit Ausnahme der Antigen-Antikörper-Bindung notwendigen Fc- bzw. pFc´-Fragments.

In Tabelle 4 sind die wichtigsten biochemischen und einige biologische Eigenschaften der i.v. Präparate dem Standardgammaglobulin gegenübergestellt. Ungespaltene Präparate enthalten zwischen 85 und 95 % monomeres IgG mit einer Sedimentationskonstanten von 7S. Durch ß-Propiolacton-Behandlung werden Lysingruppen im Fc-Teil azyliert, womit die unspezifische Komplementaktivierung verlorengeht. Durch Säurenbehandlung oder durch verschiedene Absorptionsverfahren, z. B. mit Polyäthylenglykoll und Hydroxyäthylstärke (PEG/HES), erhält man Präparate mit höherem Aggregatgehalt, der für die zum Teil noch nachweisbare antikomplementäre Wirkung verantwortlich sein dürfte. Die spezifische Komplementaktivierung nach Antigen-Antikörper-Reaktion, also eine für die antibakterielle Wirkung sehr wichtige Funktion, ist bei den 7S-Präparaten, wenn auch unterschiedlich stark, erhalten.

Durch fermentative Spaltung mit Pepsin oder Plasmin werden Gammaglobulinfragmente gewonnen. Nach Pepsinbehandlung entstehen F(ab´)$_2$ und pFc´-Fragmente, nach Plasminbehandlung (F(ab)- und Fc-Fragmente, wobei die Subklassen IgG 2 und IgG 4 plasminresistent und für den nach Angaben der Hersteller über 30%igen Anteil von nativem IgG verantwortlich sind. Wie oben gezeigt, sind aber gerade diese Subklassen in den biologischen Funktionen deutlich eingeschränkt. Auf das sulfonierte Gammaglobulinpräparat, das in Deutschland noch nicht erhältlich ist, wird hier nicht näher eingegangen. Es handelt sich um ein durch Reduktion und Sulfonierung der Disulfidbrücken längsgespaltenes IgG-Molekül, über dessen Wirkung noch keine größeren Erfahrungen vorliegen. Aus Tabelle 4 ist weiter ersichtlich, daß die beiden enzymatisch gespaltenen Präparate bei i.v. Applikation stabil sind, daß sie selbstverständlich nicht spontan Komplement aktivieren, daß sie aber auch zu spezifischer Komplementaktivierung über den klassischen Weg nicht in der Lage sind.

3. Anwendung der i.v. Gammaglobulinpräparate

Aus den gezeigten Unterschieden werden die Fragen klar, die heute vor Anwendung von i.v. Gammaglobulinen diskutiert werden müssen:

Tabelle 4. Biochemische und biologische Eigenschaften der Gammaglobulinpräparate

β-Propiolacton: β-Propiolacton-behandeltes Gammaglobulin
pH-4: säurenbehandeltes Gammaglobulin
PEG/HES: Polyäthylen-Hydroxyäthylstärke behandeltes Gammaglobulin
Pepsin: pepsingespaltenes Gammaglobulin
Plasmin: plasmingespaltenes Gammaglobulin
Sulfoniert: durch Reduktion und Sulfonierung längsgespaltenes Gammaglobulin

	% Anteil						Biologische Funktionen			
	Polymere 11, 15, 19 S	IgG 7S	F(ab')₂ 5,3 S	Fab/Fc 3,8 S	pFc 2,6 S	H- Ketten	L- Ketten	stabil für i.v.	unspez. Kompl.	spez. Kompl. C 1
Standard-gammaglobulin	15 - 20	80 - 85	-	-	-	-	-	∅	+	+
Intravenöses Gammaglobulin										
Ungespaltenes Gammaglobulin										
β-Propio-lacton	5	95	-	-	-	-	-	+	∅	+
pH-4	10 - 15	85 - 95	-	-	-	-	-	+|	+|	+|
PEG/HES	5 - 10	90 - 95	-	-	-	-	-	+|	+|	+|
Gespaltenes Gammaglobulin										
Pepsin	-	5	85	5	5	-	-	+	∅	∅
Plasmin	-	35*	-	65	-	-	-	+	∅	∅
Sulfoniert	-	15	-	-	-	60	25	?	+|	∅

*IgG 2, IgG 4

a) Wie ist die Verträglichkeit?
b) Wie ist die Verweildauer im Organismus?
c) Was ist über die antibakterielle Wirksamkeit in vitro bekannt?
d) Wie ist die antibakterielle Wirksamkeit in vivo?

3. 1. Verträglichkeit von i.v. Gammaglobulin

Die Verträglichkeit der i.v. Präparate ist heute im allgemeinen gut. Allerdings liegen keine exakten Vergleichsuntersuchungen vor. Die Hersteller von ß-Propiolactongammaglobulin geben eine Häufigkeit leichter Unverträglichkeitsreaktionen von ca. 0,01 % an, also in etwa die Quote, die bei Anwendung anderer Plasmaproteinlösungen wie Albumin beobachtet wird (22). Vereinzelte heftige Reaktionen wurden von allen 7S-Präparaten bei immundefizienten Patienten beschrieben (2). Relativ häufiger wurden Fieberreaktionen nach Applikation von PEG/HES-GG beobachtet, die von den Herstellern als positives Zeichen eines klinischen "Wirkungsnachweises" im Sinne einer Herxheimer-Reaktion gedeutet wurden (26). Dies steht jedoch im Widerspruch zu anderen Beobachtungen, bei denen bei hochdosierter Gammaglobulintherapie trotz positiver Wirkung keine Fieberreaktionen auftraten (7, 14).

3. 2. Verweildauer im Organismus

3. 2. 1. Elimination
Im Eliminationsverhalten bestehen erhebliche Differenzen zwischen 7S-IgG und IgG-Fragmenten. Je nach Bestimmungsmethode liegen die intravasalen Halbwertszeiten für pepsin- und plasminbehandelte IgG-Bruchstücke zwischen 0,3 und 15 Tagen, für säurenbehandeltes zwischen neun und 13 Tagen und für ß-Propiolactongammaglobulin zwischen neun und 15 Tagen. Die verkürzte Halbwertszeit wird auf erheblich beschleunigten Abbau des gespaltenen IgG-Moleküls im Plasma und auf raschere Elimination der Fragmente über die Nieren zurückgeführt (3, 37). Es gibt Anhaltspunkte, daß bei Infektionen der intravasale Abbau aller Moleküle zusätzlich beschleunigt ist (21).

3. 2. 2. Gewebegängigkeit
Die sehr kurze intravasale Halbwertszeit für IgG-Fragmente ist nicht durch erhöhte Anreicherung "im Gewebe" bedingt, wie manchmal behauptet wurde (35). Die transkapilläre Durchwanderungsquote von Eiweißkörpern beträgt je nach Molekülgröße für IgM 1 %, für IgG 3 %, für Albumin 5 % pro Stunde (24). Für $F(ab')_2$ dürfte sie demnach bei ca. 4 % liegen. $F(ab')_2$-Fragmente gelangen also etwas schneller als 7S-IgG aus dem Blutkreislauf in das Interstitium, werden dort aber ungleich schneller abgebaut. Die Frage, ob sie auch in die Zellen eindringen, ist sehr umstritten. Mit xenogenen Eiweißkörpern in hohen Dosierungen konnten experimentell solche Befunde gezeigt werden (35). Am Menschen haben sie sich nicht bestätigt (3). Abgesehen davon ist eine intrazelluläre Wirkung von Antikörpern gegen bakterielle

Infekte heute nicht vorstellbar, so daß therapeutische Wirkungen von solchen experimentellen Befunden nicht abgeleitet werden können.

3. 3. Antibakterielle Wirkung in vitro

Durch Zufuhr von Antikörpern im Sinne einer passiven Immunisierung sollen folgende Funktionen in Gang gesetzt werden: Über das antigenbindende Fragment die Antigenfixierung, die Antigenagglutination und die Toxinneutralisation. Über das Fc-Fragment die Bindung an neutrophile Granulozyten (Opsonierung) und an B-Lymphozyten (Stimulierung der Antikörpersynthese) sowie nach Antigenkontakt die Aktivierung der Komplementkaskade mit den für die antibakterielle Abwehr so wichtigen Funktionen der Freisetzung biogener Amine, Chemotaxis sowie der Immunadhärenz bis zur Zytolyse. Die bivalente Antigenbindung ist für 7S-IgG sowie für F(ab´)$_2$-Globulin, nicht aber für F(ab)-Bruchstücke erhalten. Wesentliche Wirkungsunterschiede ergeben sich durch die Abspaltung des Fc-Teiles. Zunächst mußte man annehmen, daß die enzymgespaltenen Moleküle nur die Funktionen der Antigenbindung erfüllen können. In einigen, nicht in allen untersuchten Systemen fanden sich aber Hinweise dafür, daß F(ab´)$_2$-Fragmente nach Antigenkontakt das Komplementsystem über den alternate pathway, also das Properdinsystem, aktivieren können (8, 20). Inwieweit diese mit antiviralen Antikörpern erhobenen Befunde auch für die Opsonierung von Bakterien Bedeutung haben, ist noch unklar. Insgesamt ist der alternative Weg der Komplementaktivierung für die Opsonierung von Bakterien bei gleichem Antikörpergehalt schwächer wirksam als die Aktivierung über C1 (17). So fanden auch zahlreiche Untersucher mit 7S-Antikörpern eine stärkere Opsonierung als mit F(ab´)$_2$-Fragmenten (29, 30, 32).

3. 4. Antibakterielle Wirksamkeit in vivo

3. 4. 1. Experimentelle Ergebnisse
Ähnliche Ergebnisse, wie oben für in vitro-Opsonierung von Bakterien beschrieben, wurden in vivo im Mäuseschutzversuch nach experimentellen Infektionen erhoben (33). Hier gibt es aber auch gegenteilige Mitteilungen. F(ab´)$_2$-Fragmente sollen in ähnlichen Versuchen stärker wirksam sein als Standardgammaglobulin (23). Eine Erklärung für diese theoretisch schwer verständliche Tatsache könnte in der verzögerten Resorption bei i.m. Applikation liegen, die in dem genannten Experiment als Vergleich zum i.v. applizierten F(ab´)$_2$-Fragment gewählt wurde.

Schon Ende der 50er Jahre gab es zahlreiche Untersuchungen, die über einen günstigen Effekt einer Kombinationsbehandlung von Antibiotika und Standardgammaglobulin berichteten (9). ZWISLER et al. (38) haben neuerdings weitere wichtige Befunde dazu mitgeteilt: Gammaglobulin konnte in Abhängigkeit vom Gehalt an spezifischen Antikörpern bei gleichzeitiger Ampicillingabe die Vermehrung resistenter Mutanten von Staphylokokken verhindern.

3. 4. 2. Klinische Studien

Der Fülle theoretischer Kenntnisse über Gammaglobulin steht eine Informationslücke bezüglich kontrollierter klinischer Studien zur Therapie bakterieller Infektionen gegenüber. Zwar fehlt es nicht an kasuistischen Berichten über gute therapeutische Erfolge. Die weitgestreute Palette der Indikationen macht die Objektivierung durch kontrollierte randomisierte Studien um so wichtiger.

An der Chirurgischen Universitätsklinik München wurde deshalb in den Jahren 1977 und 1978 in einer solchen Studie versucht, die Frage der antibakteriellen Wirksamkeit von i.v. Gammaglobulin zu klären. Dabei wurde das Präparat aus folgenden Gründen prophylaktisch nach lang dauernden Operationen angewandt:

1. Der Prozentsatz postoperativer Infektionen liegt trotz Antibiotikatherapie und Maßnahmen der Krankenhaushygiene nach wie vor hoch (5).
2. Nach Operationen fallen die Immunglobulinspiegel um ca. 30 % ab (6), die Opsonierungsfähigkeit des Patientenserums ist herabgesetzt (25), auch die zelluläre Abwehr ist geschwächt (1). Die passive Zufuhr von Antikörpern müßte also Zahl und Schweregrad der postoperativen Infektionen verringern.
3. Durch die Operation ist ein definiertes Ereignis der Keimeinschwemmung und der Schwächung des Immunsystems gegeben, was zu gut vergleichbaren Risiken führt.

Aufgrund der oben beschriebenen Eigenschaften der Präparate wurde ß-Propiolacton-behandeltes Gammaglobulin (Intraglobin^R)* verwendet, da es als 7S-Globulin eine lange intravasale Verweildauer hat und wegen des fast intakten Fc-Teiles zur Opsonierung und spezifischen Komplementaktivierung befähigt ist.

Es wurden folgende Fragen gestellt:
1. Ist eine aus experimentellen Daten errechnete hohe Dosis von Gammaglobulin in der Lage, den postoperativen Abfall der Immunglobuline im Serum der Patienten rasch auszugleichen?
2. Führt die Zufuhr einer ausreichenden Menge von Gammaglobulin zu einer Verminderung der Anzahl und des Schweregrades postoperativer Infektionen?

Material und Methodik

Als Auswahlkriterien galten große abdominal- oder thoraxchirurgische Eingriffe mit einer Mindestoperationsdauer von 120 min. Durch Randomisierung wurden je 50 Patienten der Kontrollgruppe A (ohne Gammaglobulin), der Gruppe B (2,5 g Gammaglobulin i.v. am ersten postoperativen Tag) oder der Gruppe C (10 g Gammaglobulin i.v. am ersten postoperativen Tag innerhalb von 60 min und die gleiche Dosis am zweiten postoperativen Tag) zugeteilt. Folgende Untersuchungsparameter wurden vor, während und nach

---

*Firma Biotest-Serum-Institut GmbH, 6000 Frankfurt (Main)

Gammaglobulingabe prospektiv bestimmt: Temperatur, lokale Infektionszeichen nach den Kriterien des Center for Disease Control (34), Art und Schweregrad allgemeiner Infektionszeichen (7), Diabetes mellitus, Leberfunktionsstörungen, Art und Dauer der Narkose, Art und Dauer der Operation nach Richtlinien der National Academy of Science (19), intraoperativer Blutverlust, postoperativer Blut-, Albumin-, Kohlenhydrat, Antibiotika-, Kortison- und Heparinersatz. An Laborparametern wurden untersucht: Hb, Hk, Leukozyten/mm³, Albumin, IgG, IgA, IgM, Thrombozyten/mm³, PTT, PTZ, TPZ, Fibrinogen, Äthanoltest, Bakteriennachweis aus lokalen Infektionsherden und in der Blutkultur, Antikörpertiter (passive Hämagglutination) gegen Antigen von sieben wichtigen Erregern nosokomialer Infektionen (Klebsiellen, Pseudomonas, E. coli, Enterokokken, Streptococcus viridans, Streptococcus haemolyticus, Staphylococcus aureus).

Zusammenfassung der wichtigsten Ergebnisse

Abb. 2 zeigt, daß durch die Gabe von 20 g Gammaglobulin, nicht aber durch die niedrige Dosierung von 2,5 g, der mittlere Konzentrationsabfall für IgG (26 %) schon am dritten postoperativen Tag ausgeglichen wurde. Ohne Gammaglobulin lagen die Werte zu diesem Zeitpunkt signifikant (p < 0,001) darunter und hatten am achten postoperativen Tag die Ausgangswerte noch nicht erreicht. IgM und IgA blieben von der Therapie unbeeinflußt.

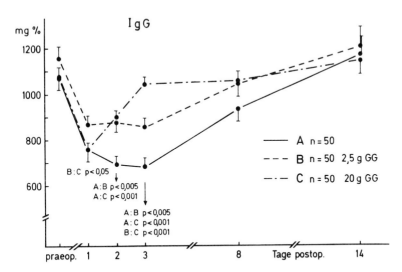

Abb. 2. Mittelwerte der Serumkonzentrationen für IgG ($\bar{x} \pm s_{\bar{x}}$) in beiden Therapiegruppen und der Kontrollgruppe

Als unmittelbare Folge der hochdosierten Gammaglobulinapplikation trat ein signifikanter Temperaturabfall gegenüber den beiden anderen Gruppen auf. Er setzte nach der zweiten Infusion

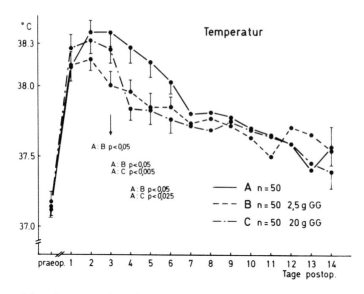

Abb. 3. Vergleich der täglichen Temperaturmaxima ($\bar{x} \pm s_{\bar{x}}$) in beiden Therapiegruppen und der Kontrollgruppe

von 10 g Gammaglobulin ein. Auffällig war, daß zwischen dem zweiten und sechsten postoperativen Tag, also gerade in dem Zeitraum, in dem nach Hochdosisersatz signifikant höhere IgG-Werte gemessen wurden, die Temperaturmittelwerte signifikant unter denen der unbehandelten Patienten lagen (Abb. 3).

Der Wirkungsnachweis darf sich aber nicht auf Einzelparameter alleine stützen. Wichtig für die Beurteilung des Therapieerfolges ist der Verlauf einer Infektion bei gleichem Infektionsrisiko. Dazu ist es erforderlich, die Risikofaktoren sowie die Kriterien für lokale und allgemeine Infektionen exakt und vergleichbar anzugeben (7). Bei Auswertung nach diesen Kriterien fallen zwei statistisch gesicherte Ergebnisse auf:

Erstens war die Zahl der Patienten, die eine oder mehrere lokale Infektionen erlitten hatten, nach 20 g Gammaglobulin geringer. Die niedrige Dosis zeigte in allen untersuchten Infektionsparametern keine besseren Ergebnisse als die Kontrollgruppe. In der Gruppe des mittleren Infektionsrisikos - in Abb. 4 als RG I bezeichnet und im wesentlichen nach dem Operationstyp unterteilt - war der Anteil der Patienten mit lokalen Infektionen in Gruppe A 45 %, in Gruppe B 51 %, in Gruppe C dagegen 21 % ($p < 0,05$). In der Gruppe des hohen Infektionsrisikos war kein rechnerischer Unterschied sichtbar. Das ist vereinbar mit Beobachtungen im Tierexperiment, wo nur bei mittlerer Keimexposition deutliche Therapieerfolge nachweisbar waren (9, 23).

Als zweites wichtiges Ergebnis konnte gezeigt werden, daß bei Auftreten von lokalen Infektionen über 14 Tage Dauer nach Hochdosisersatz signifikant weniger septische Allgemeininfektionen auftraten (Abb. 5). In den Gesamtgruppen war das Verhältnis

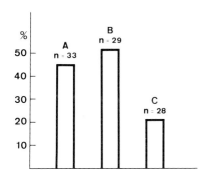

Abb. 4. Prozentualer Anteil der Patienten mit einer oder mehreren lokalen Infektionen
A = Kontrollgruppe, kein Gammaglobulin
B = Therapiegruppe B, 2,5 g Gammaglobulin i.v. am ersten postoperativen Tag
C = Therapiegruppe C, 2 x 10 g Gammaglobulin i.v. am ersten und zweiten postoperativen Tag
RG I = Gruppe des mittleren Infektionsrisikos, definiert im wesentlichen nach dem Operationstyp
A:B:C ($p < 0,05$). A+B:C ($p < 0,01$)

18 % für die Gruppe A, 22 % für Gruppe B und 8 % für Gruppe C. In RG I betrugen die Vergleichszahlen 12,1 % für Gruppe A, 17,2 % für Gruppe B und 3,5 % für Gruppe C ($p < 0,05$).

Hier war auch in der hohen Risikogruppe die gleiche Tendenz sichtbar. Dies ist von erheblicher klinischer Relevanz, da lokale Infektionen ohne manifeste Allgemeininfektionszeichen keine Gefahr mehr für die Patienten darstellen, sie können oftmals schon ambulant behandelt werden.

Die Studie hat gezeigt, daß zum einen der postoperative Abfall für IgG mit einer hohen Dosis von Gammaglobulin, im Mittel 20 g, rasch auszugleichen war. Wenn septische Komplikationen auftraten, reichte selbst diese Dosis nicht aus, wie an einzelnen Patienten der Gruppe C festzustellen war. Zum anderen gelang es nachzuweisen, daß 7S-Gammaglobulin nach i.v. Verabreichung in ausreichender Dosierung auch gegen bakterielle Infektionen in der postoperativen Phase wirksam sein kann. Ein allgemein gültiges Dosierungs- und Indikationsschema sollte mit dieser Studie allerdings nicht erarbeitet werden.

Schlußfolgerung zur Therapie mit i.v. Gammaglobulin

Bei immundefizienten Patienten sollen in der Frühphase allgemeiner Infektionen Gammaglobuline in einer Dosierung von ca. 10 g/die gegeben werden. Die Dauer der Applikation richtet sich nach der Konzentration der Immunglobuline im Serum. Da

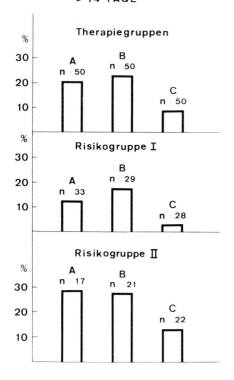

Abb. 5. Prozentualer Anteil von Patienten mit lang dauernden lokalen und allgemeinen Infektionszeichen in der Kontrollgruppe (A), den Therapiegruppen B (2,5 g Gammaglobulin) und C (2 x 10 g Gammaglobulin).
Risikogruppe I = mittleres Infektionsrisiko
Risikogruppe II = hohes Infektionsrisiko
Therapiegruppen = gesamte Gruppen

Tabelle 5. Anwendung von i.v. Gammaglobulin bei bakterieller Allgemeininfektion mittels IgG-Konzentrat bzw. der Serumeiweißkonserve

Indikation: Beginnende Allgemeininfektion bei Antikörpermangel
Applikation: 2 x 10 g IgG im Abstand von 24 h

7S - IgG (5 %) 200 ml:		Serumeiweißkonserve (5 %) 1.000 ml:	
IgG	9,4 g	IgG	8,2 g
IgA	0,6 g	IgA	1,8 g
IgM	–	IgM	0,75 g
Albumin	–	Albumin	32,0 g

IgM bei Patienten mit septischen Allgemeininfektionen ebenfalls erniedrigt war, kann angenommen werden, daß bei Zusatz von IgM das therapeutische Ergebnis noch verbessert werden kann. In Tabelle 5 ist unser derzeitiges Applikationsschema für i.v. Gammaglobulin dargestellt: Besteht bei gegebener Indikation gleichzeitig ein Volumen- und Albumindefizit, kann die hohe Dosis von IgG als Serumeiweißkonserve verabreicht

werden. Bei gleicher Menge von IgG können dabei zusätzlich
750 mg IgM und 32 g Albumin gegeben werden. Die Serumeiweißkonserve stellt zur Zeit die einzige Form eines i.v. applizier-
baren IgM-Präparates dar.

Abschließend muß betont werden, daß die Zukunft der i.v. Immunglobulintherapie gegen bakterielle Infektionen sicherlich
auch in der Bereitstellung spezifischer Antikörper liegt, wie
sie sich gegen virale Infekte und bakterielle Exotoxine heute
schon durchgesetzt hat.

Literatur

1. ALEXANDER, J. W.: Emerging concepts in the control of surgical infections. Surgery 75, 934 (1974)

2. BARANDUN, S., SKAVRIL, F., MORELL, A.: Prophylaxe und Therapie mit γ-Globulin. Schweiz. med. Wschr. 106, 533 (1976)

3. BAUER, H. W., BERTLING, J., ROMEN, W.: In vivo-Studie zur
   Wirksamkeit der i.v. Immunglobulintherapie. Fortschr. Therapie 97, 425 (1979)

4. BRUTON, O. C., APT, L., GITLIN, D., JANEWAY, Ch. A.: Ab-
   sence of serum gammaglobulins. Amer. J. Dis. Child. 84,
   632 (1952)

5. DASCHNER, F.: Antibiotikaprophylaxe in der Intensivmedizin.
   Helv. chir. Acta 45, 475 (1978)

6. DUSWALD, K. H., RING, J., SCHILDBERG, F. W., BRENDEL, W.:
   Verhalten von IgG, IgA und IgM bei septischen und aseptri-
   schen postoperativen Verläufen. Langenbecks Arch. Chir.,
   Suppl. Chir. Forum 1976, p. 68

7. DUSWALD, K. H., RING, J., MÜLLER, K.: Zur Frage der Wirksamkeit von i.v. Gammaglobulin gegen bakterielle Infektionen chirurgischer Patienten. Münch. med. Wschr. 1979 (Im
   Druck)

8. EHRNST, A. C.: Separate pathways of C activation by measles
   virus cytotoxic antibodies: Subclass analysis and capacity
   of F(ab) molecules to activate C via the alternate pathway.
   J. Immunol. 121, 1206 (1978)

9. FISHER, M. W., MANNING, M. C.: Synergism between human
   gamma globulin in the treatment of experimental bacterial
   infections. Antibiot. and Chemother. 7, 315 (1957)

10. GITLIN, D., GROSS, P. A. M., JANEWAY, Ch. A.: The gamma-
    globulins and their clinical significance. New Engl. J.
    Med. 260, 21 (1959)

11. HAHN, H., OPFERKUCH, W.: Mechanismen der immunologischen
    Infektabwehr. In: Praxis der Immunologie (ed. K. O. VOR-
    LAENDER), p. 72. Stuttgart: Thieme 1976

12. Immunglobuline in Prophylaxe und Therapie (ed. H. SPIESS). Deutsches Grünes Kreuz, Marburg 1977

13. JANEWAY, Ch. A., MERLER, E., ROSEN, F. S., SALOMON, S., CRAIN, J. D.: Intravenous gamma globulin. Metabolism of gamma globulin fragments in normal and agammaglobulinemic persons. New Engl. J. Med. 278, 919 (1968)

14. KORNHUBER, B.: Intravenöse Immunglobulin-Langzeittherapie bei Kindern. Mschr. Kinderheilk. (Im Druck)

15. KOWNATZKI, E.: Humorale Immunreaktionen. In: Praxis der Immunologie (ed. K. O VORLAENDER), p. 8. Stuttgart: Thieme 1976

16. MARTIN Du PAN, R., SCHEIDEGGER, G. G., WENGER, P., KOECHLI, B., ROUX, J.: Das Verhalten der intramuskulär, intravenös und per os verabreichten Gammaglobuline. Blut 5, 104 (1959)

17. MENZEL, J., JUNGFER, H., GEMSA, D.: Amplification of the intracellular killing of Escherichia coli in human polymorphonuclear leucocytes by complement. In: Clinical aspects of the complement system, Bochum 1976, p. 150. Stuttgart: Thieme 1978

18. MORELL, A., SKAVRIL, F., BARANDUN, S.: IgG Subklassen der menschlichen Immunglobuline. Basel: Karger 1975

19. Nat. Acad. of Science, Nat. Res. Council: Prospective wound infections: The influence of ultraviolett irradiation of the operating room and various other factors. Ann. Surg., Suppl. 160, 1 (1964)

20. PERRIN, L. H., JOSEPH, B. S., COOPER, N. R., OLDSTONE, M. B. A.: Mechanism of injury of virus infected cells by antiviral antibody and complement: participation of IgG, $F(ab')_2$ and the alternate complement pathway. J. exp. Med. 113, 1027 (1976)

21. RING, J., DUSWALD, K. H., SEIFERT, J., BRENDEL, W.: Immunologische Eigenschaften, Aggregatgehalt und Halbwertszeit verschiedener i.v. Humangammaglobulinpräparate. Langenbecks Arch. Chir., Suppl. Chir. Forum 1976, p. 63

22. RING, J.: Anaphylaktoide Reaktionen nach Infusion natürlicher und künstlicher Kolloide. Berlin, Heidelberg, New York: Springer 1978

23. RONNEBERGER, H., ZWISLER, O.: Antibakterielle Wirkung von Immunglobulinen: Schutzversuch. Die Gelben Hefte 13, 17 (1977)

24. ROSSING, N.: Intra- and extravascular distribution of albumin and immunoglobulin in man. Lymphology 11, 138 (1978)

25. SABA, T. M.: Opsonin depletion after surgery. Nature 228, 781 (1970)

26. SCHNEIDER, W., ZIEGLER, G. B.: Prophylaktischer und therapeutischer Einsatz von Immunglobulinen. Diagnostik 9, 644 (1976)

27. SCRIBNER, D. J., FAHRNEY, D.: Neutrophil receptor for IgG and complement. Their roles in the attachment and ingestion phases of phagocytosis. J. Immunol. 116, 892 (1976)

28. STAMPFLI, K., SPENGLER, G. A., BARANDUN, S., RIVA, G.: Die Therapie bakterieller Infektionen mit Gammaglobulinpräparaten. Helv. med. Acta 26, 424 (1959)

29. STEELE, E. J., ROWLEY, D.: The mechanism of complement fixation by rabbit $F(ab')_2$: Properties of the bactericidal reaction. Immunochemistry 14, 319 (1977)

30. STENDAHL, O., TAGESSON, C., MAGNUSSON, K. E., EDEBO, L.: Physicochemical consequences of opsonization of Salmonella typhimurium with hyperimmun IgG and complement. Immunology 32, 11 (1977)

31. STOKES, J. jr., NEEFE, J. R.: The prevention and attenuation of infectious hepatitis by gammaglobulin. J. Amer. med. Ass. 127, 144 (1945)

32. TYMPNER, K. D., KLOSE, G., JANKA, G., LIEGEL, B.: Einfluß intravenös verträglicher Immunglobuline auf die Phagozytoseleistung der Granulozyten in vitro. Münch. med. Wschr. 120, 251 (1978)

33. TATA, P. S., WERNER, E.: Tierexperimentelle Untersuchungen zu Fragen des passiven Schutzes durch intravenöse Immunglobulinpräparate. Res. exp. Med. 164, 175 (1974)

34. U. S. Dept. of Health, Education, and Welfare. Center of Disease Control: Outline for surveillance and control of nosocomial infections. Atlanta, Georgia, June 1972

35. VOLLERTHUN, R., SEDLACEK, H. H., RONNEBERGER, H.: Tierexperimentelle Untersuchungen zur Gewebeverteilung von nativem enzymbehandelten Humangammaglobulin. Dtsch. med. Wschr. 102, 684 (1977)

36. WALDMANN, T. A., STROBER, W.: Metabolism of immunoglobulins. Progr. Allergy 13, 1 (1969)

37. WATKINS, J., TURNER, M. W., ROBERTS, A.: The catabolism of human γ-globulin and its fragments in man and mouse. Prot. biol. fluids 19, 461 (1972)

38. ZWISLER, O., JOACHIM, J.: Ampicillinresistente Mutanten von Staph. aureus durch Gammaglobulin reduziert. Diagn. und Intensivth. 2, 11 (1978)

Zusammenfassung der Diskussion zum Thema:
„Spezielle Probleme der Komponententherapie"

FRAGE:
Gibt es Indikationen für die Granulozytentransfusion in der operativen Medizin?

ANTWORT:
Mit Ausnahme onkologischer Patienten gibt es zur Zeit keine sichere Indikation für eine Granulozytentransfusion in der operativen Medizin. Auch die Sepsis bei Intensivtherapiepatienten kann zur Zeit noch keine gesicherte Indikation darstellen, da die Präparation der Granulozyten technisch zu aufwendig und die Lagerungsfähigkeit limitiert ist. Wenn Granulozyten zur Therapie einer Sepsis eingesetzt werden sollen, erscheint es sinnvoller, das Knochenmark in seiner Funktion zu stimulieren als Fremdgranulozyten zu transfundieren. Die Stimulation des Knochenmarks erfolgt routinemäßig durch die Gabe hoher Glukokortikoiddosen. Besteht die organisatorische Möglichkeit, Granulozytenkonzentrate herzustellen, so bietet sich diese Therapieform bei Auftreten eines akuten septischen Schockgeschehens als Ultima ratio an. Von Hämatologen wurde darauf hingewiesen, daß die Zählung der Granulozyten in der Blutbahn einen sehr unsicheren klinischen Parameter darstellt, da bekannt ist, daß die Granulozyten sehr rasch aus der Blutbahn an den eigentlichen Wirkort abströmen, so daß eine Granulozytopenie keinesfalls gleichzusetzen ist mit der Notwendigkeit einer Granulozytenzufuhr.

FRAGE:
Neben der Zahl der Granulozyten wird speziell im Bereich der Intensivtherapie auch über eine beeinträchtigte Funktion der Granulozyten als Indikation zur Granulozytentransfusion gesprochen. Könnte man diese Funktionen testen, müßte dann eine Funktionseinschränkung nicht eine Indikation zur Transfusion darstellen?

ANTWORT:
Untersuchungsverfahren zur Funktion der Granulozyten als Routineverfahren sind noch sehr problematisch.

Es muß auch bedacht werden, daß eine humoral induzierte Funktionseinschränkung durch eine Transfusion von Granulozyten kaum zu beheben sein wird, da der inhibitorische Einfluß ja auch auf die transfundierten Granulozyten einwirken wird. Die Frage ist noch nicht geklärt, ob dies durch eine Erhöhung der Zufuhrrate überspielt werden kann.

FRAGE:
Kann die Wirksamkeit von Granulozytentransfusionen bewiesen werden?

ANTWORT:
Im Bereich der Intensivtherapie handelt es sich bisher um Einzelbeobachtungen, d. h. der positive Effekt war nicht voraussehbar und offensichtlich auch nicht reproduzierbar.

Solange dieses Problem nicht gelöst ist, tritt die ökonomische Frage und die Frage des Spenderpotentials durchaus gleichberechtigt hinzu. Erst durch eine sorgfältige Dokumentation erfolgreicher Verläufe ist zu erwarten, daß Ansatzpunkte für eine Indikationsliste auch in der operativen Medizin gefunden werden.

IMMUNGLOBULINE

FRAGE:
Es ist bekannt, daß die pepsinbehandelten Immunglobuline eine kurze Halbwertszeit haben. Ist unter diesen Umständen ihre Anwendung noch indiziert?

ANTWORT:
Nachdem mehrere Immunglobuline mit kompletter Struktur zur Verfügung stehen, ist deren Anwendung anderen Präparationen vorzuziehen. Umstritten ist lediglich, ob es in akuten Fällen durch schnellere Diffusion der pepsinbehandelten Immunglobuline in das Interstitium zu rascherer Toxinneutralisation kommen könnte. Allerdings beträgt die Differenz der Diffusionsgeschwindigkeit zwischen $F(ab')_2$-Fragmenten und 7S-IgG-Fragmenten lediglich 1 %/h.

FRAGE:
Kann die Indikation zur Gabe von Immunglobulinen von der Höhe der Plasmaimmunglobulinkonzentration abhängig gemacht werden?

ANTWORT:
Ideal wäre die Bestimmung der spezifischen Antikörpertiter gegen die entsprechenden Erreger. Da bisher aber nur die absolute Konzentration der Immunglobuline im Plasma rasch meßbar ist, muß dieser Parameter zur Indikationsstellung mit herangezogen werden.

FRAGE:
Gibt es Zahlen über die kritische Schwelle, unter die Immunglobuline nicht absinken sollten?

ANTWORT:
Für Patienten ohne angeborenes Antikörpermangelsyndrom ist lediglich bewiesen, daß bei Auftreten einer Sepsis eine signifikante Verminderung der Immunglobulinkonzentrationen gegenüber den Ausgangswerten auftritt. Untersuchungen von SOOTHILL (3) ergaben eine klinisch erhöhte Infektanfälligkeit bei Patienten mit kongenitaler Hypo- oder Agammaglobulinämie, wenn das IgG unter 200 mg% abgefallen war. Von einer Agammaglobulinämie sprachen sie, wenn das IgG unter 100 mg% abgefallen war. Nach BARANDUN (1) gelingt es, Patienten mit Antikörpermangelsyndrom auch im Winterhalbjahr infektfrei zu halten, wenn durch regelmäßige intravenöse Immunglobulinsubstitution der Serum-IgG-Spiegel auf Werte zwischen 500 und 700 mg% eingestellt wird.

Prinzipiell sollten intakte Immunglobuline mit einem 7S-IgG gegeben werden.

FRAGE:
Welche Bedeutung messen Sie den Immunglobulinen in der Intensivtherapie im Rahmen der operativen Medizin bei?

ANTWORT:
Da es letzten Endes darauf ankommt, ob das verabreichte Präparat Antikörper gegen den jeweiligen Infekterreger enthält, ist die Bestimmung des "globalen" IgG-Spiegels an sich als Richtlinie unbefriedigend. Will man sie in Ermangelung eines besseren verwenden, so müßte wohl die zitierte Schwelle des British Medical Research Council von 200 mg% gelten. Die Indikationen Sepsis und septischer Schock sind im allgemeinen akzeptiert, beruhen aber auf kasuistischen Mitteilungen und nicht auf kontrollierten Studien, die beim Intensivpatienten auch sehr schwer durchführbar wären. Wegen des Kernproblems der spezifischen Antikörper muß auf jeden Fall klinisch auch mit einer gewissen Versagerquote gerechnet werden.

FRAGE:
Ist die Gabe von Immunglobulinen indiziert, um virale Infekte (z. B. auch das Hepatitisrisiko bei Bluttransfusionen) zu senken?

ANTWORT:
Zur Frage der Hyperimmunglobulintherapie bestimmter viraler Infekte sei auf den Beitrag "Immunglobuline" verwiesen.

Bei der Hepatitisprophylaxe muß differenziert werden: Die Hepatitis A kann durch die intramuskuläre Applikation eines Poolpräparates (Standardgammaglobulin) effektiv verhindert werden. Eine Hepatitis B-Erkrankung kann durch Hyperimmunglobuline ebenfalls unterdrückt werden. Die besten Erfolgschancen hat die Prophylaxe nach versehentlicher Infektion, wenn die Applikation innerhalb von 6 - 12 h nach Kontakt mit infektiösem Material erfolgt (2). In jedem Fall sinkt nach 48 h die Effektivität der

Hepatitis B-Immunserumglobulingabe schnell ab, eine Injektion nach mehr als sieben Tagen nach der Infektion ist sicher wirkungslos (2).

Sind bei einem frisch infizierten Patienten Anti-HB_S-Antikörper bekannt, erübrigt sich eine Hyperimmunglobulintherapie. Sind lediglich Anti-HB_e-Antikörper nachweisbar, sollte trotzdem Hyperimmunglobulin gegeben werden, da hier die Immunität nicht sicher ist. Sind Laborparameter nicht zu erhalten, muß auf jeden Fall Hyperimmunglobulin möglichst rasch nach der fraglichen Infektion gegeben werden.

Eine Applikation mit der Transfusion ist nicht angezeigt, da hierdurch eine Senkung der Hepatitis B-Infektionsrate nach Transfusion nicht erreicht werden kann.

FRAGE:
Ist zu erwarten, daß die Hersteller von Immunglobulinpräparaten in Zukunft neben dem Gehalt an Immunglobulinen auch den Antikörpertiter der jeweiligen Charge angeben? Auf deren Bedeutung zur Behandlung bestimmter Infektionen im Rahmen der Intensivtherapie wurde wiederholt hingewiesen.

ANTWORT:
Es ist zu erwarten, daß in Zukunft für alle Chargen zehn Antikörpertiter gegen Bakterien und sechs Antikörpertiter gegen Viren überprüft und bekanntgegeben werden. Das Problem liegt zur Zeit in der Standardisierung des Präparates und der Testung. Auf der einen Seite erscheint die Angabe der Antikörpertiter von großem Wert, auf der anderen Seite ist es für den Hersteller schwierig, Standards für den Antikörpertiter der einzelnen Chargen zu garantieren.

Literatur

1. BARANDUN, S, MORELL, A., SKAVRIL, F.: Clinical use of intravenous gamma-globulin. In: Surgical hemotherapy (eds. J. A. COLLINS, P. LUNDSGAARD-HANSEN). Bibliotheca Haematologica, vol. 46, p. 170. Basel: Karger 1980

2. DEINHARDT, F.: Neue virologische Aspekte der akuten Hepatitis. Biotest Mitt. 37, 9 (1979)

3. SOOTHILL, J. F. et al.: Births defects 4, 71 (1968)

Klinische Anästesiologie und Intensivtherapie

Band 3:
Infusionstherapie I, 1973

Band 5:
Mikrozirkulation, 1974

Band 6:
Grundlagen der postoperativen Ernährung, 1975

Band 7:
Infusionstherapie II: Parenterale Ernährung, 1975

Band 8:
Prophylaxe und Therapie bakterieller Infektionen, 1975

Band 10:
Notfallmedizin, 1976

Band 12:
Der Risikopatient in der Anästhesie 2. Respiratorische Störungen, 1976

Band 14:
Infusionslösungen, 1977

Band 15:
Wasser-Elektrolyt- und Säuren-Basen-Haushalt, 1977

Band 16:
Grundlagen der Ernährungsbehandlung im Kindesalter
Herausgeber: F. W. Ahnefeld, H. Bergmann, C. Burri, W. Dick, M. Halmágyi, E. Rügheimer
Unte Mitarbeit zahlreicher Fachwissenschaftler
1978. 90 Abbildungen, 57 Tabellen. XI, 246 Seiten
DM 36,-; approx. US $ 21.30
ISBN 3-540-08609-9

Band 17:
Rohypnol (Flunitrazepam). Pharmakologische Grundlagen – Klinische Anwendung
Herausgeber: F. W. Ahnefeld, H. Bergmann, C. Burri, W. Dick, M. Halmágyi, G. Hossli, E. Rügheimer
Unter Mitarbeit zahlreicher Fachwissenschaftler
1978. 93 Abbildungen, 35 Tabellen. XI, 217 Seiten
DM 36,-; approx. US $ 21.30
ISBN 3-540-08900-4

Band 18:
Lokalanästhesie
Herausgeber: F. W. Ahnefeld, H. Bergmann, C. Burri, W. Dick, M. Halmágyi, G. Hossli, E. Rügheimer
Unter Mitarbeit zahlreicher Fachwissenschaftler
1978. 86 Abbildungen, 58 Tabellen. XI, 265 Seiten
DM 48,-; approx. US $ 28.40
ISBN 3-540-09083-5

Band 19:
Der bewußtlose Patient
Herausgeber: F. W. Ahnefeld, H. Bergmann, C. Burri, W. Dick, M. Halmágyi, G. Hossli, H. J. Reulen, E. Rügheimer, H.-P. Schuster
Unter Mitarbeit zahlreicher Fachwissenschaftler
1979. 74 Abbildungen, 64 Tabellen. XI, 255 Seiten
DM 58,-; approx. US $ 34.30
ISBN 3-540-09306-0

Band 20:
Akutes Lungenversagen
Herausgeber: F. W. Ahnefeld, H. Bergmann, C. Burri, W. Dick, M. Halmágyi, G. Hossli, E. Rügheimer
Unter Mitarbeit zahlreicher Fachwissenschaftler
1979. 127 Abbildungen, 88 Tabellen. XIV, 319 Seiten
DM 64,-; approx. US $ 37.80
ISBN 3-540-09581-0

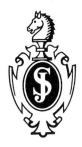

Springer-Verlag
Berlin
Heidelberg
New York

Atlas der Lokalanästhesie

Herausgeber: E. Eriksson
Redaktionelle Bearbeitung: A. Döberl
Zeichnungen: P. Buckhöj
Übersetzt aus dem Englischen von
H. Pröscher, A. v. Lutzki, T. Graf-Baumann
Fotografien: Medicinsk Filmstudio,
Upplands, Väsby, Schweden
2., überarbeitete und erweiterte Auflage. 1980.
Etwa 180 Abbildungen, überwiegend farbig.
Etwa 160 Seiten
DM 84,–; approx. US $ 49.60
ISBN 3-540-09855-0

ARDS
Akutes Atemnotsyndrom des Erwachsenen
Adult Respiratory Distress Syndrome

Herausgeber: G. Wolff, R. Keller, P. M. Suter
Mit Beiträgen zahlreicher Fachwissenschaftler
1980. 72 Abbildungen, 14 Tabellen.
X, 126 Seiten
Gebunden DM 49,50; approx. US $ 29.20
ISBN 3-540-09836-4

W. Glinz
Thoraxverletzungen

Diagnose, Beurteilung und Behandlung
2., korrigierte Auflage. 1979. 133 Abbildungen, 31 Tabellen. X, 294 Seiten
DM 78,–; approx. US $ 46.10
ISBN 3-540-09695-7

B. Gorgass, F. W. Ahnefeld
Der Rettungssanitäter

Ausbildung und Fortbildung
Unter Mitarbeit von T. Graf-Baumann
Mit einem Beitrag über rechtliche Aspekte
von H. Roth
1980. 186 überwiegend farbige Abbildungen, 58 Tabellen. XVIII, 383 Seiten
DM 48,–; approx US $ 28.40
Mengenpreis ab 20 Exemplare:
DM 38,40; approx. US $ 22.70
ISBN 3-540-08731-1

Kinderanästhesie

Von F. W. Ahnefeld, K. D. Bachmann,
W. Dick, H. Ewerbeck, R. Krebs, P. Milewski,
W. Niederer
Herausgeber: W. Dick, F. W. Ahnefeld
2., überarbeitete Auflage. 1980. 26 Abbildungen, 24 Tabellen. XIII, 175 Seiten
(Kliniktaschenbücher)
DM 21,80; approx. US $ 12.90
ISBN 3-540-08778-8

W. Gobiet
Intensivtherapie nach Schädel-Hirn-Trauma

2., korrigierte Auflage. 1979. 58 Abbildungen, 49 Tabellen. XIII, 199 Seiten
(Kliniktaschenbücher)
DM 24,–; approx. US $ 14.20
ISBN 3-540-09358-3

E. Vormittag
Kardiale Komplikationen in der Chirurgie

Prognose – Pathogenese – Prophylaxe
1979. 20 Abbildungen, 15 Tabellen.
VI, 142 Seiten
DM 48,–; approx. US $ 28.40
ISBN 3-540-81516-3

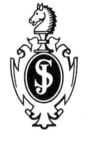

Springer-Verlag
Berlin
Heidelberg
New York